ÉTUDE

SUR

LES ALCALINS

DE LEUR ACTION PHYSIOLOGIQUE

SUR

LES PHÉNOMÈNES DE NUTRITION

ET DE

LEUR APPLICATION THÉRAPEUTIQUE

PAR

Le Dr Léonce SOULIGOUX

Médecin consultant à Vichy
Chevalier de la Légion d'honneur, etc., etc.

PARIS

V. ADRIEN DELAHAYE & Cie, LIBRAIRES-ÉDITEURS

PLACE DE L'ÉCOLE DE MÉDECINE

1878

ÉTUDE

SUR

LES ALCALINS

DE LEUR ACTION PHYSIOLOGIQUE

SUR

LES PHÉNOMÈNES DE NUTRITION

ET DE

LEUR APPLICATION THÉRAPEUTIQUE

OUVRAGES DU MÊME AUTEUR

Du ramollissement des os, et des moyens d'y remédier, Paris , Adrien Delahaye, 1866; 1 vol in-12.

Du diagnostic médical et chirurgical par les moyens physiques, Paris, 1868; 1 vol. in-8 avec 30 gravures intercalées dans le texte (épuisé).

De la durée du traitement thermal à Vichy, Vichy, 1870; brochure in-8.

Du diagnostic des maladies traitées par les eaux thermales de Vichy, Paris, Delahaye, 1872; 1 vol. in-8 320 pages; 2ᵉ édition.

Paris. — Typ. A. PARENT, rue Monsieur-le-Prince, 29-31.

ÉTUDE

SUR

LES ALCALINS

DE LEUR ACTION PHYSIOLOGIQUE

SUR

LES PHÉNOMÈNES DE NUTRITION

ET DE

LEUR APPLICATION THÉRAPEUTIQUE

PAR

Le Dr Léonce SOULIGOUX,

Médecin consultant à Vichy,
Chevalier de la Légion d'honneur, etc., etc.

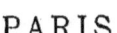

PARIS

V. ADRIEN DELAHAYE ET Cᵉ, LIBRAIRES-ÉDITEURS

PLACE DE L'ÉCOLE-DE-MÉDECINE.

—

1878

PRÉFACE.

Employer un médicament nouveau par empirisme, c'est-à-dire l'administrer en tâtonnant, avec prudence, en étudiant la tolérance de l'organisme, en s'adressant successivement à plusieurs affections plus ou moins voisines, parce que l'on doute, parce que l'on ne sait pas ; rien n'est plus sage.

Mais, lorsqu'il s'agit d'une substance usitée en thérapeutique depuis les temps les plus reculés, et qu'on l'administre en hésitant, parce que l'on est dans l'ignorance la plus absolue de son mode d'action ; c'est là une pratique détestable.

S'il est quelque chose de plus mauvais encore, c'est l'emploi d'un pareil agent thérapeutique suivant une idée préconçue et fausse, suivant une théorie incomplète qui voudrait expliquer le pourquoi des choses, et qui est bien loin de répondre à tous les cas. En agissant ainsi, en effet, le praticien comme le malade perdent la plus large part des bénéfices, que l'un et l'autre pourraient et devraient tirer de l'usage bien motivé de la substance active.

Il faut avouer, en toute conscience, qu'il est au monde peu de questions aussi difficiles que celle qui nous occupe, et le mode d'action vrai d'un médicament quelconque, fut-il le bicarbonate de soude, pour l'étude duquel des quantités innombrables d'observations ont été recueillies, n'a encore été bien vu par personne.

Joignez à cela le respect de la parole du maître, la consigne de l'école, l'observation superficielle, la paresse naturelle à l'homme qui hésite à quitter les sentiers battus et faciles de la routine, pour se jeter dans le chemin plus difficile de la lutte et du raisonnement, et vous comprendrez comment une étude si nécessaire à tous les titres a pu être négligée à ce point.

Nous avons examiné avec attention, pesé avec soin, discuté sans parti pris, toutes les théories émises sur le mode d'action des eaux de Vichy, mais aucune n'a pu nous satisfaire, et c'est vraiment une lacune des plus fâcheuses pour le jeune praticien, peut-être bien aussi pour le médecin expérimenté, que de ne pas savoir à quoi s'en tenir au juste sur la valeur absolue de l'agent thérapeutique qu'il est appelé à manipuler toute sa vie.

Nous savons bien que tous n'y regardent pas de si près; que quelques-uns, après avoir essayé pendant quelque temps de réagir contre le courant qui les entraîne, se laissent définitivement porter sans plus songer à se débattre, mais nous osons dire que le médecin consciencieux doit faire plus et travailler toujours, jusqu'à ce qu'il trouve la vérité ou qu'il succombe à la tâche.

D'autres, moins zélés encore, reculent dès le début

devant la peine, et croient que la solution de ce problème n'est nullement exigée en médecine.

C'est contre cette tendance, aussi bien que contre l'abus des théories inacceptables parce qu'elles sont illogiques et incomplètes, que nous voulons protester en livrant notre nouvel ouvrage au public médical.

C'est après une longue pratique pendant laquelle nous avons cherché à expliquer l'action bienfaisante des alcalins dans toutes les affections traitées à Vichy, que nous avons enfin trouvé une explication qui nous a satisfait complètement.

Nous avons cherché la cause, ne la confondant jamais avec l'effet, nous avons mis à contribution la physiologie, l'anatomie normale et pathologique, l'observation et le raisonnement; et c'est fort de leur appui, que nous nous sommes décidé à soumettre notre théorie au jugement de nos confrères.

L. SOULIGOUX.

ÉTUDE

SUR

LES ALCALINS

PREMIÈRE PARTIE

ACTION PHYSIOLOGIQUE DES ALCALINS
ET EN PARTICULIER DU BICARBONATE DE SOUDE
ET DES EAUX DE VICHY
SUR LES FONCTIONS DE NUTRITION

CHAPITRE PREMIER

Définition des alcalins. — Bicarbonate de soude. — Eaux
alcalines de Vichy. — Stations thermales bicarbonatées
sodiques.

Qu'est-ce que les alcalins?

Tous les corps de la nature, outre qu'ils se présentent sous les trois états : solide, liquide ou
gazeux, sont encore doués de propriétés particulières que l'on appelle l'acidité, l'alcalinité et la
neutralité.

On sait que les corps neutres sont ceux qui
n'ont aucune action sur les teintures végétales de
tournesol, de curcuma, de violette, et que les corps
acides se reconnaissent facilement à leur action
spéciale sur ces réactifs colorés.

Nous nous arrêterons plus particulièrement dans
ce livre à l'étude des corps alcalins, et nous dirons
en peu de mots ce qui les caractérise à première
vue.

« Lorsque l'on introduit une petite quantité d'un
sel de soude, de potasse, de chaux, de lithium,
d'ammoniaque, de baryte, etc., dans la teinture de
tournesol rougie par un acide ou dans du sirop de

violette, la couleur du premier réactif est immédiatement ramenée au bleu, celle du second passe au
vert. Or, on sait que ces réactions caractérisent
l'alcalinité » (1). Quelquefois on peut soupçonner
l'alcalinité d'un sel par la saveur urineuse, la sensation particulière qu'il développe sur la langue.

Au toucher, la dissolution d'un sel alcalin sera
savonneuse, grasse; si l'on y verse une petite quantité d'un acide plus ou moins concentré, vinaigre,
acide nitrique, acide sulfurique, acide chlorhydrique,
« on constatera une effervescence plus ou moins
marquée dans la liqueur, caractérisée par le dégagement le plus souvent rapide à la surface, de
bulles gazeuses constituées le plus souvent par de
l'acide carbonique : ajoutons que les sels insolubles
dans l'eau, qu'ils soient neutres, acides ou alcalins,
sont, en général, indifférents aux couleurs végétales ; c'est donc vainement qu'on chercherait à
apprécier ou à définir ces propriétés des sels par les
réactions caractéristiques ». Nous voyons donc
d'avance que, au point de vue de l'action thérapeutique des alcalins, dont nous allons avoir à nous
occuper, la question de la solubilité est des plus importantes, que cette propriété est la condition essentielle de leur absorption, et, par conséquent, de leur
action sur l'économie. C'est ici le cas de répéter ce
vieil adage connu en thérapeutique : *Corpora non
agunt nisi soluta.*

(1) Wurtz. *Chimie médicale*, t. I, p. 407.

Les alcalins se divisent naturellement en trois groupes : les alcalins fixes, l'alcali volatil et les alcalis terreux.

L'alcali volatil ou ammoniaque caractérise au plus haut point les propriétés chimiques et physiologiques des alcalins, et nous aurons plusieurs fois, dans le cours de cet ouvrage, occasion d'indiquer certains effets produits par ce corps et capables de mettre en relief des effets semblables occasionnés par des alcalins moins puissants, par conséquent plus difficiles à observer, et qui, précisément parce qu'ils sont moins connus, ont plus besoin d'être mis en lumière, étant donné leur importance au point de vue physiologique et pathologique.

La substance alcaline la plus répandue dans la nature est la soude, soit pure, soit combinée aux acides phosphorique, chlorhydrique, sulfurique ou carbonique, sous forme de phosphate de soude, chlorure de sodium, sulfate de soude, carbonate et bicarbonate de soude.

C'est essentiellement de ce dernier corps, le bicarbonate de soude, que nous aurons à nous occuper, parce que, d'une part, il est très-répandu dans l'économie animale, ainsi que nous le constaterons en étudiant la composition physiologique de nos tissus et de nos organes, et, en second lieu, parce que le bicarbonate de soude constitue l'élément actif de la plupart des eaux minérales connues sous le nom d'*eaux minérales alcalines*.

Quand nous parlerons des *alcalins*, il est bien en-

tendu que nous entendrons parler des composés
dont le bicarbonate de soude formera la base,
et, quand nous parlerons des eaux alcalines, ce sont
les *eaux de Vichy* que nous aurons en vue, parce
qu'elles résument dans leur composition merveilleuse tout ce que l'on peut imaginer d'utile au point
de vue thérapeutique, puisqu'elles offrent au plus
haut degré, grâce à leur thermalité, à leur dose de
principes minéralisateurs et à leur diversité, les propriétés précieuses des alcalins en général, chaux,
lithine, etc., et du bicarbonate de soude en particulier.

On connaît en France six stations thermales pos-
sédant des eaux bicarbonatées sodiques, en tête desquelles, d'après la classification du Dr Durand-
Fardel, il faut inscrire :

La station de Vichy.
Vichy (Allier).
Vals (Ardèche).
Le Boulou (Pyrénées-Orientales).
La Chaldette (Lozère).
Montbrison (Loire).
Sauxillange (Puy-de-Dôme).

Les applications spéciales de ces eaux bicarbonatées sodiques sont ainsi résumées dans les tableaux
du Dr Durand-Fardel : diathèse urique (goutte,
gravelle urique), diabète, obésité, dyspepsie, engorgement du foie, calculs biliaires, engorgements ab-
dominaux.

Nous verrons dans le cours de cet ouvrage com-

ment agissent les alcalins, c'est-à-dire le bicarbonate de soude et les eaux de Vichy, physiologiquement, c'est-à-dire chez l'homme en santé, et nous
pourrons en tirer nettement leur rôle thérapeutique,
c'est-à-dire chez l'homme en état de maladie. Avec
ce *pourquoi* et ce *comment* sûrement formulés, bien
compris, le médecin et le malade auront des guides
certains qui ne leur permettront plus de s'égarer, et
de méconnaître l'action toute-puissante de ces agents
admirables, les *alcalins* !

CHAPITRE II

Composition physiologique des liquides et des sécrétions de l'économie animale. — Lymphe. — Chyle. — Sang. — Salive. — Bile. — Suc pancréatique. — Sperme. — Lait. — Larmes. — Mucus. — Suc intestinal. — Présence constante des alcalins dans ces différents liquides à l'état physiologique. — Quelles sont les substances alcalines contenues dans chacun d'eux. — Des liquides normalement acides. — Sueur. — Urine. — Suc gastrique.

L'importance des alcalins n'a échappé à personne, leur étude a donné lieu à des travaux très-nombreux, leurs propriétés, leur action véritable sur les phénomènes vitaux ont entraîné des discussions diverses, étendues, savantes, et rien n'est encore venu confirmer absolument leur mode d'action.

Tout ce que la science compte d'illustre, tout ce que l'observation compte d'hommes patients, se sont mis à l'œuvre, et, il faut bien l'avouer, sans résultat définitif; la question reste toujours posée, le problème, dont les éléments sont réunis, n'est pas encore résolu.

Lorsque les savants de la plus grande valeur ont voué leur vie à l'étude des alcalins, lorsque des chercheurs infatigables ont donné et donnent encore journellement toute leur énergie à cette tâche ardue, difficile, irritante, il semblerait que ce serait déjà une preuve suffisante du rôle primordial que jouent les alcalins dans notre organisme; mais il y a plus, c'est la présence constante de l'élément alcalin dans presque tous les liquides de l'économie et surtout dans le sang.

La composition de nos tissus, qui n'est certes pas l'œuvre du hasard, reconnaissant pour principe constant l'alcalinisation, il devient évident que cet état joue un rôle essentiel dans la vie, et que, dès lors, ce rôle doit être nettement défini, parce que rien ne serait plus apte à jeter une lumière éclatante sur la physiologie humaine.

Dire ce que font les alcalins dans le sang, la salive, le suc pancréatique, et par là nous entendons nettement « *ce qu'ils font*, » c'est-à-dire comment, par quel mécanisme ils agissent, serait le premier pas dans le comment et le pourquoi de la vie.

Malheureusement, si on peut constater cette tendance chez tous les auteurs qui se sont occupés de cette question brûlante, on doit reconnaître qu'ils se sont singulièrement égarés sur leur route, qu'ils sont tous arrivés à donner des *résultats* et non une *cause*; pour les uns, en effet, les alcalins sont hyposthénisants, sédatifs, calmants; pour les autres, et c'est le plus grand nombre, ils sont excitants, stimulants, toniques, désobstruants, etc. Quelques-uns les ont trouvés neutralisateurs d'acides, alcalinisants, et, sans vouloir donner ici la liste complète de toutes les opinions qui ont été émises à ce sujet, nous pouvons nous apercevoir tout d'abord que, quelles qu'elles puissent être, ces opinions ne se sont jamais expliquées sur le point essentiel, qu'elles ont toujours été émises à côté de la question, et que même celles qui paraissent avoir la plus grande valeur scientifique, qui dénotent le plus de travail, la plus grande somme de connaissances, le plus grand génie d'observation, sont absolument muettes sur la *cause* de l'action des alcalins.

Pour nous, qui ne sommes d'aucune école, qui prenons la vérité où elle se trouve, et, par conséquent, chaque théorie pour ce qu'elle vaut, nous essaierons dans ce modeste travail de jeter nos regards sur la cause intime de l'action des alcalins; aidé par l'étude des résultats qui nous sont fournis par tous les auteurs qui ont fait de la question des alcalins leur but unique, leur préoccupation de tous les instants, appuyé sur l'observation personnelle et sur celle des savants les plus autorisés, cherchant avec persévérance la raison de tout ce qui a été vu par les autres et par nous-même, nous ferons tous nos efforts pour ouvrir à ceux qui voudraient nous aider ou nous suivre une voie dans laquelle personne ne s'est encore engagé, tant la routine a de puissance, même sur les tempéraments les mieux doués. Nous posons tout d'abord le problème dans les termes les plus clairs, espérant ainsi nous écarter nous-même le moins possible du but que nous nous sommes proposé.

Quel est le rôle des alcalins dans les phénomènes de nutrition en particulier et dans tous les phénomènes de la vie en général?

En vertu de quelle loi, de quel principe agissent-ils ?

Le grand écueil de toute théorie scientifique, c'est la puissance des mots. Un mot s'inscrit sur le drapeau d'une école, et tout est dit : les discussions s'allument, rien n'en sort que des mots nouveaux. Ceci n'est point notre fait. Ce que nous voulons prouver, c'est que les alcalins sont un des éléments essentiels à la vie ; ce que nous voulons dire, c'est qu'ils ne sont ni excitants ni calmants, ni fluidifiants ni désobstruants ; ce que nous désirerions faire comprendre, c'est qu'ils sont tout cela à la fois, parce qu'ils sont, non pas des médicaments sur l'action desquels on peut discuter, mais bien une partie de nous-mêmes, que sans eux la vie est impossible, qu'ils sont une des *causes* de cette vie, dont les résultats, quoique très-nombreux, sont absolument secondaires ; ce qu'il est indispensable que l'on sache bien, c'est que l'importance des alcalins est tellement au-dessus de ce que l'on a dit jusqu'ici, qu'il faut pour connaître leur action laisser de côté toutes les querelles d'écoles et reprendre leur étude à un point de vue tout à fait nouveau.

Nous commencerons cette étude par l'exposé rapide de la composition physiologique des liquides de l'économie ; là nous verrons que « le degré d'importance des alcalins est tel qu'on peut avancer qu'ils sont aussi nécessaires à l'accomplissement de certaines fonctions que l'oxygène est nécessaire à la respiration » (1), et nous avons dit que cette importance frappait tout d'abord lorsque l'on jette un coup d'œil sur la composition normale des différents liquides qui circulent dans l'organisme, les uns servant à former le sang, les autres en dérivant directement.

Si la chimie s'est trompée, ou, pour mieux dire, si les chimistes se sont trompés quand ils ont voulu conclure de réactions de laboratoire au rôle physiologique des alcalins, nous pouvons leur demander tout ce qu'ils peuvent nous donner et tout ce qu'on est en droit d'attendre d'eux quand il s'agit d'analyses admirablement faites.

Si quelques-uns d'entre eux ont voulu tirer de la science qu'ils cultivent plus qu'elle n'était capable de fournir, s'ils ont voulu déduire des conclusions fausses de faits insuffisamment observés, il n'est pas à dire pour cela que les chimistes ne jouent pas un rôle très-important dans l'étude de la physiologie, et nous prouverons qu'ils aident puissamment au progrès de cette science délicate en leur faisant, au cours de cet ouvrage, des emprunts nombreux.

Les travaux des chimistes les plus éminents servant de base solide à notre travail, nous n'en serons d'ailleurs que plus à notre aise pour récuser leurs matériaux, sans être suspects de mauvaise volonté et de parti pris lorsqu'ils nous paraîtront manquer de solidité pour établir l'action purement chimique

(1) Trousseau. *Thérapeutique*, V, I, p. 25.

des alcalins, ainsi que les iatro-chimistes (puisque tel est le terme consacré) ont rêvé de le faire.

La physiologie est la science de la vie, dont les phénomènes ont été regardés longtemps comme mystérieux, auxquels on avait attribué des causes impossibles à voir, à saisir, à comprendre. Plus tard, avec les progrès des sciences, on a reconnu que le corps humain était un composé de solides, de liquides, de gaz qui devaient être soumis aux lois physico-chimiques qui régissent les gaz, les liquides et les solides dans toutes les parties de la nature, et c'est à qui alors s'emparerait des phénomènes vitaux et leur imposerait des lois en rapport avec la branche de science qu'il cultivait ou qu'il préférait.

C'est un grand tort, car si la chimie a des droits sur notre corps, la physique peut revendiquer aussi une large part des phénomènes qui se passent en nous, l'optique, l'acoustique, la pesanteur, l'hydrostatique, réclament à bon droit leur empire, et la chimie tend plus que de raison à expliquer des manifestations d'ordre vital qui ne sont pas de son ressort.

« La chimie moderne (1), avec Lavoisier, nous a montré que la plus grande partie des phénomènes qui se passent dans les êtres vivants sont des phénomènes physico-chimiques identiques à ceux que présentent les corps bruts : c'est ainsi que le phénomène de la respiration, de la chaleur animale a

(1) Küss et Duval. *Cours de physiologie*, 1876, p. 1.

pu être identifié aux combustions qui se passent dans nos foyers. » Rien n'est plus contestable, cependant, et, comme il n'entre pas dans le cadre de cet ouvrage d'entamer une discussion sur ce point, nous nous bornerons à exprimer ici notre doute à l'égard de la combustion qui se passerait au sein de nos organes, nous réservant pour plus tard d'exprimer nettement notre opinion.

« Ce n'est pas à dire, continue l'auteur cité précédemment, ce n'est pas à dire que la physique et la chimie nous permettent aujourd'hui d'expliquer tous les phénomènes que présentent les êtres vivants ; mais, du moins, ces sciences nous dispensent toujours, grâce à leurs puissants moyens d'investigation, d'invoquer l'existence d'un principe entièrement indépendant des formes organiques dans lesquelles il se manifesterait. C'est ainsi que, d'une part, l'appareil de la circulation nous présente des phénomènes qui relèvent des lois les plus simples de la mécanique ; que l'œil est un véritable appareil physique de dioptrique ; que la transformation de l'amidon en sucre dans le tube digestif est un fait essentiellement chimique. *Ce que les phénomènes vitaux présentent de particulier, ce ne sont ni les résultats qu'ils produisent, ni les forces qu'ils mettent en jeu, mais la manière dont ils combinent ces forces : il n'y a pas de phénomènes vitaux proprement dits, il y a des procédés vitaux.* Dans cette phrase est contenu tout notre programme ; nous considérerons le *procédé vital* au moyen duquel les alcalins agissent dans l'économie animale, faisant passer au second plan les résultats qu'ils produisent.

La tâche est rude, et nous ne pouvons pas nous flatter de la mener à bien, mais nous serons largement récompensés de nos efforts si nous sommes assez heureux pour limiter nettement le terrain dans lequel des chercheurs habiles et infatigables devront nécessairement découvrir la vérité.

Ce que nous demandons à la chimie, elle peut nous le donner, elle est riche en matériaux de cette nature : nous voulons parler de l'analyse des liquides organiques morts.

Ce que nous n'osons lui emprunter, c'est l'étude de la formation de ces liquides vivants. Ses appareils nous effraient, ses cornues distillent les produits à une température trop élevée, ses décompositions se font au moyen d'acides trop puissants, de bases trop énergiques, la chimie va trop vite, elle confond trop facilement la combustion lente avec la combustion vive, elle ne tient pas assez compte du *reste*, surtout lorsque ce *reste* est le point principal, lorsque ce reste est la vie.

LYMPHE.

La lymphe est le liquide qui réside dans les vaisseaux lymphatiques généraux et dans les vaisseaux chylifères de l'animal tout à fait à jeun ; il est difficile de s'en procurer des quantités pour en faire l'analyse, si ce n'est en mettant à nu le canal thoracique (1). On en connaît plusieurs analyses qui diffèrent essentiellement sur bien des points; il en est un cependant sur lequel elles se rencontrent toutes, c'est la réaction alcaline de ce liquide.

Gmelin trouve 2,1 pour 100 de chlorure de sodium, de phosphate de potasse et de soude. Marchand et Colberg ont trouvé jusqu'à 15,44 du chlorure de sodium et de potassium, sulfate et carbonate de soude, sulfate et phosphate de chaux, etc., dans l'analyse d'une lymphe recueillie à la surface d'une plaie faite au cou-de-pied d'un homme.

Lhéritier a analysé la lymphe extraite du canal thoracique d'un sujet mort d'un ramollissement de cerveau et qui n'avait pris qu'un peu d'eau trente heures avant sa mort; il y a découvert 8,25 de sels alcalins. On remarquera que ces deux analyses portent sur des lymphes recueillies dans des conditions anormales, que cependant elles sont restées alcalines, ce qui tendrait à prouver surabondamment qu'à l'état normal la lymphe est véritablement alcaline, puisque, ainsi que nous le verrons plus tard, les liquides alcalins de l'économie tendent à devenir acides, à s'acidifier davantage dans l'état pathologique.

Leuret et Lassaigne ont trouvé 15 pour 100 de sels alcalins dans la lymphe du cheval; Chevreul en a découvert 19 et Rees 21 dans la lymphe d'un âne.

(1) Béclard. *Physiologie*, p. 157.

Wurtz admet que la lymphe contient de l'urée en plus grande proportion que le sang. Küss (1) constate la présence des sels de soude identiques à ceux du sérum sanguin, chlorures et sulfates principalement, et, quoiqu'il donne ces éléments comme les moins importants, ce sont eux qui nous importent et que nous signalons.

Hammarsten montre que la lymphe contient aussi bien que le sang des gaz, et en particulier de l'acide carbonique, point sur lequel nous aurons à revenir.

CHYLE.

Le chyle est le liquide qui circule dans les vaisseaux lymphatiques de l'intestin pendant l'absorption digestive.

L'analyse exacte de ce liquide est peut-être encore plus difficile que celle de la lymphe. Colin l'a analysé sur les grands animaux; Rees et Simon s'en sont procuré de même sur le cheval, sur l'âne et sur un homme mort par suspension.

Tiedmann et Gmelin, Nasse, ont aussi donné quelques analyses de ce liquide, mais les chiffres offrent de tels écarts que nous ne saurions nous y arrêter ici.

Notons seulement que tous les auteurs ont constaté son alcalinité.

Les notions précises sur l'acte intime de l'absorp-

(1) Küss et Duval. *Physiologie*, p. 221.

tion sont encore fort incomplètes, mais cependant il est clair que la lymphe contenue dans les lymphatiques généraux et le chyle contenu dans la partie du système lymphatique spéciale à l'appareil digestif, ne sont pas deux liquides aussi différents qu'on pourrait le croire au premier abord.

L'un et l'autre liquide contiennent les mêmes principes, et il n'y a dans leur composition que des différences quantitatives et non qualitatives, et encore ces différences ne sont que momentanées.

Outre une grande quantité de globules de graisse émulsionnée, le chyle renferme des globules blancs et quelques globules rouges. Küss (1) admet que le travail d'absorption est essentiellement le fait des cellules vivantes à travers lesquelles elle se fait.

Rien ne nous paraît plus juste, mais ce n'est pas ici que le développement de cette idée doit trouver sa place.

SANG.

Nous ne saurions nous arrêter dans ce chapitre à décrire aucun des phénomènes ayant rapport, soit à la circulation, soit à la respiration ; nous nous occupons seulement de sa composition chimique.

Le sang est l'une des principales humeurs constituantes dit Ch. Robin. C'est le milieu intérieur, dit Claude Bernard, dans lequel vivent les éléments

(1) Küss et Duval. *Physiologie*, p. 336.

anatomiques, et c'est par son intermédiaire que tous les principes introduits dans l'organisme se rendent dans les tissus.

Le sang est un liquide légèrement alcalin (Béclard), sa réaction est toujours alcaline (Küss).

D'après la plupart des auteurs, ce serait le carbonate et le phosphate tribasique de soude qui donneraient au sang sa réaction alcaline; mais d'après les recherches récentes de Rabuteau, le phosphate tribasique ne peut, sans se décomposer, exister dans le sang riche en acide carbonique. Il conclut que l'alcalinité du sang est due au bicarbonate de soude.

Un bon nombre d'auteurs (Humphry, Davy, Denis, Becquerel) ont admis la soude comme principe immédiat. D'après Robin et Verdeil, elle n'est jamais un instant libre.

Lhéritier, dans sa *Chimie pathologique*, admet que l'agent qui donne au sérum la propriété de bleuir le tournesol rougi par un acide n'est pas un alcali libre mais un carbonate alcalin. « Le fait de l'indispensable nécessité et la présence constante des alcalis dans les liquides de l'óconomie animale fut posé pour la première fois, en 1824, par M. Chevreul (1); seulement, ce savant l'attribua aux alcalis caustiques, tandis qu'il faut le rapporter aux bicarbonates alcalins » (2).

---

(1) Chevreul. *Mémoire du muséum d'histoire naturelle*, p. 367 et suivantes.

(2) Mialhe. *Bulletins de l'Académie de médecine*, 9 octobre 1877.

La conclusion de tout ce qui précède a été nettement formulée par M. Mialhe dans l'*Union médicale* de 1847. « Dans l'état physiologique, les trois principales humeurs de l'économie animale, le chyle, la lymphe, le sang sont alcalins ; leur somme de bases alcalines est beaucoup plus considérable que la somme d'acide contenue dans les autres humeurs du corps humain.

C'est dans un milieu alcalin que s'accomplissent les réactions chimiques qui président aux phénomènes les plus importants de l'existence ; digestion, absorption, sécrétion, etc..... Or, ce milieu ne peut changer sans déterminer de graves désordres dans l'économie ; il est donc d'une grande importance de maintenir et de ramener les humeurs vitales à leur état normalement chimique. »

La présence des substances alcalines dans le sang n'étant pas l'élément le plus important de la composition de ce liquide, nous donnons, d'après les travaux les plus récents sur la matière, un résumé très-rapide des parties constituantes du sang.

Un litre de sang se compose à peu près de deux parties égales de *cruor* (globules) et de *liquor* (plasma), ou plus exactement 446 de globules pour 554 de plasma. Les globules se distinguent en *globules blancs* (1 pour 300 rouges) ou *leucocythes* de forme sphérique, d'aspect homogène, incolore, et en *globules rouges* en forme de disques biconcaves chez l'homme.

Il y a en moyenne, à l'état normal, 5 millions

de globules rouges dans un millimètre cube de sang.

La partie liquide du sang contient beaucoup de substance albumineuse, de 78 à 100 grammes pour un litre de sang et environ 3 grammes de fibrine (1). Enfin, le sang contient en volume 45 pour 100 de gaz, ce sont l'oxygène et l'acide carbonique en proportion de sens inverse dans le sang artériel et dans le sang veineux.

Il existe encore dans l'économie plusieurs liquides importants, à réaction normalement alcaline, et ces liquides dérivant essentiellement du sang, il n'y a rien dans ce fait qui doive nous étonner et, cependant, nous nous trouverons à un moment donné en présence d'un phénomène curieux, remarquable à tous les points de vue ; l'existence simultanée dans le même organe, d'acide et d'alcali, tous deux libres, ne se neutralisant pas réciproquement, ainsi que le désireraient les chimistes, et le liquide acide prenant naissance au milieu du sang alcalin qui baigne de toutes parts tous les tissus de l'organisme jusque dans leurs replis les plus intimes.

SALIVE.

La salive est un peu différente suivant qu'elle provient de telle ou telle glande ; ces différences portent à la fois sur la composition chimique et, d'après Cl. Bernard, sur les usages.

(1) Küss et Duval. *Physiologie*, p. 161.

La *salive parotidienne* est très-liquide, elle est toujours alcaline et renferme surtout du phosphate et du carbonate de chaux.

La *salive sous-maxillaire* est filante, visqueuse; elle est alcaline.

La *salive-sub-linguale* est très-épaisse et très-visqueuse, elle est également alcaline.

La *salive mixte*, résultat du mélange normal de ces trois salives est aussi alcaline. Recueillie chez une personne à jeun, elle est quelquefois légèrement acide, mais cette acidité est due à des produits de décomposition des matières alimentaires demeurées entre les dents (1). En résumé, tous les auteurs sont d'accord sur l'alcalinité de la salive mixte à l'état normal.

D'après Berzélius, elle contient 2,9 de ptyaline et 0,9 de lactates alcalins pour 1,000. Frerichs n'a trouvé que 1,4 de sels. Becquerel et Rodier (2) admettent que la réaction de la salive mixte normale est toujours alcaline. L. Noblet (3) dit que la salive mixte normale est un liquide alcalin contenant 1,78 de sels à base de soude pour 1,000.

Pour plusieurs chimistes, et Lehmann, en particulier, la potasse, la soude et la chaux sont à l'état de liberté dans la salive, et ce n'est qu'après l'ex-

(1) Küss et Duval. *Physiologie*, p. 268.
(2) Becquerel et Rodier. *Chimie pathologique*, p. 225.
(3) L. Noblet. *Du rôle des composés sodiques dans l'économie*, 1863, p. 17.

crétion de ce produit de sécrétion et son contact
avec l'air, que les carbonates prennent naissance.

Cette opinion paraît inadmissible à Claude Bernard qui se base sur ses expériences, prouvant que
les carbonates alcalins existaient déjà dans la salive
parotidienne avant qu'elle ne se mît au contact de
l'air, et nous avons vu, d'ailleurs plus haut, l'opinion
de Rabuteau à ce sujet qui n'admet pas la présence
de la soude libre dans le sang, ni par conséquent
dans aucune des humeurs qui en dérivent.

Un grand nombre d'auteurs ont donné des analyses de la salive normale : Berzelius, Simon, Tiede-
mann, Gmelin, Bidder et Schmidt, Lhéritier, Claude
Bernard, Jacubowitch, Budge, Blondlot, Enderling,
Mitscherlich, Wight, et bien d'autres, ont fait des
expériences nombreuses sur la composition de ce
liquide. Leurs chiffres reconnaissent des écarts souvent considérables ; les uns y ont même trouvé du
sulfo-cyanure de potassium, dont les autres ont nié
la présence ; mais nous pouvons retenir ce point
sur lequel tous les chimistes sont d'accord : l'alcalinité de la salive normale.

BILE.

Becquerel et Rodier écrivaient en 1864 : « La
bile est bien certainement de tous les liquides organiques celui qui est le bien moins connu, » et plus
loin, en parlant de ses propriétés physiques (1) ·

---

(1) Becquerel et Rodier. P. 240 et 242.

« La bile est alcaline, elle doit son alcalinité à la présence de la soude, quelquefois elle est neutre ; l'acidité de la bile doit être un fait exceptionnel, si même il existe réellement. L'analyse de la bile a été faite bien des fois. Thénard, Berzelius, Gmelin, Demarçay, Liebig, ont publié des analyses qui diffèrent beaucoup les unes des autres.

Demarçay considère la bile comme un savon à base de soude formé par deux acides : l'acide cholique et l'acide choléique ; toujours est-il que jusquelà personne n'avait nié absolument l'alcalinité de ce liquide, lorsque Küss et Duval (1) écrivirent ceci : « Enfin, on peut constater *que la bile normale est parfaitement neutre* ; c'est son mélange avec le mucus qui lui donne parfois une alcalinité à laquelle on a voulu faire jouer un grand rôle dans la digestion. »

D'après ces auteurs, la bile serait donc simplement le résultat de l'action des acides cholique et choléique sur la soude, dans des proportions telles que tous ces corps se neutraliseraient réciproquement. On ne trouverait la bile acide ou alcaline que sur le cadavre, ou mélangée à des matières qui l'ont altérée sur le vivant, matières qui lui communiqueraient en même temps sa coloration verte.

Il semblerait résulter, en effet, d'une observation communiquée par Aran à la Société des médecins des hôpitaux (2) que la bile subit, au contact de

(1) Physiologie, édition 1876, p. 319.
(2) Becquerel et Rodier. P. 241.

l'air ou par le fait de la mort, de profondes altérations.

Par suite d'une erreur qui, du reste, n'entraîna aucune conséquence grave, un trocart capillaire, au lieu d'être plongé dans une tumeur hydatique, du foie fut enfoncé dans la vésicule biliaire. Il s'écoula immédiatement un liquide clair, transparent, à peine coloré, et présentant seulement quelques légers flocons nuageux, peu abondants.

On voit que cette bile était loin de ressembler à celle que l'on trouve sur le cadavre.

Quant à la bile obtenue dans quelques cas rares de fistules biliaires, ajoute M. Becquerel, est-ce bien encore de la bile physiologique ?

A cette demande de l'éminent chimiste, nous pourrions opposer une question semblable. Est-il bien sûr, à son tour, que la bile obtenue dans le cas cité plus haut fût de la bile physiologique, et ne sommes-nous pas en droit de penser au contraire que ce liquide sécrété par un foie contenant des hydatides n'était qu'une bile altérée, puisque son organe sécrétant se trouvait dans de mauvaises conditions?

Ceci nous ramène à ce que nous disions précédemment, qu'il n'est pas si facile que l'on pense de tirer des observations les mieux recueillies, des faits qui paraissent les plus péremptoires, les conclusions dont nous aurions besoin pour l'appui de notre cause.

Toujours est-il que la bile, dont l'acidité est

toujours anormale, est physiologiquement alcaline
ou neutre, et nous nous rangerions volontiers à ce
dernier avis ; il est certain, en outre, que la soude
est encore là, qu'elle y a été amenée, qu'elle y joue
un rôle, et que tous nos efforts tendront à savoir
quel est ce rôle.

SUC PANCRÉATIQUE.

Le *suc pancréatique* a été parfaitement étudié.
M. Bernard a analysé ce suc sur les chiens, les
chevaux, les lapins et les pigeons. Les travaux de
MM. Bouchardat, Sandras, de Mialhe, de Wein-
mann, Bidder, Schmidt, Krœger, Frérichs et Colin
ont démontré que le suc pancréatique est constamment alcalin ; « il est alcalin comme toutes les
salives, et en présence du produit stomacal impré-
gné de suc gastrique, il neutralise l'acidité de ce
dernier et peut agir à son tour » (1).

Cette opinion nous paraît très-discutable, car, en
admettant même que la neutralisation fût la cause
du procédé vital de ce suc pancréatique, nous ne
voyons pas pourquoi les rôles ne seraient pas ren-
versés, pourquoi ce ne serait pas l'acide du suc
gastrique qui neutraliserait l'alcali du suc pancréatique. Nous savons bien que pour les besoins
de la cause, l'acide devrait se laisser neutraliser par
la base, mais notre organisme n'a rien à voir dans

(1) Küss et Duval. *Physiologie*, p. 306.

nos petits calculs, dans nos désirs, dans nos théories;
c'est à nous qu'il appartient, au contraire, de plier
nos explications aux exigences de la physiologie, ce
n'est jamais la physiologie qui nous fera la moindre
concession.

On a observé, et nous n'accordons cependant pas
une grande valeur à cette observation, que le suc
pancréatique, très-facilement altérable, mélangé
avec un corps gras, le beurre, donnait une émulsion qui, en très-peu de temps, d'alcaline, devient
acide en prenant l'odeur du beurre rance ; ceci nous
prouve au moins que l'alcalinité du suc pancréatique
n'est pas tellement puissante qu'elle ne soit pas fort
exposée à être neutralisée par l'acide du suc gastrique, si la théorie de la neutralisation était vraie.

On a calculé que la quantité de suc pancréatique
sécrétée par heure, chez l'homme pendant le repas,
était de 8 gr. environ. Eh bien ! ces 8 gr. de liquide,
si facilement altérable, se trouvent en présence de
500 gr. de suc gastrique environ, sécrétées dans
l'espace d'une heure pendant la même digestion.

L'opinion de Küss est-elle admissible ? Les chiffres répondent *non* assez haut, et nous pensons que
la théorie de la neutralisation de l'acide du suc gastrique par l'alcali du suc pancréatique, « *dont il
reste cependant encore assez pour agir à son tour* », est
une erreur qu'il est bon de relever, mais inutile de
discuter plus longuement.

SPERME.

Le sperme est un liquide légèrement alcalin (1);
on y trouve divers sels : chlorures alcalins, phosphates, sulfates, etc. (2), et d'après M. Bonnet, les
spermatozoïdes contenus dans le sperme, perdent
leurs mouvements sous l'influence de l'acidité pathologique du mucus vaginal de la femme.

Dans le sperme pur, les spermatozoïdes sont souvent immobiles, et l'on peut ranimer leurs mouvements avec des solutions de sucre, de sels alcalins,
d'albumine, d'urée. La potasse et la soude peuvent
être considérées, d'après Kölliker, comme les véritables excitants des mouvements des spermatozoïdes (3).

LAIT.

Le lait, dont les analyses sont extrêmement nombreuses, a été trouvé constamment alcalin à l'état
normal. Il contient 1 gr. 5 de divers sels pour 100
de lait; en général, ce sont les sels du sang, et en
particulier des phosphates de chaux qui dominent,
des sels de potasse et peu de soude (4).

(1) Béclard. *Physiologie*, p. 985.
(2) Küss et Duval. *Physiologie*, p. 588.
(3) Fort. *Histologie*, p. 553.
(4) Küss et Duval. *Loc. cit.*, p. 464.

LARMES.

Les larmes sont constituées par ün liquide limpide, incolore, *alcalin*, contenant surtout du chlorure de sodium, et 99 parties d'eau sur 100, avec des phosphates de soude et de chaux (1).

MUCUS.

Les mucus, considérés à l'état normal, ont toujours présenté une réaction alcaline et contiennent, d'après Becquerel et Rodier (2), de la soude libre, du lactate de soude et du chlorure de sodium.

Nous nous sommes déjà expliqué sur la présence de la soude libre, qui doit être remplacée par le bicarbonate de soude.

SUC INTESTINAL.

Le suc intestinal a été l'objet d'expériences nombreuses, délicates, il est très-difficile à obtenir.

D'après la méthode de Colin, on trouve ce suc composé de 98 parties d'eau, le reste offrant diverses proportions d'albumine, de chlorures de potassium et de sodium, de phosphates et de carbonates. Le liquide est *alcalin*.

(1) Béclard. *Physiologie*, p. 790.
(2) Becquerel et Rodier. *Chimie pathologique*, p. 553.

D'après la méthode de Thiry, on obtient un liquide très-pur, limpide, un peu jaunâtre, alcalin,
mais dont les propriétés sont fort peu prononcées,
presque toutes négatives (1); il n'agit ni sur l'amidon, ni sur les graisses, il n'agit pas non plus sur
les albumines en général, mais seulement sur la
fibrine du sang, qu'il transforme en peptone.

M. Leven (2) a eu recours, pour obtenir le suc
intestinal, à une méthode particulière qui lui a
permis de recueillir un liquide doué de propriétés
digestives énergiques et présentant une réaction
acide ou neutre, mais jamais alcaline. MM. Colin,
Thiry, Frerichs, Bidder et Schmidt, Lenz et Lassaigne ayant opéré sur des animaux vivants et ayant
trouvé le suc intestinal alcalin, tandis que M. Leven
a opéré sur des morceaux d'intestin coupés menus
et infusés dans de l'eau tiède, on nous permettra de
ne pas nous ranger à l'opinion de ce dernier et de
considérer jusqu'à preuves mieux établies, le suc
intestinal comme étant alcalin.

De tout ce qui précède, on peut conclure dès à
présent à la nécessité des alcalins dans les liquides
organiques, que jusqu'à présent nous avons rencon-
trés doués d'une réaction alcaline plus ou moins
prononcée. La soude, unie à différents acides, nous
paraît être l'alcali de beaucoup le plus répandu. Son

(1) Küss et Duval. *Loc. cit.*, p. 305.
(2) *Académie de médecine*, octobre 1854.

rôle ne ressort en aucune façon de cet exposé rapide, sa présence, autrement dit, sa nécessité seule est incontestable, et nous allons faire en quelques lignes, le résumé des départements de l'économie dans lesquels elle se rencontre le plus communément.

Le *chlorure de sodium* se trouve partout excepté dans l'émail dentaire.

Le *pneumate de soude*, découvert par Robin et Verdeil, que personne autre que ces deux savants n'a jamais vu, nous est indiqué par Noblet (1), comme existant dans la substance organisée du poumon, et si nous l'indiquons ici nous-même, c'est pour montrer en passant jusqu'à quel point certains auteurs, d'ailleurs très-consciencieux, comme on va le voir, se laissent entraîner par les données de la chimie et par les paroles du maître, sans contrôle comme sans regrets.

Cet auteur, parlant de l'acide carbonique, envisagé, non comme un produit de combustion qui se séparerait du sang uniquement par exosmose, mais comme un produit de la décomposition des carbonates alcalins, par l'acide pneumique, ajoute : « Nous avouons n'avoir jamais vu d'acide pneumique, ni de pneumate de soude; qu'on a peut-être pris de la taurine pour de l'acide pneumique, du lactate de soude pour le pneumate en question; » et il continue « cette observation n'infirme en rien

(1) Noblet. *Du rôle des composés sodiques dans l'économie*, p. 22.

l'idée des transformations possibles de la matière albuminoïde dans le poumon, » puis il termine en disant : « Cet acide énergique (l'acide pneumique), qui se forme dans la substance même du poumon, met en liberté l'acide carbonique, des carbonates, et donne avec la soude une combinaison remarquable : le *pneumate de soude*, toujours plus abondant dans un poumon sain que l'acide pneumique lui-même, acide dont chaque poumon renferme approximativement quelques centigrammes. »

Pour nous qui n'avons pas encore vu et qui ne verrons probablement jamais les composés en question, nous nous empressons de douter fortement de leur existence, malgré l'autorité incontestable d'un savant aussi distingué que M. Robin, ne voulant pas autant que possible tomber dans les contradictions évidentes semblables à celles que nous venons de signaler.

Nous fermons cette longue parenthèse pour continuer l'énumération commencée.

Le *choléate de soude* se trouve dans la bile.

Le *carbonate de soude* se rencontre dans la lymphe, le sang, la salive et nous verrons plus tard qu'il se retrouve dans les urines alcalines.

Le *bicarbonate de soude* se trouve dans le sang.

Le *sulfate de soude* se rencontre également dans le sang, dans la proportion de 0,44 p. 1,000 ; il existe d'ailleurs presque partout en petite quantité et ne paraît manquer que dans le lait, la bile et le suc gastrique.

Le *phosphate neutre de soude* se rencontre dans toutes les salives et tous les liquides de l'économie sans exception.

Le *phosphate acide de soude* a été trouvé dans l'urine seulement.

Le *lactate de soude* se présente dans le suc gastrique et très-probablement dans le poumon à la place du pneumate de soude sur l'existence duquel nous nous sommes prononcé précédemment.

L'*urate de soude* se rencontre dans le sang, l'urine, les calculs urinaires et articulaires.

L'*urate acide de soude* est dans la sueur et a été signalé dans les dépôts arthritiques.

L'*hippurate de soude* se trouve quelquefois dans le sang et dans l'urine.

Il nous reste à étudier trois sécrétions remarquables qui ont beaucoup occupé et occuperont encore longtemps, à coup sûr, les chimistes et les physiologistes, nous voulons parler de la *sueur*, de l'*urine* et du *suc gastrique*. Deux de ces liquides sont excrémentitiels, c'est-à-dire qu'ils sont destinés à être éliminés de l'organisme dans lequel ils ne pourraient séjourner une fois produits, au delà d'un certain temps sans causer des accidents plus ou moins graves.

Tout le monde sait, en effet, que la suppression subite de la transpiration suffit pour déterminer une phlegmasie intense, et personne n'ignore la quantité d'affections causées par un obstacle quelconque à l'élimination de l'urine.

3

Jusqu'à présent, nous n'avons rencontré que des liquides alcalins, mais tous constituent des sécrétions récrémentitielles, c'est-à-dire, utiles, indispensables au fonctionnement de l'économie : le chyle et la lymphe, premiers éléments constitutifs du sang, le sang lui-même, ce liquide nourricier qui entretient la vie et qui n'aurait garde de s'échapper de nos organes à l'état normal ; la salive, le suc pancréatique, la bile, le suc intestinal qui sont les agents de la digestion, transforment les aliments, sont absorbés avec eux en majeure partie, et qui ne possèdent aucune voie propre d'élimination.

Il n'en est pas de même pour la sueur et l'urine, aussi ne les trouverons-nous ni constamment acides ni constamment alcalines.

Le suc gastrique joue un rôle extrêmement important dans la vie, aussi est-il doué de propriétés spéciales et aurons-nous à en parler longuement dans un des chapitres suivants :

DE LA SUEUR.

Le travail chimique le plus complet sur *la sueur* est dû à M. Favre qui a souvent analysé, dans ses expériences, jusqu'à 50 litres de sueurs obtenues en plaçant les sujets dans une baignoire étuve autour de laquelle circulait en dehors un jet de vapeur d'eau.

On peut se demander jusqu'à quel point cette transpiration forcée donnait une sueur normale ;

toujours est-il qu'elle a donné à l'analyse du chlorure de sodium, des lactates alcalins, du chlorure
de potassium, de l'urée, etc., et que sa réaction
acide, à l'état normal, a été admise par tous les auteurs.

D'après Redtenbacher et Lehmann, cette acidité
est due à l'acide caprilique et caproïque. M. Lehmann a trouvé encore de l'acide formique, de l'acide
acéto-butyrique et bien d'autres encore.

Il y a un fait plus important, c'est que, d'après
les recherches de M. Schottin, la quinine, la salicine, l'iodure de potassium, pris à l'intérieur, n'ont
jamais été retrouvés dans la sueur, tandis que
l'acide tartrique, l'acide benzoïque et l'acide cinna-
mique, passent facilement avec les produits des
glandes sudoripares (1).

La sueur, d'après Küss et Duval, est généralement
acide et elle peut le devenir de plus en plus si les
corps gras qu'elle contient se dédoublent et laissent
dégager leurs acides. Certaines sueurs contiennent
une proportion beaucoup plus considérable de corps
gras (2). L'élimination de l'urée, et en général celle
des produits de combustion des matières albuminoïdes, est assez importante pour faire de la peau
un émonctoire analogue aux reins et qui peut le
suppléer dans certains cas.

Nous pouvons déjà remarquer ceci, c'est que normalement une source d'élimination des matières,

(1) Béclard. *Physiologie*, p. 471 et 472.
(2) Küss et Duval. P. 457.

désormais inutiles à l'organisme, verse au dehors des produits acides; que jusqu'ici au contraire, nous avons vu les différentes sécrétions propres à l'assimilation donner des produits alcalins, et nous pouvons poser en principe que les acides deviennent des produits d'élimination, au moins ceux qui sont expulsés par les glandes sudoripares, et qu'ils ne peuvent être résorbés, qu'ils ne doivent rentrer dans la circulation qui les a chassés, sous peine de maladies graves causées par l'intoxication que nous pouvons appeler l'*intoxication acide*.

Considérant en outre que tous mouvements exagérés, que toute élévation de température causés, soit par un agent extérieur, soit par un excès dans les mouvements de la respiration, facilitent spécialement l'élimination de la sueur, nous pouvons avancer que l'action des glandes sudoripares est dans la plupart des cas, liée aux phénomènes circulatoires et respiratoires; en un mot, que la sueur est la voie la plus ordinaire d'élimination des acides formés par les fonctions de la respiration et de la circulation (1).

Dans quelques cas, sinon rares, au moins pathologiques, on voit la sueur suppléer la sécrétion urinaire, prendre une odeur urineuse, éliminer une quantité plus considérable d'urée, mais il ne faut pas oublier que nous nous occupons d'une sécrétion normale et que, d'ailleurs, il n'est pas rare dans l'éco-

_____

(1) Küss et Duval. *Loc. cit.*

nomie animale de rencontrer ce phénomène de remplacement d'une fonction troublée par une autre fonction similaire.

Nous verrons de plus, en étudiant les différentes sécrétions dans l'état pathologique que le sang, la bile, la lymphe, la salive, etc., ne peuvent devenir acides sans que cette transformation ait un retentissement morbide soit local, soit général, tandis que l'alcalinisation de la sueur, loin d'être incompatible avec le maintien d'une bonne santé, semble indiquer que l'organisme se trouve dans d'excellentes conditions, que le rapport entre les *ingesta* et *excreta* tend à s'équilibrer, rapport tellement précieux que Robin et Littré en ont fait la cause essentielle de la vie.

« De la rénovation continue qui caractérise la vie universelle, il ne résulte réellement que l'obligation de croître d'abord et de décroître ensuite, à moins d'un parfait équilibre entre l'assimilation et la désassimilation. Aucune contradiction n'empêcherait de concevoir cette alternative comme indéfiniment répétée chez le même être, sans y interrompre jamais la continuité vitale (1). »

En résumé, la sécrétion de la sueur n'est pas nécessairement acide, et elle peut cesser de l'être sans danger pour l'organisme. Nous pouvons en dire autant de l'urine, ce liquide qui a occupé tant de savants et qui n'a pas dit son dernier mot.

(1) Robin et Littré. *Dict. de méd.*, article *Mort*.

DE L'URINE.

« La sécrétion urinaire (1) est très-importante ; elle constitue une espèce de soupape de sûreté par laquelle le sang se débarrasse de son excès d'eau. Après les repas il y a une sorte de pléthore générale, une augmentation dans la tension du sang, et par suite filtration d'une urine abondante et très-diluée. »

« Le poumon élimine aussi un peu d'eau mais en très-faible quantité ; la sueur est aussi une voie de départ pour l'eau, mais voie très-capricieuse. »

A cette description et à ces réflexions de deux éminents physiologistes, qu'on nous permette d'ajouter les nôtres.

L'urine est la voie d'élimination des matériaux inutiles contenus dans le sang, il est vrai, mais élaborés seulement par les fonctions de nutrition. Ce sont les produits de la digestion qui passent dans l'appareil urinaire, et si quelques-uns passent par le poumon, si quelques autres se rendent dans les glandes sudoripares, ce sont ces derniers organes qui viennent en aide à l'action insuffisante des reins, et c'est évidemment là, la raison de l'*action capricieuse* de la sécrétion urinaire, signalée par ces auteurs.

Quand la chaleur atmosphérique est intense, elle

(1) Küss et Duval. P. 570.

favorise l'évaporation cutanée et les autres exhala-
tions ; aussi la quantité d'eau rendue par les urines
est moindre ; les sels se trouvent dissous dans une
plus petite quantité de liquide, et sa densité augmente (1). Nous pouvons ici constater la vérité de
ce que nous avancions plus haut, à savoir le rôle
toujours plus important de la sécrétion urinaire qui
ne laisse autant que possible que les produits secondaires à éliminer par les glandes sudoripares et le
poumon, gardant pour elle le soin de chasser les matériaux dont la rétention dans l'économie consti-
tuerait un danger.

Quoi qu'il en soit, d'ailleurs, nous allons étudier
la composition normale de l'urine.

L'urine fraîche de l'homme et des animaux carnivores présente une réaction acide.

L'urine normale au moment de son émission est
et doit être acide (2).

Abandonnée à elle-même pendant un certain
temps, l'urine devient alcaline par la transformation
de l'urée en carbonate d'ammoniaque (3). La quantité et la diversité des substances trouvées dans les
urines est véritablement énorme ; la nomenclature
en serait dans cet ouvrage aussi fastidieuse qu'inutile, et les traités spéciaux sur ce sujet sont assez
nombreux pour que le lecteur puisse y puiser des

(1) Leroy d'Etiolles, p. 9.
(2) Ch. Robin. *Leçons sur les humeurs*, 1874, p. 672.
(3) Béclard. P. 157.

renseignements de toute nature. Nous donnerons ici seulement une analyse faite par Robin (1).

Les principaux matériaux contenus dans l'urine, d'après cet expérimentateur, sont les suivants pour 1,000 grammes de liquide :

	Grammes.
Eau.........................	965.00
Chlorure de sodium...........	3.00
Sulfates de potasse, de chaux et de soude...................	3.00
Phosphates...................	3.00
Urates.......................	1.00
Hippurates...................	1.00
Urée.........................	15.00
Créatine	1.40

Tous les auteurs ne sont pas d'accord sur le composé qui donne à l'urine son acidité ; Rabuteau affirme qu'elle est causée par le phosphate acide de soude ; Byasson et d'autres auteurs la mettent sous l'influence du phosphate urico-sodique. L'acide hippurique contribue aussi à donner à l'urine son acidité.

C'est à la présence d'un acide libre, dit Leroy d'Etiolles, qui s'y trouve en plus ou moins grande proportion, que l'urine normale doit la propriété de rougir le papier de tournesol. Cet acide que M. Thénard regarde comme un *acide organique* sans le désigner, a été reconnu pour de l'*acide acétique*, puis

_____

(1) Mauricet. *Recherches expérimentales pour servir à l'histoire thérapeutique des alcalins*, 1862, p. 26.

Berzélius dans ses expériences, a trouvé que c'était de l'*acide lactique*. Liebig, en 1842, n'a plus rencontré cet acide lactique, l'acide acétique avait pris de nouveau sa place ; en même temps il admettait que l'acidité de l'urine était due aux acides hippurique et urique et à une certaine quantité d'*acide sulfurique*, provenant de la combustion des matériaux sulfurés de l'organisation. Quelques années plus tard Liebig retrouvait l'*acide lactique disparu* (1).

À notre tour, pour mettre tous les auteurs d'accord, nous dirons que l'on trouve dans l'urine l'acide lactique, l'acide sulfurique, l'acide acétique, l'acide urique, l'acide hippurique et bien d'autres ; aujourd'hui celui-ci, demain celui-là, que cette sécrétion acide n'est pas soumise à l'influence d'une substance unique, immuable, que l'acide quel qu'il soit produit par la décomposition, par le dédoublement des corps introduits dans l'appareil digestif, trouve sa porte de sortie ouverte dans la vessie et qu'il y est entraîné, quels que soient son nom et sa formule ; il est acide, cela suffit à le faire chasser. C'est ici que la chimie se perd, c'est ici qu'elle veut trop prouver et qu'elle ne donne plus rien, c'est là que des savants considérables, illustres, courent de contradictions en contradictions, d'affirmations en négations, pour ne pas vouloir se débarrasser d'une idée fixe, préconçue ; ils veulent trouver un acide et ils en rencontrent vingt ; il coûterait si peu de reculer et de ne plus

(1) Leroy d'Etiolles, p. 13.

s'attacher qu'à considérer le rôle de l'*élément acide* sans chercher à lui infliger un nom qui vous échappe.

Tous les auteurs sont d'accord sur ce point que les herbivores ont tous l'urine alcaline, mais que dans l'état d'abstinence, réduits à brûler leur propre substance, c'est-à-dire devenus carnivores, ils produisent également une urine acide. De même, lorsque l'homme se soumet au régime des herbivores, son urine devient alcaline par l'accumulation des carbonates alcalins.

L'alimentation est une des causes les plus puissantes des variations qui se manifestent dans la densité du liquide urinaire (1) et l'on a remarqué en étudiant l'urine appelée *urine de la digestion*, que sa densité est influencée par la quantité et la nature des aliments ingérés ; ce changement a lieu surtout vers la troisième et la quatrième heure après la digestion. Le régime animal est suivi d'augmentation de la pesanteur; un régime purement végétal au contraire en amène la diminution. Magendie et Cl. Bernard dans leurs leçons sur les liquides de l'organisme, ont démontré que la réaction acide de l'urine est en rapport avec une alimentation azotée, et ils font varier à leur gré la réaction des urines chez les animaux herbivores et carnivores. M. Cl. Bernard démontre ainsi que l'animal à la

(1) Leroy d'Etiolles. *Résumé du traité pratique sur la gravelle et sur la pierre*. Vichy, 1869, p. 11.

diète ou à jeun, vivant de sa propre substance ou n'ayant qu'une nourriture insuffisante n'a que des urines acides (1).

Il est donc vrai, comme nous l'avons annoncé plus haut, que ce sont les phénomènes de la digestion qui influent sur la réaction alcaline ou acide de l'urine, que la sécrétion urinaire est la porte la plus largement ouverte à la sortie des matériaux devenus inutiles ou nuisibles dans l'appareil digestif et ses annexes, et il est vrai aussi comme nous l'avons annoncé pour la sueur, de dire que l'acidité de l'urine quoique étant l'état le plus ordinaire chez l'homme, n'est pas essentielle à la vie ni incompatible avec le maintien d'une bonne santé.

L'urine peut être sécrétée alcaline. Le fait a été observé dans certaines néphrites (2) et l'on doit distinguer cette urine de celle dont la décomposition de l'urée a lieu plus tard, soit dans la vessie, soit au dehors, à ce caractère qu'elle n'a point l'odeur de putréfaction comme dans ces cas. L'urine est toujours alcaline dans les cas de rétention complète ou incomplète de l'urine (3). Il est vrai que les choses se passent ainsi dans quelques cas, mais il est certain aussi que les urines n'ayant pas séjourné longtemps dans la vessie peuvent être alcalines au moment de leur émission, cette alcalinité peut être due

(1) Küss et Duval, p. 575.
(2) Id., p. 15.
(3) Id., p. 16.

à l'usage interne de l'eau de chaux et des sels alcalins, comme le bicarbonate de soude ou de potasse
qui passent en nature dans le liquide.

Certains fruits légèrement acides mais mûrs et
pris en très-petite quantité, les fraises, les cerises,
les pruneaux, le raisin, rendent l'urine neutre ou
alcaline.

Nous avons vu précédemment que les acides seuls
se retrouvaient dans la sueur, mais ici, dans l'urine,
nous retrouvons des quantités considérables des
substances les plus diverses introduites dans l'appareil digestif, que ces substances soient alcalines,
neutres ou acides.

Indépendamment des substances alimentaires (1)
et des éléments des tissus dont les produits modifiés
constituent les matières solides de l'urine, beaucoup
de substances solubles portées dans les voies de
l'absorption, soit dans un but d'expérience, soit
dans un but thérapeutique, soit dans un but d'empoisonnement, sont éliminées par les urines.

Parmi les matières sur lesquelles a porté l'expérimentation, les unes apparaissent dans l'urine, telles
qu'elles ont été absorbées, d'autres sont décomposées par les actes digestifs, mais on peut encore
reconnaître leurs éléments dans l'urine ; d'autres,
enfin, ne peuvent pas être retrouvées. Celles-ci ont
été décomposées dans le sang, et peuvent être envisagées comme ayant joué le rôle d'aliments, d'au-

(1) Béclard. *Physiologie*, 1865, p. 464.

tant mieux que ce sont des substances organiques ; tels sont : l'alcool, l'éther, le camphre, la caféine, la théine, le musc, etc.

Parmi les substances non décomposées et qui apparaissent en nature dans l'urine, viennent se ranger des matières qui ne forment, avec aucun des principes de nos tissus, des composés solubles ; tels sont : le carbonate, l'azotate et le sulfate de potasse, le ferro-cyanure de potassium, le borate de soude, le chlorure de baryum, le silicate de potasse, les matières colorantes de l'indigo, de la gomme-gutte, de la rhubarbe, de la garance ; les matières odorantes du génièvre, de la valériane, de l'asa-fœtida, du castoreum, du safran, de l'opium, et quelques alcaloïdes végétaux, tels que la quinine et la strychnine.

Le sulfure de potassium est éliminé à l'état de sulfate de potasse ; les acides acétique, citrique, malique, tartrique subissent dans le sang une combustion partielle qui en transforme une partie en acide carbonique, d'où formation de carbonates alcalins ; l'autre partie sort avec l'urine, soit à l'état de liberté, soit à l'état de combinaison avec les bases. La salicine se transforme en acide salycilique, et en acide oxalique, et soit sous forme d'oxalate, etc.

On retrouve encore dans les urines les métalloïdes et les métaux. L'iode, l'arsenic, l'antimoine, le mercure, le fer ont été décelés dans les urines par Cantu, Foderé, Orfila, Becquerel, Gueneau de Mussy ; le sulfate de quinine a été rencontré par Quevenne, le chlore par Chevallier, l'acide sulfhydrique par Wœhler, etc. En voilà suffisamment pour prouver, s'il en était besoin, que la secrétion urinaire est, si j'ose me servir de cette expression, le grand collecteur des détritus solubles de la digestion, et nous pourrions, sans grands inconvénients, négliger le rôle secondaire de la sueur, lorsque nous parlerons du rôle des alcalins dans les phénomènes de nutrition.

Jetons un coup d'œil rétrospectif sur ce que nous venons de passer rapidement en revue : un grand nombre de secrétions alcalines et deux excrétions acides seulement. Les premières jouant un rôle important, primordial dans la constitution normale des tissus; les autres servant seulement à débarrasser l'économie des acides qu'elle contient anormalement, d'un grand nombre de corps non assimilables, et redevenant alcaline à un moment donné, sans danger, sans trouble, comme si tout acide était chose embarrassante, dont l'organisme ne saurait s'accommoder sans danger.

Nous verrons bientôt qu'il n'en est pas ainsi ; que l'acidité est un besoin essentiel de l'existence, mais que sa quantité doit être réglée de la façon la plus mathématique ; nous verrons une secrétion, une seule, le suc gastrique, constamment acide, et l'étude des altérations pathologiques de toutes les secrétions que nous avons vu normalement alcalines, nous fera comprendre en même temps que ce n'est pas impunément que l'acidité augmente dans le corps humain,

lorsque l'urine et la sueur sont impuissantes à en
verser le trop plein au dehors, et que les fonctions
de l'estomac, troublées, ne permettent pas au suc
gastrique de baigner la muqueuse stomacale en
quantité suffisante.

CHAPITRE III

Composition pathologique des liquides de l'économie animale. — Diminution de l'alcalinité des liquides normalement alcalins dans les maladies. — Augmentation de la fibrine, diminution de l'albumine. — Analyse du sang, de la salive, de la bile, etc., dans quelques maladies.

« Si on est convaincu du grand rôle que joue dans l'économie l'alcalinité, il est de toute évidence qu'il faudra admettre des troubles de cette qualité, tantôt par diminution, tantôt par augmentation, troubles en rapport avec l'importance de la fonction. On a bien cherché à noter les différents états correspondants à ces lésions ; c'est ainsi que, dans la goutte, le rhumatisme, le diabète, la diphthérite, on a trouvé une diminution de l'alcalinité ; dans le muguet, une acidité de la salive. On a constaté aussi que la fécondation était impossible au milieu des liquides acides qui, dans certaines circonstances, baignent les organes génitaux (1). »

Nous allons passer en revue toutes les maladies dans lesquelles on a noté soit une augmentation, soit une diminution de l'alcalinité, ce qui revient à dire une diminution ou une augmentation de l'acidité.

(1) Quenouille. *Considérations générales sur l'action physiologique et thérapeutique des Alcalins*, 1864, p. 9.

En faisant cette étude, on est frappé tout d'abord
de la différence extraordinaire qui existe entre les
affections dans lesquelles on a noté l'excès d'acide
et celles dans lesquelles on trouve une plus grande
quantité d'alcali ; les premières sont très-nombreuses,
les autres se réduisent à quelques-unes seulement.
Nous aurons recours, pour ce qui va suivre, au livre
remarquable de Becquerel et Rodier auquel nous
ferons, le plus souvent possible, des emprunts utiles.
Disons d'abord que les altérations de la lymphe et
du chyle sont très-peu connues, et passons de suite
à l'étude du sang.

L'albumine, qui est maintenue en dissolution
dans le serum du sang, possède une réaction alcaline. On sait qu'elle est coagulée par les acides
sulfurique, azotique, chlorhydrique, tannique, et l'on
voit d'avance que l'introduction d'un excès d'acide
dans le sang aura pour résultat immédiat, sinon sa
coagulation, au moins son épaississement.

L'albumine est encore coagulée par l'alcool, et
que l'on nous permette d'ouvrir ici une parenthèse
pour essayer d'élucider une question souvent dé-
battue. Personne n'ignore les effets de l'ivresse, et
il n'est pas besoin d'être bon observateur pour constater l'état de lourdeur, de torpeur dans lequel se
trouvent les individus alcoolisés. L'effet ici est bien
facile à comprendre ; l'alcool agit chimiquement et
non pas en excitant le système nerveux comme on
le croit généralement. L'excitation, quelquefois
légère, souvent bruyante, qui apparaît au début de

4

l'ivresse fait bientôt place à une sorte d'empâtement, d'abrutissement dont l'ammoniaque, cet alcalin puissant, paraît être le remède.

On a beaucoup de peine à s'expliquer cette action de l'ammoniaque sur l'ivresse : cela tient unique- à ce que, connaissant l'action stimulante, hypersthé- nisante de l'alcali volatil, on ne peut pas se rendre compte de sa valeur thérapeutique contre un état que l'on a pris pour de l'excitation, et qui n'est que de la congestion. Giacomini (1) est bien près de nier cette action : « Nous ne croyons pas devoir nous arrêter sur l'opinion assez généralement répandue que l'ammoniaque est un remède sou- verain contre l'ivresse. La médecine ne possède pas encore un assez grand nombre de faits pour admettre, parmi les vérités thérapeutiques, une pa- reille assertion. Il faudrait d'abord établir à quel degré d'ivresse on a opposé l'ammoniaque, si elle était due au champagne mousseux, à la bière, au cidre ou aux autres liqueurs très-chargées d'acide carbonique, car alors l'ammoniaque aurait pu agir chimiquement, en formant un carbonate. »

Nous avons le regret de dire que Giacomini, malgré son jugement puissant, s'est trompé absolu- ment sur ce point. L'ammoniaque, comme tous les alcalins, est bien un remède de l'ivresse, et elle agit en fluidifiant l'albumine, coagulée par l'alcool, et cela avec une très-grande rapidité ; elle agit dans

(1) *Thérapeutique et matière médicale. In encyclopédie des sciences médicales*, p. 50.

l'intérieur de nos tissus, comme nous la voyons agir extérieurement contre les engorgements causés par les piqûres des cousins, des vipères, et en général de tous les animaux venimeux dont l'action immédiate est d'arrêter la circulation par épaississement du sérum sanguin.

Becquerel admet que le sérum du sang contient au minimum 70 et au maximum 90 d'albumine par 1,000 grammes, et il annonce que le minimum se trouve en thèse générale chez les personnes qui n'ont pas une nourriture suffisamment réparatrice, et que, d'un autre côté, l'augmentation de l'albumine est un fait rare et tout à fait exceptionnel.

Toute maladie aiguë, fébrile, et en particulier les phlegmasies, la fièvre typhoïde s'accompagnent d'une diminution légère de l'albumine du sang (65 et 70).

On la trouve à un degré plus considérable dans la convalescence de la plupart des maladies aiguës qui se sont prolongées un peu longtemps, après une diète sévère, les émissions sanguines, les flux abondants, la phthisie pulmonaire, etc. (1).

Les Anglais Turnbull et Bennett admettent les mêmes altérations, et ils ont vu dans le commencement de la phthisie pulmonaire un trouble fonctionnel de la nutrition.

Les maladies organiques du cœur, arrivées au deuxième degré, peuvent déterminer cette diminu-

(1) Becquerel et Rodier. *Chimie pathologique*, p. 56.

Cette élévation est due nécessairement soit à la transformation de l'albumine en fibrine, soit plus simplement à la neutralisation de l'alcali par un acide quel qu'il soit, par l'acide carbonique, par l'oxygène amenés dans l'économie par une augmentation considérable des phénomènes de la circulation et de la respiration, pendant le mouvement fébrile.

On pourrait sans doute trouver étrange notre assertion et croire que nous nous laissons entraîner à cette explication par cet axiome, aussi commode que peu scientifique : *post hoc, ergo propter hoc* ; il n'en est rien et nous espérons prouver bientôt que ces deux phénomènes se lient de la façon la plus naturelle, et que nous apporterons à la solution de ce problème si important, si difficile, depuis si longtemps cherché, des éléments autres que de simples considérations de simultanéité dans la production de deux phénomènes importants.

Becquerel, se demandant la raison de cette élévation du chiffre de la fibrine, répond textuellement ceci : « C'est à la nature même de la maladie, à l'état inflammatoire même qu'il faut l'attribuer, sans aller chercher plus loin une explication qu'on ne trouverait probablement pas » (1).

C'est assurément se tirer à trop bon compte d'une situation périlleuse, que de donner une raison qui ne satisfait personne, et de décourager d'avance les

(1) Becquerel. P. 60.

explorateurs en leur affirmant qu'ils échoueront là
ou leurs devanciers ont reculé. Si la science procé-
dait de la sorte, nous en serions encore aux mani-
pulations de l'alchimie, et on nous permettra de
marcher hardiment, malgré l'assertion de Becquerel,
à la recherche d'une explication plus nette, tout en
encourageant ceux qui nous suivront à faire mieux
si nous avons fait mal.

Lorsque le chiffre de la fibrine s'abaisse, il est en
général compris entre 1 et 2. Cette diminution est
rare, et elle se traduit au dehors par un fait qui lui
est propre et qui peut, en quelque sorte, faire prévoir
son existence. Ce fait est la production d'hémorrhagie par diverses voies, ainsi que cela se rencontre
dans le scorbut, et il est presque inutile de le dire ;
en même temps l'albumine augmente d'une façon
considérable.

Un mot de l'anatomie pathologique du scorbut ne
nous sera pas inutile ici pour jeter un peu de lumière sur l'ensemble de la question qui nous occupe.

L'albumine, c'est-à-dire la quantité de l'élément
alcalin, se trouvant augmentée dans cette affection,
nous devons nous attendre à rencontrer le sang
encore plus fluide qu'à l'état normal. En effet (1),
tous les tissus offrent une tendance marquée au ramollissement. Le cœur est presque noirâtre et facile

---

(1) Voyez Tardieu. *Manuel de pathologie et de clinique médicale*, 1866, p. 642.

à déchirer (Lind), des épanchements de sang ou de sérosité sanguinolente existent dans les cavités séreuses viscérales ou articulaires. L'état du sang présente un intérêt tout particulier, car il est hors de doute que, dans l'immense majorité des cas, le sang, dont la densité est abaissée, a perdu sa plasticité, qu'il est comme dissous, beaucoup moins coagulable qu'à l'état normal, ne donnant par le repos qu'une matière noirâtre, bourbeuse, dans laquelle flottent quelques filaments ou gelée brune (Hoffmann, Boërhaave, Lind); que la quantité d'alcali libre y est plus considérable que dans les conditions ordinaires (Huxham, Frémy, Magendie, Andral et Gavarret); que la proportion de fibrine, est au contraire singulièrement diminuée (Magendie, Andral, Gavarret et Rodes).

Le traitement du scorbut continuera de nous renseigner utilement sur cette question intéressante. L'alcali a augmenté dans le sang, nous y ferons pénétrer des acides, les oranges, les citrons, dont le jus est employé avec succès à l'extérieur sur les gencives ou les ulcères, et dont des expériences récentes, faites dans les prisons ou dans les navires sur des sujets scorbutiques, ont démontré l'action thérapeutique merveilleuse dans cette épouvantable maladie.

Le chlorure de sodium existe dans le sang en quantité plus considérable que la fibrine. La moyenne étant de 3,5, les variations peuvent avoir lieu entre 2,5 minimum et 4,5 maximum. Ce chiffre peut être élevé jusqu'à 4,20 d'après Lehmann, et jusqu'à 4,60 d'après Nasse.

L'augmentation de ce sel dans le sérum sanguin est d'ailleurs un fait assez rare et exceptionnel ; ses variations suivent la même marche que l'albumine, et les recherches de M. Mialhe ont démontré la diminution de proportion du chlorure de sodium dans les maladies en général.

L'augmentation des sels de soude autres que le chlorure de sodium n'a été trouvée, comme nous devons nous y attendre, que dans le sang des scor-butiques par MM. Frémy, Andral et Gavarret.

On a remarqué aussi la diminution du carbonate de soude dans la plupart des maladies. MM. Frémy, Andral et Gavarret sont arrivés au même résultat, et n'ont rencontré la quantité de cet alcalin aug-mentée que dans le sang scorbutique. L'influence de l'alimentation, considérée sous le double point de vue de sa quantité et de sa nature, joue un grand rôle dans la composition du sang.

Sous l'influence des maladies de l'estomac, il résulte une diète forcée ou une assimilation mau-vaise, suite de digestions mal faites, et enfin la misère, les privations, l'absence d'une nourriture en quantité suffisante ou suffisamment réparatrice, modifie le sang de la manière suivante : l'albumine diminue, c'est-à-dire une partie de l'élément alcalin du sang, le chlorure de sodium, autre élément alcalin non moins important, diminue d'une façon très notable ; au contraire la fibrine, élément acide, augmente dans les proportions inverses à la diminution des substances précédentes.

Dans la grossesse, la proportion de l'albumine diminue d'une façon très-notable, tandis que la fibrine augmente très-sensiblement jusqu'à 3,5 et même 4; aussi, à une certaine époque de cet état physiologique et pathologique tout à la fois, voyons-nous des accidents nombreux, quelquefois très-graves, mortels, survenir du côté des organes de la digestion, et, s'il est difficile de dire où est l'effet, où est la cause, si jusqu'à présent on n'a pas établi si cette transformation du sang donnait l'explication de l'anorexie, du pica ou des vomissements incoercibles, ou bien si ces accidents étaient le point de départ de la décomposition du sang; toujours est-il que l'acidification et la diminution de l'alcalinité de ce liquide sont des faits incontestables et que l'emploi des sources minérales alcalines a été indiqué pendant la grossesse.

Dans la pneumonie, on a toujours rencontré une diminution notable de l'albumine, et l'observation a démontré à M. Becquerel d'une manière positive que cette diminution était en rapport avec l'étendue et l'intensité de l'inflammation.

Dans la bronchite aiguë, l'albumine a été trouvée diminuée en moyenne jusqu'à 71, le minimum physiologique étant de 80. Dans la pleurésie, elle est descendue jusqu'à 85, ainsi que dans l'érysipèle de la face. Dans le rhumatisme articulaire aigu, l'albumine est descendue en moyenne à 63.

Les détails dans lesquels nous venons d'entrer peuvent se résumer dans les faits suivants relatifs aux maladies aiguës :

1° Diminution de l'albumine du sang.

2° Diminution de la soude et des sels alcalins solubles.

3° Augmentation de la fibrine.

Becquerel admet que l'augmentation de la fibrine est due à la transformation d'une certaine quantité d'albumine. D'abord, dit-il, l'albumine est diminuée, il faut qu'elle devienne quelque chose (1).

En deuxième lieu, la quantité dont l'albumine est diminuée équivaut à celle dont la fibrine est augmentée ; de plus, l'analyse élémentaire démontre une telle analogie entre la composition atomique de ces deux corps qu'on les a crus longtemps composés d'une manière identique, et qu'il a fallu admettre qu'il n'y avait qu'un atome de soufre en plus de différence pour l'albumine.

Dans l'endocardite aiguë, la fibrine et l'albumine se sont trouvées augmentées et diminuées l'une et l'autre dans les conditions déjà observées précédemment. Dans la fièvre puerpérale, M. Hersent a trouvé une diminution très-considérable de l'albumine, ce qui n'a pas lieu de nous étonner, ce que nous avons dit à propos de la grossesse établissant que l'altération du sang préexistante prédispose singulièrement les femmes aux maladies consécutives.

(1) Becquerel et Rodier, p. 12.

Pour ne pas être obligé de passer en revue toutes les maladies connues, nous nous bornerons à résumer en peu de mots les principales affections dans lesquelles l'alcalinité du sang se trouve réduite.

Nous pouvons dire d'une manière générale que cette altération se rencontre dans toutes les maladies qui présentent un élément inflammatoire quelconque, en particulier dans les maladies aiguës fébriles, la fièvre puerpérale, le diabète, la maladie de Bright, les hydropisies, les maladies organiques du cœur, les fièvres paludéennes très-intenses, etc. Il est à regretter que cette variation dans l'état alcalin du sang n'ait pas été indiquée d'une manière exacte, précise, dans toutes les affections connues.

« Quand on réfléchit, dit M. Bérard, à l'influence que les états alcalin, neutre ou acide du sang, peuvent exercer sur les autres conditions physiques ou chimiques, sa fluidité, sa couleur, son aptitude à s'artérialiser, sur les phénomènes de combustion qui se passent dans cette humeur, et notamment sur la destruction des produits de la digestion des aliments féculents et autres principes immédiats, sur la production ou la guérison du diabète sucré; quand on porte son attention sur l'emploi si fréquent et parfois si avantageux des alcalins dans une foule de maladies, on ne peut s'empêcher de regretter que le degré d'alcalinité du sang et les variations compatibles ou non avec la santé n'aient pas été étudiées d'une manière plus spéciale : il y a donc ici une lacune. »

Quoiqu'elle ne soit pas prête à être comblée, cette lacune n'est pas aussi grande que l'estime l'illustre professeur Bérard. Grâce aux analyses de plusieurs auteurs de chimie pathologique, nous avons déjà des données précieuses qui nous permettent de tirer des déductions très-importantes sur le sujet qui nous occupe.

Les altérations de la salive dans l'état pathologique ont été étudiées par un très-grand nombre d'auteurs ; et il est prouvé que lorsqu'elle se rencontre acide, il existe toujours un état anormal de l'estomac, des voies digestives ou de quelque autre appareil ; ainsi la salive se trouve souvent acide chez les diabétiques, et MM. Robin et Verdeil citent à ce propos une expérience de Lehmann dans laquelle cet expérimentateur aurait trouvé l'acide lactique libre dans la salive. M. Robin indique l'acidité de la salive comme étant une des conditions du développement du muguet, et on sait que, même chez les personnes en bonne santé, il se forme sur la langue, à l'état de repos un cryptogame qui peut atteindre un demi-millimètre de longueur, et qui donne à la muqueuse linguale la couleur blanchâtre qu'on lui trouve généralement le matin ; on sait en même temps que ce parasite végétal, le *leptothrix buccalis* de Robin, ne peut se développer que dans une salive acide. La réaction acide de la cavité buccale se rencontre au plus haut degré dans

le croup, et en général dans toutes les stomatites.

La bile étant encore très-peu connue à l'état physiologique, il est bien entendu que nous ne dirons
rien de ses altérations pathologiques. Nous admettrons seulement avec Becquerel trois circonstances
dans lesquelles il y a altération dans la quantité de
la sécrétion biliaire normale, attendant pour parler
de sa qualité que la chimie biologique nous ait
éclairé à cet égard. Ces trois cas sont les suivants :
la bile est sécrétée comme à l'ordinaire, mais un
obstacle existant dans les canaux s'oppose à sa sortie et à son passage dans l'intestin ; il y a rétention
de la bile, et la conséquence d'un pareil état de
choses est le développement d'un ictère accompa-
gnant en général des symptômes locaux qui se développent du côté du foie, et qui sont en rapport
avec la nature de l'obstacle qui survient : telle est
une hépatite, des calculs.

Dans le deuxième cas, la bile n'est pas sécrétée,
par suite d'une altération de texture ou simplement
d'un trouble fonctionnel du foie.

Enfin, en troisième lieu, la bile est sécrétée en
trop grande abondance, en beaucoup plus grande
quantité qu'à l'état normal. Lorsque nous nous oc-
cuperons du rôle des alcalins dans les phénomènes
de nutrition, lorsque nous examinerons leur mode
d'action dans l'économie, nous verrons en parlant
des calculs en particulier ce que peut le traitement
alcalin sur ces sécrétions anormales.

Nous verrons, à propos des maladies traitées à Vichy, en étudiant séparément la dyspepsie, l'urémie, la goutte, le diabète, l'anémie, etc., non-seulement les altérations du sang, mais de la salive, de l'urine, du suc gastrique, nous noterons les variations de tous ces liquides, de l'acide urique en particulier.

Du reste, dans toutes les phlegmasies, telles que : *bronchite, pleurésie, pneumonie, rhumatisme articulaire aigu, goutte, diathèse urique*, etc., on trouve la cholestérine doublée, les savons de soude augmentés de 2 au lieu de 1.

Les sels alcalins solubles diminués de même de 2 au lieu de 1.

L'albumine descend à 62,50, et même 42, au lieu de 70.

La fibrine est augmentée de 5, et même 7, au lieu de 2,50.

Les urines sont très-denses, très-colorées et très-acides.

Dans les *maladies du cœur au second degré* :

L'albumine est diminuée en moyenne jusqu'à 66, et au minima, elle tombe à 53, au lieu de 70.

La fibrine est augmentée de 6,4 au lieu de 2,5.

L'acidité de l'urine augmente graduellement.

Dans les *maladies du cœur au troisième degré* :

L'albumine descend davantage, la fibrine augmente en proportion, et l'urine devient acide au plus haut degré.

Dans la *maladie de Bright aiguë* :

L'albumine tombe à 60, et même 49 ; l'urine est très-acide et très-colorée.

Dans la *maladie de Bright chronique :*

L'albumine tombe à 55 et 15.

L'urine est acide au plus haut degré.

Dans le *diabète :*

Le sang est moins alcalin, d'après M. Mialhe.

La salive est très-acide.

La sueur est supprimée.

L'urine est très-acide et contient beaucoup d'acide lactique libre.

Dans la *cachexie paludéenne :*

L'albumine, au lieu de 70, ne se trouve plus que dans la quantité de 65 à 50.

Les urines sont très-acides.

Nous pourrions ainsi multiplier les données sur la composition des différents liquides, surtout sur leur réaction dans un grand nombre de maladies, sans grande utilité ; ce qui est important à remarquer, c'est que dans toutes ces affections, les eaux alcalines et tous les agents alcalinisants, tels que les sudorifiques, les diurétiques, les sous-carbonate, nitrate et sulfate de potasse, de soude et de magnésie, les sels ammoniacaux, etc., sont formellement indiqués.

CHAPITRE IV

De la méthode dans l'étude de l'action thérapeutique des médicaments. — Insuffisance des procédés suivis le plus généralement et interprétation défectueuse des faits observés. — Considérations générales sur le mode d'action des substances employées dans un but thérapeutique. — De l'action mécanique ou chimique. — De l'action dynamique. — Application à l'étude des alcalins.

On a de tout temps fait des expériences sur les médicaments, mais à quoi ont-elles conduit ? « A des conséquences absurdes, » nous répond le professeur Giacomini dans la préface de son traité de thérapeutique, et si la réponse est un peu brutale, nous ne pouvons nous empêcher de remarquer qu'elle est souvent trop vraie.

Des expériences ont été le plus souvent mal dirigées, quelquefois mal comprises ; c'est pourquoi, avant de nous engager dans la lutte, avant d'apporter à notre tour notre contribution à l'étude si difficile et entreprise depuis si longtemps par tant d'hommes éminents ; avant de mêler notre voix à celle de Berzelius, Gmelin, Liebig, Lehmann, Mialhe, Gubler, Bouchardat, Magendie, Bérard, Andral et Gavarret, Becquerel, Rodier et Claude Bernard, nous croyons utile d'entrer dans quelques considérations importantes sur la façon souvent bizarre dont se font certaines expériences, sur ce

5

qu'il faut entendre par l'action vraie d'un médicament, et sur les conclusions logiques que l'on peut et que l'on doit tirer des travaux entrepris dans un but d'observation.

« Il est curieux, mais en même temps il est profondément décourageant de constater les divergences qui règnent encore dans les ouvrages des auteurs sur le mode d'action et les indications des différents médicaments » (1). Ces divergences reconnaissent plusieurs causes : les uns se paient facilement de mots ; un grand nombre de praticiens croient encore donner une explication suffisante quand ils vous diront que l'opium fait dormir parce qu'il a une vertu dormitive ; d'autres plus hardis inventeront des causes inconnues, imagineront des maladies nouvelles, croiront que l'organisme humain se plie à leurs combinaisons fantaisistes ; ils expliqueront par exemple l'infection purulente par l'action d'un typhus chirurgical, et ils trouveront même des chimistes assez forts, comme Bergmann, pour isoler dans un tube le sulfate de sepsine, l'acide septique, et autres corps du même genre, faciles à inventer, difficiles à constater, mais dans tous les cas incapables de rien expliquer à un esprit sérieux qui veut baser son opinion sur des faits vrais et bien observés. Quelques-uns trouveront des mots étranges, parleront de l'*action retardatrice* de la chaux à propos de la glycosurie, ils vous diront sérieusement

(1) Forestier. *De la médication alcaline*, 1865.

que l'on retire de bons effets de son emploi, et que
cela s'explique très-bien parce que la dissolution
des féculents s'opère plus lentement, l'estomac se
vide moins rapidement, et l'appétit maladif décroît.

Assurément c'est là un résultat obtenu, mais je ne
connais personne qui puisse, à la suite de cette description, se rendre compte de l'action physiologique
de la chaux.

Un grand nombre plus sérieux feront des expériences dans lesquelles entreront des éléments extraordinaires ; ils feront à tout propos, comme Orfila, la ligature de l'œsophage sur des animaux
auxquels ils auront administré les médicaments dont
ils veulent étudier les effets. C'est là une pratique
assez généralement suivie, et qui doit donner des
résultats peu satisfaisants. En effet, la mutilation
nécessaire pour opérer la ligature, la compression
des vaisseaux et des nerfs qui se rendent à l'estomac, l'impossibilité pour l'animal de chasser au
dehors le corps introduit dans ses organes, sont là,
j'aime à le croire, autant d'éléments étrangers qu'il
serait bon de ne voir figurer dans aucune expérience appelée à fournir des résultats satisfaisants.

Il est évident qu'un principe actif maintenu de
force dans un appareil, injecté dans les veines,
agira d'une toute autre manière que si on opère sur
l'organisme maintenu dans les conditions normales.

Des expérimentateurs, et c'est le plus grand
nombre, ont cru pouvoir fonder toute la matière
médicale sur la chimie, mais ils lui ont demandé

beaucoup plus qu'elle ne pouvait donner. « L'action physiologique des médicaments est au-dessus des explications et des théories chimiques et physiques. » (1) Voilà ce que dit un praticien ! Voilà à quelle conclusion en est arrivé un homme qui n'a pas trouvé dans l'étude de la science tout ce qu'elle lui avait promis.

Il faut se tenir en garde aussi bien contre l'abus des expériences de laboratoire, que contre cette tendance à nier leur utilité, car, si toute expérience mal faite entraîne des discussions sans aucun profit pour la science, un fait bien observé, longuement discuté, pourra devenir la solution des problèmes les plus difficiles. Il faut bien considérer une chose, c'est que la chimie découvre, il est vrai, la fibrine dans le muscle, mais que cette fibrine n'est pas celle qui existait pendant la vie ; elle constate l'absence de phosphate de chaux dans le rachitisme, et si le rachitisme ne guérit pas par l'introduction du phosphate de chaux dans l'économie, il faut bien admettre que le phosphate calcaire du chimiste n'est pas celui qui entre dans la composition des os vivants.

Faut-il pour cela renoncer à nos cornues et abandonner la chimie biologique, sous le prétexte donné par Giacomini que les organes vivants existent sous l'influence d'une force, qui est en opposition constante avec les lois physico-chimiques ? Gar-

(1) Noblet. *Du rôle des composés sodiques dans l'économie*, 1863.

dons-nous en bien ; continuons à chercher, étudions
les réactions dans nos tubes, dans nos verres à
expériences, mais seulement prenons garde que les
choses se passent autant que possible dans les
mêmes conditions, dans les mêmes milieux, à la
même température que dans les tissus vivants !

La plupart du temps, et nous aurons à revenir sur
ce sujet, les choses ne se passent pas ainsi, et
M. Poggiale réduit à néant bien des expériences,
soi-disant concluantes, en démontrant qu'il est nécessaire pour leur réussite que la température attei-
gne 40 à 50° et, comme cela n'a pas lieu au sein
de nos tissus, comme la température organique dépasse rarement 37 ou 38°, on voit que si la théorie
est belle, si elle peut tenter des esprits ardents et
bien disposés en sa faveur, il faut considérablement
en rabattre et bien se tenir sur ses gardes lorsque
l'on entend parler de la *combustion respiratoire* (1),
des substances albuminoïdes ou protéiques dans
l'économie, bien se rappeler que cette combustion
se réduit à de minces proportions, et ne pas en faire
la base d'une théorie ainsi conçue :

« Les alcalins ont une autre action sur laquelle
les chimistes ne sont pas fixés ; les uns disent qu'elle
rend plus active la combustion des matières ternaires
et quaternaires, qu'elles activent par conséquent la
carburation quand la respiration et la désassimilation
se font mal » (2).

(1) Forestier. *Médication alcaline*, 1865.
(2) Juzanx. *Eaux Minérales*, 1866.

On connaît encore un genre d'expériences qui a eu et qui a encore cours dans la science et qui consiste, par exemple, à faire dissoudre des calculs dans des verres remplis d'une eau plus ou moins alcaline. Il serait bon, une fois pour toutes, de ne pas considérer le corps humain comme un simple bocal de verre dans lequel les substances se combinent, se dissocient, s'agrègent, se désagrègent, se précipitent, se dissolvent, se forment ou disparaissent comme cela se passe dans nos laboratoires, sous l'action de l'air et de la lumière, tantôt à 15°, tantôt à 50°, tantôt plus, tantôt moins.

La physiologie nous apprend, et c'est là le point essentiel, que la température du corps est constante, que tout se passe dans l'intimité des tissus sous des influences diverses, tantôt c'est le mouvement communiqué à un appareil par un système de fibres musculaires (contractions péristaltiques de l'estomac et des intestins); tantôt, c'est la chaleur seule, mais toujours (et c'est ce qu'on oublie trop), toutes les fonctions de l'économie, soit qu'elles tendent à l'assimilation, soit qu'elles aient pour but final la désassimilation, toutes, dis-je, s'accomplissent sous l'influence incontestable et heureusement incontestée aujourd'hui de deux systèmes de nerfs, les nerfs *céphalo-rachidiens* et le nerf grand sympathique, c'est-à-dire que la vie, que l'influx nerveux que nous pouvons représenter dans nos expériences par un courant électrique plus ou moins puissant est, en même temps que le maintien des appareils à la température normale, la condition indispensable sinon du succès, au moins de la bonne interprétation de nos expériences.

Enfin, il arrivera ceci : C'est que nous pouvons constater souvent que les données de l'expérience seront en opposition flagrante avec des théories ingénieuses, que les résultats obtenus ne répondront pas à notre attente malgré tous nos soins, malgré toutes nos prévisions, mais nous ne devrons alors nous en prendre ni à la chimie, ni à la théorie, ni à la pratique ; nous suivrons simplement le conseil suivant : « Quand le secours de la science nous donne la raison des phénomènes qui se passent sous nos yeux, il n'y a aucun sujet de ne pas en accepter l'explication, mais l'on n'en doit pas moins avoir de confiance aux faits cliniques quelque opposés qu'ils paraissent aux théories » (1).

Il faut avouer que la plus grande partie des expérimentateurs travaillent avec soin, avec conscience, conviction, qu'ils mettent de leur côté toutes les bonnes chances et, cependant, on est bien loin encore de pouvoir assigner au médicament le plus simple ses véritables propriétés.

C'est ici l'interprétation qui est mauvaise, et nous pouvons affirmer, sans crainte d'être démenti, qu'à l'heure actuelle la science possède assez d'observations sérieuses sur tous les corps connus pour pouvoir tirer des conclusions assurées sur l'action de

(1) Chabanne. *Des eaux minérales alcalines*, 1851.

chacun d'eux, et, cependant, il n'en est pas ainsi.
Les mots succèdent aux mots, l'habitude, la mode,
donnent cours à une explication quelconque, et,
comme l'on trouve la chose très-commode, on va
sanss'inquiéter du bon sens, du raisonnement, de la
logique. On intitule telle substance tonique, cette
autre antispasmodique, altérante; on accuse celle-
ci de causer des inflammations épouvantables et elle
guérit, quand on l'emploie, les phlegmasies les plus
rebelles; celle-là, qui est considérée comme forti-
fiante, est employée comme telle, donnée à tort et à
travers, et finalement abaisse le rhythme du pouls
sans que l'on songe à s'expliquer cette contradiction criante.

Il serait grand temps que l'on fît autrement.

Les médicaments ne possèdent pas une action
unique et c'est ce qu'on oublie trop facilement. C'est
là la cause des divergences énormes que l'on peut
constater dans les opinions des différents auteurs
qui ont écrit sur la matière médicale.

La première action d'une substance appliquée sur
nos tissus est purement mécanique; elle pique, elle
brûle, elle tuméfie, elle fait rougir ou elle fait pâlir
la région sur laquelle on l'applique, mais on a bien
tort de s'arrêter à ce premier mouvement qui nous
fait considérer comme irritants des corps qui, tout
à l'heure, vont nous procurer un ralentissement du
pouls, un abaissement de la température, un arrêt
absolu de la fièvre la plus intense.

Y a-t-il un mystère là-dedans? Assurément non,

c'est simplement une deuxième action, la véritable celle-là, à laquelle les observateurs profonds s'attachent, mais que les spectateurs plus superficiels n'ont pas la patience d'attendre, croyant en avoir assez vu dès le début.

Voilà donc notre médicament irritant d'abord, calmant ensuite, absorbé dans l'économie. Cette deuxième action que l'on appelle *dynamique*, est-elle la dernière au moins? Pas encore. Elle va passer dans la masse du sang, courir dans les capillaires, les veines, passer avec l'ondée sanguine dans tout le torrent de la circulation, arriver au cœur, retourner dans les artères, et là, subir une modification nouvelle que nous devons étudier avec soin. La substance active a terminé sa mission, elle doit être éliminée; un système, un appareil, une glande va s'en emparer, l'élaborer, la distiller et la rejeter hors de l'économie, en nature ou transformée, selon la stabilité plus ou moins grande du composé.

Cette action éliminatrice, cette phase excrétionnelle par laquelle passe en dernier ressort la substance que nous suivons depuis un instant, est quelquefois la plus importante car, souvent, c'est à ce moment seul que nous pouvons constater son utilité, son action. D'où il suit que l'on peut, avec le même corps, produire une irritation d'abord, une sédation ensuite, une excrétion plus ou moins abondante d'un liquide physiologique en dernier ressort.

Avouons qu'il est au monde peu de questions aussi difficiles, aussi délicates, aussi embrouillées que celle qui nous occupe, et qu'il est souvent bien embarrassant de démêler l'action vraie d'un médicament au milieu de tout cet appareil ; que l'on ne sait vraiment pas toujours si c'est l'action physico-chimique qui est la bonne, si c'est l'action dynamique à laquelle il faut s'arrêter, ou si la fonction excrétoire n'est pas le but final. Ce n'est qu'avec la plus grande attention, le jugement le plus sain, le raisonnement le plus serré que l'on viendra à bout de cette étude, et, dans tous les cas, il faut avant toutes choses faire bon marché de la routine, ne pas avoir peur de heurter de front les traditions, les idées reçues, les erreurs les plus enracinées ; le but que l'on se propose est assez louable pour que l'on ne craigne pas de porter la main sur les traditions qui paraissent les plus inébranlables.

On ne nous entendra jamais dire, sur la foi des auteurs les plus autorisés, que les alcalins sont calmants, ou stimulants ou excitants, et nous nous attacherons simplement à tirer des déductions claires, précises, des faits observés ; nous essaierons non pas seulement de constater des faits et de tenir cette constatation pour une explication suffisante, mais d'en trouver le pourquoi et le comment, travail ardu dans lequel nous pourrons ne pas toujours réussir, mais vers lequel au moins tendent tous nos efforts; trop heureux si seulement nous pouvons indiquer la route à des investigateurs plus hardis, plus heureux ou mieux doués.

Comme il ne suffit pas de déclarer mauvaise une

chose pour qu'elle le soit, comme nous voudrions ne rien avancer sans le prouver, nous allons une fois pour toutes en finir avec la classification des médicaments que nous combattons, et établir rapidement notre manière de voir à cet égard.

Qu'est-ce qu'un remède antispasmodique? Un remède, dit-on, qui apaise le mouvement désordonné des muscles, qui calme les convulsions, qui, en un mot, agit sur le système nerveux de manière à en faire cesser les surexcitations. Y a-t-il donc véritablement une classe de médicaments dont l'action antispasmodique soit constante? Le spasme est-il donc une affection particulière toujours guérie par l'administration de la même substance ou de substances analogues? Mais non, il n'en est rien. L'expulsion de vers intestinaux, l'incision des gencives dans la dentition des enfants, la saignée dans la pléthore avec congestion cérébrale, vont arrêter les spasmes et les convulsions; il faut en conclure que les purgatifs, que les lancettes, sont des remèdes antispasmodiques.

La même considération s'applique aux remèdes dits fébrifuges. Personne ne regarde plus de nos jours la fièvre comme une maladie essentielle, tout le monde s'accorde à la reconnaître comme un symptôme au même titre que la douleur. Supposons un panaris occasionnant une fièvre intense, une pneumonie, un abcès, et nous verrons la fièvre intense tomber aussitôt après la saignée, l'application des émollients.

Faut-il donc après cela ranger les cataplasmes parmi les fébrifuges, et la lancette et le bistouri qui étaient antispasmodiques tout à l'heure, vont-ils devenir fébrifuges à leur tour ? Nous pourrions ainsi passer en revue tous les médicaments connus et les voir tour à tour accusés des actions les plus diverses ; nous verrions certains livres spéciaux dire que la racine de ratanhia, par exemple, est un astringent de premier ordre, un tonique très-énergique, un antiblennorrhagique, un antihémorrhagique, un antidiarrhéique ; que l'angélique est tonique, cordiale, stomachique et sudorifique ; que le chanvre est apéritif, résolutif, narcotique, antispasmodique, antirhumatismal, etc., etc.

Il est vraiment étrange de voir quel mal on se donne pour expliquer une action finale aussi simple, aussi facile à comprendre que l'action des médicaments lorsque, abandonnant les sentiers battus par la routine, on essaie de trouver quelque chose de plus vrai, de plus sûr et qui satisfasse en même temps l'esprit, la théorie et les besoins de la pratique.

L'action des médicaments est triple, avons-nous dit, et si l'on veut bien se rendre compte de ce que nous dirons en particulier sur l'action des alcalins dans les phénomènes de nutrition, nous demanderons au lecteur de lire avec attention ce qui va suivre, persuadé que si nous ne trouvons pas la vérité, nous vous engagerons cependant résolument sur le chemin difficile qui y conduit.

L'action des médicaments est triple. La première qui est bien différente pour chacune des substances connues et employées est purement mécanique, et souvent elle manque, ou bien, elle est tellement faible qu'elle passe inaperçue. Nous avons dit que ce n'est pas là qu'il faut s'arrêter dans l'étude de leur action thérapeutique. Après avoir produit son effet local, la substance est absorbée, et c'est là qu'il faut l'étudier de près; c'est à ce moment qu'il faut oublier à tout jamais ces dénominations fantaisistes, anti-scientifiques, pour ne voir dans tout cet arsenal qui nous paraît si formidable que deux agents souvent travestis, mais toujours les mêmes : les *acides* et les *alcalins*, que deux *actions* : l'*hypersthénie* et l'*hyposthénie* : que deux états l'*acidité* et l'*alcalinité*, que deux laboratoires pour opérer ces changements : *les nerfs* : grand sympathique et nerfs cérébro-spinaux.

La troisième action se montrera plus tard; après l'absorption de l'acide ou de l'alcali qui constitueront dans des proportions d'une diversité infinie tous les agents thérapeutiques, viendra la désassimilation, c'est-à-dire le passage dans une des voies d'excrétion des matériaux inutiles ; nous verrons alors l'acide en excès se porter ici, la base trop abondante se rendre là, et quelquefois une grande partie du corps non décomposé être rejeté en nature, et nous apprendrons à connaître quel est le véritable rôle de ces corps, stimulants pour les uns, calmants pour les autres, irritants par-ci, émollients par-là, et nous saurons nous mettre à l'abri de ces conclusions étranges, résultat nécessaire des ténèbres dans lesquelles on tâtonne depuis des siècles.

On nous permettra de citer tout au long le passage suivant d'une thèse, d'ailleurs écrite avec conscience et qui nous semble mieux résumer l'état de doute, d'incertitude, d'hésitation dans lequel peut tomber l'homme le plus convaincu lorsqu'il ne prend pour guide que les erreurs qui ont cours de son temps sans s'inquiéter de les éclairer un peu avec le raisonnement et les lumières de la logique (1).

« Dès qu'il y a tolérance en même temps que la digestion est plus forte, plus régulière, les selles deviennent plus rares et plus consistantes, l'absorption se faisant mieux, la digestion est plus parfaite, et par suite les sécrétions deviennent plus normales; aussi un bien-être général ne tarde pas à se faire sentir, le malade qui est venu sans appétit et cachectique, passer la saison des eaux, reprend de l'embonpoint, un teint frais, coloré, etc., la *respiration*, elle, devient plus libre au bout de quelques jours, mais les phénomènes les plus apparents se passent du côté de la *circulation* et *de la peau*.

La circulation, d'abord excitée, finit par se ralentir, et le pouls finit par tomber au-dessous de l'état habituel. Le sang reprend sa composition et sa couleur normales, toutes les sécrétions et les excrétions deviennent alcalines, il y a même purgation.

(1) Tampier. *Des eaux alcalines et acidules gazeuses sous le rapport du traitement des maladies*, 1853, p. 6.

Lorsqu'on emploie les eaux alcalines en bains, la respiration cutanée est augmentée, la peau devient douce, onctueuse au toucher ; ces bains diminuent plus les forces musculaires que ceux d'eau ordinaire.... il y a malaise, dégoût, *irritation générale*, lassitude dans les membres, et immédiatement après l'auteur ajoute : « M. Bouthez fait remarquer *que l'action hyposthénisante de l'eau alcaline*, ne tarde pas à se faire sentir pendant toute la durée du traitement. Et encore « il est remarquable de voir avec quelle rapidité toutes les fonctions se régularisent sous l'influence des eaux alcalines ; elle réveille la puissance d'assimilation qui est presque éteinte chez les malades, etc. »

M. Bouthez a peut-être raison lorsqu'il parle de *l'action hyposthénisante* des alcalins. Tampier a pu être bien inspiré lorsqu'il a relevé cette citation, mais pourquoi vient-il nous parler en même temps *d'irritation générale* ?

C'est là ce qui paraîtrait inexplicable si l'on ne savait que, généralement, on prend l'augmentation d'une sécrétion pour l'effet incontestable d'une irritation de cet appareil sécrétoire.

Cette manière de voir est aussi logique que celle qui consisterait à prendre le cathétérisme de la vessie pour un stimulant de premier ordre, sous prétexte que l'excrétion interrompue a été favorisée par l'introduction de la sonde, et il existe un grand nombre de praticiens, et des meilleurs, qui n'hésitent pas à qualifier de stimulants, d'irritants même, les médicaments dont l'action se traduit par l'hypersécrétion intestinale, par la purgation en un mot, ne réfléchissant pas que ces médicaments dits purgatifs, constituent encore les meilleurs agents de la guérison des maladies véritablement inflammatoires, des phlegmasies les mieux accentuées ; nous avons nommé la fièvre typhoïde, la dysentérie, et toutes les affections de même nature.

Pour se rendre un compte exact de cette théorie que nous n'avons pas inventée mais que nous avons le plus grand désir de vulgariser, il est nécessaire de suivre pas à pas l'action d'un médicament quelconque dont les trois phases soient bien tranchées, qui soit d'un usage commun et dont en même temps l'action vraie soit environnée de la plus grande quantité d'erreurs.

Nous choisirons la cantharide, autrement dit, le vulgaire vésicatoire que les uns appellent révulsif, les autres dérivatif, irritant, stimulant, excitant, et qui est au résumé un des hyposthénisants les plus énergiques comme nous allons le démontrer.

Tout le monde connaît l'action primitive, locale, irritante, du vésicatoire ; on l'emploie avec le plus grand succès dans le traitement des pleurésies, et l'on a en outre observé que certaines douleurs de tête, des névralgies, des ophthalmies, pouvaient être dissipées à l'aide de vésicatoires appliqués, selon les uns très-près, et selon les autres loin du lieu attaqué. On attribuait ses effets thérapeutiques, à l'irritation déplacée et transportée sur un autre

point; mais s'il en est ainsi, pourquoi (1) en irritant
ou stimulant l'estomac avec un verre d'alcool, par
exemple, bien loin d'attirer vers lui l'irritation de la
conjonctive, du nerf malade, du sang affluent à la
tête ou de la plèvre remplie d'un épanchement
liquide, l'ophthalmie, la névralgie, la céphalalgie,
ou la pleurésie, augmenteraient-elles ? Comment se
fait-il que l'on n'ait pas songé à produire sur la peau
une irritation encore plus puissante et plus rapide?
Comment n'emploie-t-on pas la brûlure par le fer
rouge ou par des acides concentrés?

Nous savons bien que des personnes peu embar-
rassées nous répondent qu'il y a irritation et irritation, que l'inflammation produite par une plaque
métallique plongée dans l'eau bouillante selon le
procédé de Carlisle (2), diffère essentiellement de
l'inflammation causée par la cantharide, que dans
les deux cas il y a bien formation d'ampoule remplie de sérosité, mais qu'assurément c'est une séro-
rité particulière, nouvelle, qui s'est formée là sous
l'influence d'une cause à laquelle on donnera un nom
s'il le faut, et que voilà la raison pour laquelle l'eau
bouillante n'est jamais employée et le vésicatoire le
sera toujours ; mais nous répondrons à notre tour
que cette explication vague ne saurait nous satisfaire et qu'il est beaucoup plus simple d'admettre
que l'irritation locale causée par les cantharides est

(1) Giacomini. *Thérapeutique*, p. 160.
(2) *Journal des progrès*, V. 6, 1827, p. 277.

6

un élément dont on serait bien aise de se débarrasser, qu'il n'entre pour rien dans la guérison de la
phlegmasie, et que l'action dynamique seule, consécutive à l'absorption du principe actif du médicament, soit la cantharidine, est la seule cause capable de produire l'amendement des symptômes de
la maladie dans lesquels on l'a administrée.

En effet, toute irritation suppose la fièvre, ou pour
le moins une augmentation dans le mouvement du
pouls, et que cette irritation soit transportée de la
tête aux pieds, ou de la plèvre à la peau, elle aura
toujours pour résultat l'augmentation du nombre
des battements du cœur. Qu'arrive-t-il au contraire
à la suite de l'application d'un vésicatoire ? d'abord
le ralentissement du pouls.

Dans toutes les expériences tentées avec des cantharides soit prises à l'intérieur, soit appliquées
extérieurement, on a noté le ralentissement des pulsations, une grande faiblesse, un abattement général ; en un mot tous les signes, non pas de l'irritation, mais au contraire d'une profonde hyposthénie
et il est assuré que la guérison des phlegmasies ne
peut s'obtenir que par cette action sédative du remède.

La troisième action des préparations canthari-
diennes est trop connue pour qu'il soit utile de s'y
arrêter longtemps ; irritation des organes génitaux,
difficulté de l'émission des urines, douleurs dans
le canal de l'urèthre ; c'est ici la période d'évacuation et je crois il n'est personne qui s'imagine trou-

ver dans cette irritation de l'appareil urinaire le
secret de la vertu thérapeutique de la cantharide.

Ici encore, nous avons affaire à une action mécanique que l'on peut éviter en donnant des boissons
mucilagineuses abondantes, pendant toute la période du traitement cantharidien et nous voudrions
bien savoir, s'il en était autrement, pourquoi l'usage
du camphre et de la térébenthine dans la cystite
cantharidienne n'est pas contre-indiqué lorsque l'on
emploie le vésicatoire contre les maladies inflammatoires, si cette irritation était la condition essentielle du succès.

Nous voudrions bien aussi une explication plau-
sible de ce fait observé autrefois par nous dans le
service du Dr Moissenet, à l'Hôtel-Dieu. Il s'agit
d'une femme qui fut guérie en deux jours d'une cystite idiopathique déjà ancienne, par l'application
sur la région de la vessie, d'un large vésicatoire
cantharidien. Assurément, à moins d'être un parti-
san convaincu de la doctrine homœopathique, à
moins d'admettre sans contrôle que le *similia simi-
libus curantur* trouve ici son application (ce à quoi
nous avouons n'avoir pas le courage de répondre),
on réfléchira mûrement et l'on se demandera s'il
est possible que la guérison ait été obtenue autrement que par l'action dynamique de la cantharide,
action puissante, qui a masqué les effets des deux
irritations d'entrée et de sortie, si nous pouvons
nous exprimer ainsi.

En résumé, notre opinion est bien fondée, elle est claire, et nous la répétons en peu de mots : quels que soient les éléments étrangers, quelles que soient les actions secondaires que l'on puisse constater sur l'organisme en administrant un médicament quelconque, il n'est qu'une action dont on doive tenir compte : l'*action dynamique* et c'est celle-ci que nous essaierons d'expliquer.

« Si vous administrez le tartre stibié à une série de malades, dans des doses et des formes diverses, vous produirez chez les uns de la sueur, chez les autres une augmentation de secrétion pulmonaire, et par conséquent la facilité de l'expectoration ; chez d'autres, des garde-robes, chez un quatrième le vomissement, chez un cinquième au contraire, le vomissement préexistant s'arrête, chez d'autres enfin vous constaterez un simple abattement des forces, ou bien uniquement des pustules cutanées. Vous n'attribuerez pas pour cela au remède des vertus sudorifique, expectorante, purgative, émétique, antiémétique, etc., car ces vertus, il ne les possède pas de lui-même et il serait absurde de raisonner de la sorte (1). »

Ce que l'on peut dire, c'est que tout médicament introduit dans l'économie par une voie quelconque, estomac, intestin, injection hypodermique ou intraveineuse, agit primitivement sur les extrémités péri-

(1) Giacomini. *Thérapeutique et matière médicale*. In Encyclopédie des sciences médicales.

phériques du nerf qui est chargé de l'élaborer, et
secondairement sur la composition du sang en général, ou de certaines sécrétions en particulier, selon
qu'il aura été absorbé dans une région ou dans une
autre, et le même médicament pourra produire des
effets divers en rapport avec l'état actuel des nerfs,
du sang et des organes sécréteurs avec lesquels il
sera mis en contact; ces effets seront indépendants
de la nature même du médicament, c'est ainsi que
le même agent purgatif pourra, tantôt mettre fin à
une constipation opiniâtre, et tantôt guérir une
diarrhée rebelle.

Il reste ici un point obscur à éclairer :

Doit-on dire que les médicaments agissent directement sur le sang ou sur les nerfs ?

MM. Magendie, Bouillaud, Leuret, Fodéré, ont
soutenu la première opinion, mais nous leur répondrons que le sang n'a pas de sensibilité propre, n'est
pas un tissu, un système, un organe; c'est le stimulus intérieur capable de mettre en action les organes, en leur apportant sans cesse des globules
rouges qui agissent sur les extrémités périphériques
des nerfs, et il sert à fournir les matériaux des ré-
parations organiques, aussi bien qu'à transporter
dans les appareils d'excrétion les résidus de la désassimilation, mais il n'a pas d'autre rôle.

Ce qu'il y a de singulier dans les écrits des auteurs qui soutiennent que les médicaments agissent
sur le sang, et non sur les nerfs, dit Giacomini, c'est
la contradiction manifeste qui résulte de leur opi-

nion avec celle que soutiennent tous les physiologistes, opinion incontestable celle-là, relativement
à l'action particulière de certaines substances.

Ainsi, l'opium, le tabac, l'alcool, le curare, agissent directement sur le cerveau; la noix vomique et
la fève de Saint-Ignace, agissent sur la moelle et
les muscles volontaires; la digitale porte son action
sur le cœur, etc. Or, s'il est vrai que ces poisons
produisent, indépendamment de l'action générale,
un effet plus prononcé sur tel ou tel organe ou appareil, ainsi que cela est démontré de la façon la
plus incontestable, comment se peut-il qu'ils agissent sur le sang? Dira-t-on que le sang du cerveau
éprouve seul l'action de l'opium, celui de la moelle
épinière et des muscles, celle des strychnos; celui
du cœur celle de la digitale, mais pourtant ce sang
est en circulation incessante et renouvelé à chaque
instant durant la vie.

Cette idée de l'action directe des médicaments
sur le sang n'est donc pas soutenable, et il paraît
impossible, à moins de renoncer à la logique et aux
lois les mieux établies de la physiologie, de sortir
des termes de la démonstration suivante :

Toutes les substances introduites du dehors dans
l'économie, portent leur action dynamique, leur
activité véritable sur les extrémités nerveuses périphériques par l'intermédiaire du sang qui les entraîne et qui distribue en même temps les globules
nécessaires à la formation du courant électrique
qui agit dans l'élaboration de ces substances. Quant

à l'action élective que ces substances manifestent
dans tel organe ou appareil, elle est due à la nature
même des tissus, combinée à la puissance électrolytique de ces substances.

Ce qu'il faut donc rechercher comme action vraie
des médicaments en général et des alcalins en particulier, ce n'est ni leur action mécanique, c'est-à-
dire leur propriété plus ou moins irritante qu'on
observe quand on les dépose sur les tissus, ni leurs
propriétés purement chimiques qui consistent pour
les alcalins, à neutraliser les acides avec effervescence, mais bien la façon dont ils se comportent en
présence des extrémités nerveuses périphériques,
c'est-à-dire leur puissance d'assimilation ou de désassimilation.

Et lorsque nous considérerons cette action logique
et véritablement physiologique d'un médicament,
nous aurons grand soin de ne pas le déclarer à l'a-
vance calmant, excitant, désobstruant, nous dirons
seulement comment il est élaboré dans l'organisme,
par quel mécanisme il est assimilé ou désassimilé
dans l'économie, sachant fort bien que la réaction
normale étant connue, si cependant il existe préalablement dans les organes des conditions nouvelles
ou des circonstances particulières, en un mot des
lésions, les phénomènes que l'on observera pourront être différents, quoiqu'au fond le mode d'action
reste le même, ce qui pourra expliquer alors comment il se fait que le même médicament agisse différemment chez plusieurs individus, que le tartre

stibié par exemple, soit pour l'un émétique et pour l'autre anti-émétique, et comment il arrive encore, qu'une même substance agisse différemment sur le même sujet suivant les dispositions, les circonstances, etc.

Nous nous rappellerons toujours ceci, en un mot, c'est qu'un médicament est une matière inerte destinée à être élaborée par l'appareil nerveux, et que son mode d'action tient plus à l'intégrité ou à la lésion des nerfs qu'à la nature même de la substance.

CHAPITRE V

Action physiologique des alcalins. — Quelques réflexions
nouvelles sur le rôle des nerfs dans l'organisme. — De
l'électricité animale. — Nerf grand sympathique ou pôle
positif. — Nerfs cérébro-spinaux ou pôle négatif. — Des
circulations locales. — Influence du système nerveux sur
les circulations locales et réciproquement. — Comment se
produit l'électricité animale. — Du rôle des alcalins dans
la production du courant névro-électrique. — Respiration,
circulation, nutrition. — De l'influence des alcalins sur
l'assimilation et des acides sur la désassimilation. — Mode
d'action des alcalins dans l'estomac. — Nouvelle théorie
de la faim. — Rôle du tronc cœliaque. — Mode d'action des
alcalins dans le tube intestinal, leur influence sur les sécrétions et la composition du sang. — Nouvelle théorie de
l'action des globules rouges. — Théorie de l'anémie. — Du
rôle des nerfs dans les sécrétions. — Sécrétion salivaire.
— Des actions réflexes. — Des nerfs vaso-moteurs. —
Explication nouvelle du rôle des nerfs dans les sécrétions.
— Réfutation des anciennes théories. — Anatomie et histologie des capillaires. — Expériences de l'auteur démontrant le rôle de l'électricité nerveuse dans les sécrétions et
l'influence des alcalins. — De la production des gaz dans
l'estomac, les intestins et le sang. — Rôle des nerfs dans
le diabète. — Expériences démontrant le rôle du pôle positif ou des nerfs de la désassimilation dans la production
de cette maladie.

« Nous pouvons nous représenter l'organisme
comme une masse homogène plutôt liquide que solide, à la surface de laquelle est une couche de
globules dont les uns absorbent, les autres ex-
crètent.

Dans l'intérieur, vers le milieu, loin de la surface, se trouve un groupe de globules relativement permanents, les globules nerveux qui, par leurs prolongements, sont en communication avec les globules périphériques, de manière à être excités par les uns et à réagir sur les autres ; enfin les globules sanguins voyagent de la périphérie au centre et *vice versa*, et ce courant circulaire amène vers le centre les éléments nutritifs absorbés par certains globules de la surface et entraîne les déchets des globules centraux vers les globules périphériques qui ont pour but de les rejeter (sécrétions toutes plus ou moins excrémentitielles) ; le globule sanguin et sa circulation effectuent ainsi un commerce d'échange qui, chez les animaux, se fait par simple imbibition » (1).

Cette théorie est ingénieuse et représente bien à grands traits les différents courants de l'organisme le plus compliqué ; mais, en résumé, pour sortir des considérations hypothétiques et rentrer dans le domaine des choses sinon facilement observables, au moins aisées à comprendre, et pouvant tomber sous le sens à un moment donné, disons que l'organisme vivant, se comporte absolument comme une pile en activité, le courant électrique principal se formant aux dépens de toutes les réactions connues, ou non encore observées qui constituent l'essence même de la vie, et transmis au moyen de conducteurs spéciaux admirablement organisés ; les nerfs.

(1) Küss et Duval. *Physiologie*, p. 21.

Disons, pour parler le langage scientifique encore actuellement en honneur, que le fluide positif et le fluide négatif ont chacun leur conducteur nerveux, l'un provenant des nerfs céphalo-rachidiens, l'autre, des nerfs de la vie organique (grand sympathique) ; l'un représentant le pôle positif, l'autre, le pôle négatif.

La production de l'électricité étant admise, nous considérerons les extrémités nerveuses comme les extrémités de fils électriques, et les fonctions diverses comme identiques à la galvanoplastie dans laquelle nous voyons, lorsque le circuit est fermé au sein d'un liquide conducteur, les molécules du métal contenu dans le liquide se transporter du pôle positif qui désassimile, au pôle négatif qui assimile ; nous pouvons pousser plus loin la comparaison. En effet, il est facile de constater que le fil qui constitue le pôle positif se dissout dans le bain galvanique au fur et à mesure du passage du courant, à moins que l'on n'ait soin de maintenir constante la saturation du liquide conducteur ; il est aussi facile d'admettre, sinon par l'observation directe, du moins par les résultats pathologiques, que pareille chose se passe au sein de nos organes, et que la désassimilation devient de plus en plus active, à mesure que les liquides qui baignent nos tissus s'éloignent davantage de la composition normale du sang.

En un mot, l'assimilation et la désassimilation, ces deux actes essentiels de la vie, se passent aux extrémités terminales périphériques des nerfs de la vie animale et de la vie organique en présence; le pôle *négatif* reçoit, absorbe, assimile; le pôle *positif*, au contraire, désassimile, et même peut dans certains cas se désagréger, se détruire, pour saturer à ses dépens le liquide dans lequel il est plongé.

Cette manière d'envisager l'action nerveuse, au moins dans les phénomènes de nutrition, explique parfaitement l'indépendance relative de chacun des départements de l'économie, elle fait comprendre les actions réflexes découvertes par Prochaska, et permet de ne pas s'étonner outre mesure des expériences de Legallois prouvant que la moelle est un centre jouissant d'une autonomie propre et ayant des fonctions indépendantes du cerveau.

Notre manière de voir fait pressentir que chaque glande, au niveau de laquelle on rencontre un filet du pneumogastrique ou de tout autre nerf, en même temps qu'un filet constant du grand sympathique, peut, pour ainsi dire, vivre d'une vie propre et élaborer normalement le liquide dans lequel elle plongera, tandis que les glandes identiques du voisinage auront perdu la faculté d'assimilation ou de désassimilation, par lésion de leurs extrémités nerveuses de l'un ou de l'autre ordre. Cette théorie fait aussi comprendre comment tout un appareil, l'appareil salivaire, par exemple, donnera des produits anormaux, si le liquide qu'il doit élaborer n'est pas en rapport avec l'action habituelle de son système nerveux, tandis que pendant le même temps d'autres appareils pourront fonctionner normalement, si les liquides avec lesquels ils sont en contact offrent une composition satisfaisante.

De là, nous arrivons à l'explication précise des *circulations locales*. En étudiant l'action des alcalins, si notre théorie est bien comprise, on pourra facilement se rendre un compte exact du rôle du système nerveux sur l'assimilation des alcalins, et réciproquement du rôle des alcalins sur le fonctionnement des nerfs, car il ne faut pas perdre de vue que si les résultats ont été nettement observés, admirablement notés, la cause a toujours échappé aux recherches des expérimentateurs, et que cette cause est dans l'action pour ainsi dire spécifique des alcalins.

« Les découvertes de ces dernières années (1), celles surtout qui ont trait au grand sympathique et aux nerfs vaso-moteurs nous prouvent que le système nerveux exerce une action prépondérante dans tous les phénomènes intimes de la vie, qu'il s'agisse de circulation, de sécrétion, de nutrition; nous retrouvons partout le système nerveux qui semble jouer l'office de grand régulateur, et pour le démontrer, je n'ai qu'à puiser au hasard dans les expériences, dans les leçons, dans les publications de Cl. Bernard. »

Nous nous efforcerons de prouver à notre tour que

(1) *Des progrès réalisés par la physiologie expérimentale dans les connaissances des maladies du système nerveux.* Dr Dieulafoy, 1875, p. 12.

pour les fonctions de nutrition et les sécrétions au
moins, les alcalins sont le grand régulateur du système nerveux qui préside à ces fonctions.

— Le Dr Dieulafoy dit encore : « Tandis que le
cœur, organe mécanique, lance l'ondée sanguine
avec une force et une vitesse inconscientes et aveugles, le système nerveux règle dans chaque organe
la répartition du liquide, et les circulations locales
jouissent d'une autonomie qui explique les variations circulatoires, suivant l'état d'activité ou de
repos, et suivant l'état normal ou pathologique. »

La découverte des *circulations locales* (1) et du rôle
des nerfs vaso-moteurs nous explique comment
chaque organe, chaque élément peut avoir sa circulation indépendante, sa nutrition spéciale, et par
suite, son fonctionnement distinct de celui de son
voisin. »

Il faut bien admettre que ces circulations locales ne sont pas soumises à l'influence d'une cause
générale, et que, ni le cerveau ni la moelle, ne sont
capables d'accélérer et de retarder à la fois les circulations dans deux points très-voisins ou très-
éloignés de l'organisme ; il est bien plus logique
d'admettre que ces résultats locaux sont amenés par
des causes locales, et étant donné ce que nous
avons dit, à savoir que chaque glande, chaque élément dans lequel se trouve à la fois un filet du grand
sympathique et un filet d'un nerf de la vie organique

(1) Cl. Bernard. *Physiologie générale*, p. 76.

agit à la façon des deux pôles d'une pile plongeant dans un liquide et le décomposant, on comprendra facilement que cette action électro-chimique reconnaîtra pour cause créatrice au premier chef (étant donné l'intégrité histologique des organes), la nature du liquide à élaborer.

On a fait jouer aux nerfs vaso-moteurs un rôle qui se traduirait par la dilatation ou la constriction des vaisseaux qu'ils animent; la chose fût-elle encore plus vraie, il resterait à expliquer le mécanisme en vertu duquel ces nerfs, tantôt rétrécissent, tantôt dilatent le calibre de ces vaisseaux; or, la cause, nous l'avons dit, doit être recherchée non pas à distance, mais sur place, et elle ne peut s'expliquer que par un changement dans la nature des éléments avec lesquels ces nerfs sont en contact.

Du reste, le Dr Dieulafoy, dans sa thèse remarquable à laquelle nous sommes heureux d'emprunter quelques passages, dit bien que « les expériences entreprises sur les nerfs des vaisseaux, en démontrant qu'on peut à l'aide du système nerveux, modifier profondément et localement la circulation capillaire, ont encore prouvé que les éléments histologiques autour desquels se passent ces modifications sont atteints dans leur vitalité. »

Or, on admettra sans efforts, que, si agissant directement sur le système nerveux, on atteint dans leur vitalité les éléments histologiques en rapport avec les nerfs, on admettra, disons-nous, la réciproque, c'est-à-dire que, les éléments histologiques étant atteints dans leur vitalité, le système nerveux avec lequel ils sont en rapport, en ressent immédiatement le contre coup, et il sera facile de prouver que les liquides qui baignent ces éléments étant normalement alcalins, il suffira que ces liquides deviennent acides, pour modifier essentiellement leur vitalité et réagir sur le système nerveux.

En d'autres termes, rien n'est plus capable d'exercer une influence bienfaisante ou désastreuse sur les circulations locales que l'état alcalin ou acide des différents liquides de l'économie. L'alcalinité, sauf pour le suc gastrique, l'urine et les sueurs, étant l'état normal, rien ne sera plus capable de faire subir au système nerveux, aux sécrétions, des variations plus ou moins étendues, que les variations elles-mêmes de l'alcalinité dans ces différents liquides.

Cl. Bernard (1) dit que, « quand on accélère la circulation capillaire, on voit la chaleur des parties augmenter, la sensibilité s'exalter et les sécrétions apparaître avec plus de force. Quand, au contraire, sous l'influence du système nerveux, la circulation diminue ou s'arrête, la sensibilité s'éteint et les éléments organiques cessent de fonctionner. »

— Prenons la réciproque, et nous aurons un résumé fidèle de ce qui se passe si fréquemment dans l'économie avec les phénomènes de nutrition; nous verrons les sécrétions ralenties ou accélérées, par

(1) *Physiologie générale*, p. 93.

suite de la nature des liquides en présence des glandes secrétantes, influencer le système nerveux local et ralentir ou accélérer consécutivement la circulation capillaire.

« La physiologie expérimentale nous a appris à voir l'intervention du système nerveux dans tous les actes de la vie, dans les phénomènes intimes des circulations locales, des sécrétions, de la nutrition ; la pathologie s'est emparée de ces faits, elle les élabore, elle en fait tous les jours l'application, mais le champ est si vaste qu'elle ne peut et qu'elle ne doit marcher que lentement. Certaines hypertrophies, certains œdèmes, des maladies dystrophiques, le diabète, par exemple, pourraient bien être dus à des altérations du système nerveux et rentrer dans le cadre de ces maladies » (1).

Ce qui est absolument certain, c'est que certaines maladies reconnaissent pour cause l'altération primitive du système nerveux, mais qu'il faut bien se garder de croire à la fréquence trop grande de ces affections ; il est au contraire beaucoup plus fréquent de voir les affections qui se traduisent par des troubles plus ou moins étendus des fonctions de nutrition, débuter par une altération intime dans la composition des liquides à élaborer ou des liquides sécrétés, continuer par un trouble dans la vitalité des éléments histologiques périphériques et consécutivement, mais heureusement presque toujours

(1) Dieulafoy. *Loc. cit.*

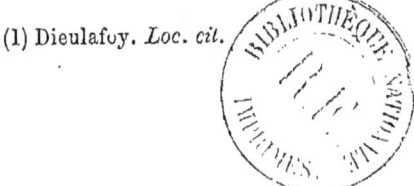

après un temps fort long, aboutir à une altération beaucoup plus grave, atteignant la texture intime des nerfs eux-mêmes et de tout l'appareil qu'ils animent.

C'est le plus souvent pour avoir méconnu les débuts insidieux de ces affections, c'est pour n'avoir pas assez fait attention aux troubles légers des fonctions de nutrition que l'on arrive à se trouver en présence de lésions organiques profondes, irrémédiables qu'il eût été si facile de prévenir en rendant dès le début, leur composition normale aux liquides qui, devant être normalement propres à l'assimilation, étaient devenus accidentellement des foyers de désassimilation. Les maladies organiques des appareils propres aux fonctions de nutrition commencent toutes de même, et nous résumons ici leur marche en peu de mots :

Composition anormale d'un liquide, qui d'alcalin devient acide, (nous verrons pourquoi dans un autre chapitre); l'action électrique continuant à se faire sentir aux extrémités nerveuses qui baignent dans ce liquide, il arrive ce que l'on constate en galvanoplastie. Lorsque l'on n'introduit pas dans le bain une quantité toujours nouvelle du sel qui doit le saturer, la décomposition du liquide a lieu, en même temps que le pôle positif lui-même se dissout dans le bain pour remplacer autant que possible l'élément qui lui manque.

Il est clair que dans notre organisme, les extrémités nerveuses qui font fonction de pôle positif finissent par se désagréger pour fournir au liquide, de plus en plus acide, la quantité d'éléments alcalins contenus dans leur tissu. Là commence la lésion organique qui s'accentuera davantage, on le conçoit, à mesure que les conducteurs nerveux se détruisant, l'élaboration sera de plus en plus difficile, la circulation locale de moins en moins active, la vie organique désormais impossible. Dans des cas rares, une action brusque sur les extrémités périphériques des nerfs présidant aux phénomènes de nutrition a pu causer des accidents graves par suite d'un arrêt subit dans la circulation locale.

« Il est des circonstances dans lesquelles la mort subite survient sans qu'il y ait dans le bulbe aucune altération appréciable. Dans ce cas, l'accident mortel est le résultat d'une action réflexe, partie de la périphérie avec les rameaux sensitifs du pneumogastrique ou d'autres nerfs, puis transportée par eux au bulbe, agissant de là sur le poumon ou sur le cœur au moyen du pneumogastrique, et déterminant une syncope » (1).

Dans un mémoire publié par Guérard (2), on voit que dans beaucoup de circonstances la syncope et la mort sont survenues chez des gens qui, ayant chaud, venaient d'avaler des boissons froides.

Mais le pneumogastrique et les nerfs de la vie animale ne sont pas les seuls qui soient doués de cette sensibilité souvent fatale, car Brown-Séquard a

(1) Dieulafoy. *Loc. cit.*
(2) *Annales d'hygiène*, 1843, t. XXIX.

provoqué plusieurs fois, chez les animaux, la mort
subite à la suite de lésions brusques du grand sympathique abdominal.

On a encore remarqué, chose beaucoup plus importante au point de vue qui nous occupe, que les
altérations les plus diverses des nerfs et *même des
états indéterminés* (Charcot) peuvent produire les
troubles trophiques les plus variés. On en a observé,
du côté de la peau, des muscles. « Les articulations
sont le siége d'arthropathies qui, par leur aspect,
reproduisent assez bien la physionomie du rhumatisme articulaire subaigu, et dont la terminaison
est quelquefois l'ankylose ; les os eux-mêmes sont
atteints (Dieulafoy). »

Plusieurs théories ont été émises pour expliquer
le mécanisme de ces troubles trophiques : on a d'a-
bord invoqué la paralysie des nerfs vaso-moteurs,
mais les nombreuses expériences de Claude Bernard et de Brown-Séquard nous montrent que la
paralysie des nerfs moteurs a pour effet de congestionner la partie à laquelle ils se rendent, de la
placer jusqu'à un certain point dans un état favorable au développement de l'inflammation, mais
d'après Vulpian ces conditions ne suffisent pas à
provoquer des troubles trophiques ; ce n'est pas
dans les vaso-moteurs qu'il faut rechercher la
cause des troubles trophiques comme l'annonce
M. Schiff (1). M. Charcot fait remarquer que s'il

(1) *Physiologie de la digestion*, t. II, p. 423.

s'agissait de paralysie des vaso-moteurs, l'hyperémie locale devrait nécessairement entraîner une
élévation de température dans les parties où se déclarent des troubles de nutrition. Or, il n'en est
rien, et le plus souvent il y a un abaissement local
assez considérable.

« Pour toutes ces raisons, et sans nous engager
dans la longue discussion des nerfs vaso-constricteurs et vaso-dilatateurs, nous dirons que ce n'est
pas dans l'altération des nerfs moteurs des vaisseaux qu'il faut rechercher la cause première des
troubles trophiques (Dieulafoy). »

Une autre théorie a été soutenue, c'est celle des
nerfs trophiques due à Samuel. Le rôle de ces nerfs
serait, d'après leur inventeur, non pas d'opérer
directement, mais d'activer dans les profondeurs
des tissus les échanges qui constituent l'assimilation et la désassimilation élémentaires. L'existence
de ces nerfs n'est pas démontrée anatomiquement
et ne le sera jamais, à coup sûr, mais si l'existence
des nerfs trophiques comme nerfs distincts est plus
que contestable, on n'en reste pas moins, dit l'auteur que nous citons, en face de cette hypothèse
très-admissible que les nerfs puisent quelque part
dans le système nerveux leurs propriétés trophiques
comme ils y puisent leurs propriétés motrices et
sensitives.

MM. Charcot et Brown-Séquard, combattus par
Vulpian, admettent que les troubles trophiques sont
dus à une suspension ou à une exagération de l'acte

trophique, exagération qui fait que les éléments fonctionnent ou se détruisent plus vite qu'ils ne se nourrissent, s'usent, et que de là surviennent des troubles dystrophiques ou atrophiques.

Nous répétons ici ce que nous avons dit plus haut, et nous espérons faire comprendre nettement ce qu'il faut entendre par les propriétés trophiques des nerfs, et comme la question du rôle des nerfs dans l'assimilation et la désassimilation est absolument inséparable de l'action des alcalins, on pourra saisir du même coup l'ensemble de la question qui fait le sujet de notre étude.

Il n'existe pas de *nerfs trophiques* ; il est à peine besoin de le dire. Les nerfs que tout le monde connaît, que l'anatomie et l'histologie démontrent et permettent de voir, sont les seuls auxquels nous devions nous arrêter, cela est clair. Ces nerfs sont le grand sympathique qui provient de la moelle d'une part, et les nerfs de la vie animale qui proviennent du bulbe d'autre part. L'acte trophique consiste dans le courant électrique transmis de la moelle ou du cerveau à ces deux ordres de nerfs, et allant de l'un, constituant le pôle positif, à l'autre, constituant le pôle négatif, lorsque le circuit est fermé au sein d'un liquide conducteur capable de reconstituer à ses dépens tous les éléments de nos tissus.

Les secrétions normales étant alcalines, ce liquide conducteur doit être alcalin en présence des glandes secrétantes. Toute diminution dans l'alcalinité du

liquide plastique entraîne nécessairement la dissolution, en quantité plus ou moins grande, du pôle
positif représenté par une extrémité nerveuse, d'où
découle immédiatement un trouble trophique carac-
térisé au début par un ralentissement à peine sen-
sible de l'assimilation, mais surtout par un trouble
profond de la désassimilation.

Si pour une cause quelconque, le plus souvent
difficile à déterminer, le liquide plastique devient
subitement acide, il est clair que le courant continuera à fonctionner, qu'il passera du pôle positif au
pôle négatif avec plus d'énergie, le liquide étant
plus conducteur, mais qu'alors la désassimilation
sera rapide, tandis qu'au contraire l'assimilation
deviendra absolument impossible, l'acide trans-
porté au pôle négatif ne pouvant, en aucune façon,
reconstituer des humeurs normalement alcalines.

Pour répondre aux *desiderata* du Dr Dieulafoy que
nous avons vu plus haut formulés en ces termes :
« les nerfs puisent quelque part leurs propriétés
trophiques, » nous pouvons dire en toute sécurité :
Ils puisent leurs propriétés trophiques partout,
dans toutes les régions, dans tous les replis de l'organisme ; chaque extrémité nerveuse, pourvu qu'elle
soit en rapport avec un filet du grand sympathique
est un centre trophique dont le fonctionnement a
pour point de départ le courant électrique parti soit
de l'axe cérébro-spinal, comme on le croit généralement, soit d'une autre source que nous examinerons plus tard : pour conducteurs, les nerfs eux-

mêmes; pour matériaux d'élaboration, le liquide dans lequel plongent ces extrémités nerveuses; pour but, l'assimilation et la désassimilation à la fois.

On sait que les nerfs ont une action toute puissante même dans les cas où on les soupçonnait le moins; c'est ainsi que M. Ranvier a prouvé expérimentalement que, pour obtenir l'œdème dans le membre inférieur du chien, il ne suffit pas de lier la veine crurale et la veine cave inférieure, mais qu'il faut, en outre, sectionner le nerf sciatique. Alors l'œdème se produit et devient considérable.

« Voici donc (1) la production de l'œdème soumise directement à l'action du système nerveux, et c'est ainsi que nous sommes conduits à montrer une fois de plus que les perturbations de nutrition doivent être envisagées comme relevant de quelque perturbation dans l'action du système nerveux. Plus la physiologie apporte de lumières dans l'interprétation des phénomènes morbides, plus elle nous montre l'organisme régi par les nerfs, même là où à première vue la connexité semble bien éloignée. »

Avant d'aller plus loin dans l'étude des phénomènes nerveux qui se passent dans toutes les parties de l'organisme vivant, avant d'admettre que les phénomènes de nutrition, que l'assimilation et la désassimilation sont régis dans le sein de nos tissus par les même lois que la pile électrique cons-

(1) Dieulafoy. *Loc. cit.*, p. 178.

truite dans notre laboratoire, il est nécessaire d'é-
tablir en quelques pages les bases solides de notre
théorie, c'est-à-dire de montrer la possibilité d'obtenir un courant électrique plus ou moins puissant
au moyen des matériaux liquides, solides ou gazeux
dont notre économie dispose.

Examinons tout d'abord les liquides :

On sait que le contact de deux liquides différents produit une certaine quantité d'électricité.
C'est, partant de ce principe, que Becquerel a
construit une pile qu'il nomme *chaîne simple à oxygène* et qui est formée par un liquide acide et un
liquide alcalin pouvant communiquer entre eux à
travers une cloison en argile poreuse ; une lame de
platine plonge dans chaque liquide, et quand on
réunit les deux lames par un fil, on constate le
passage d'un courant qui va de l'acide à l'alcali (1).

Est-il dans tout notre organisme un seul endroit,
fût-il plus petit que la pointe de la plus fine aiguille,
qui ne se trouve dans des conditions absolument
identiques ? Partout du sang, partout des capillaires,
partout des nerfs vaso-moteurs. Dans chaque élément anatomique l'assimilation, c'est-à-dire une
molécule de liquide alcalin est en présence de la
désassimilation, c'est-à-dire d'une molécule de liquide acide. De toutes parts le sang artériel et le sang
veineux sont en présence ; c'est partout un dégagement constant d'électricité aussitôt absorbée par

(1) Wundt. *Traité de physique médicale*, traduction Monoyer, p. 564.

les extrémités nerveuses et conduite par les cordons des nerfs aux ganglions, puis au bulbe et à la moelle, d'où elle revient comme de condensateurs pour animer les nerfs moteurs ou sensitifs.

Cette électricité ne vient pas du cerveau comme on le professe encore chaque jour ; elle est pour ainsi dire fabriquée par des quantités incalculables de piles élémentaires répandues dans tous les tissus, et elle prend naissance, nous le répétons, au niveau des extrémités périphériques des filets nerveux, en présence d'un liquide dans lequel le courant se produit par l'action de l'acide sur l'alcali, c'est-à-dire par le double travail assimilateur et désassimilateur.

Comme nous soutenons cette thèse, surtout au point de vue des phénomènes de nutrition et de l'action prépondérante des alcalins sur leur marche régulière, on pourra nous objecter que l'enfant qui naît, qui n'a encore pris aucune nourriture, qui n'a gagné en poids et en volume, dont tous les tissus ne se sont développés qu'aux dépens d'un échange gazeux établi entre le sang contenu dans les vaisseaux du placenta fœtal et le sang qui circule dans les vaisseaux du placenta maternel n'a encore introduit dans son organisme aucun élément alcalin provenant de l'extérieur, et que cependant tous les phénomènes d'assimilation, de désassimilation, de circulation, de respiration, d'innervation se passent dans son économie d'une façon assez régulière pour lui permettre de vivre ; mais nous répondrons que dans notre organisme tout s'enchaîne d'une façon merveilleuse, au point que presque toujours on prend l'effet d'un phénomène vital pour sa cause et réciproquement.

Une lésion primitive de la moelle entraîne des troubles trophiques, mais un trouble trophique primitif est tout aussi capable d'entraîner une lésion de la moelle, et le difficile est de préciser le point de départ.

En étudiant les différentes fonctions de la vie animale au fur et à mesure de leur apparition, il est facile de saisir la cause et de ne pas s'égarer.

La première fonction que l'on puisse constater chez l'embryon est la *circulation* qui lui tient lieu de toutes les autres fonctions. L'innervation est très-difficile à saisir, mais cependant les vestiges de la moelle épinière commençant à se montrer avec la tache embryonnaire, il y a tout lieu d'affirmer, sans être taxé d'erreur, qu'il y a déjà chez l'embryon production de phénomènes électriques. Tous les éléments sont déjà réunis pour cela : contact de deux liquides différents : sang artériel et sang veineux; conducteurs (nerfs et moelle).

L'enfant est expulsé du sein de sa mère; une deuxième fonction naît avec lui : la *respiration* qui n'est en dernière analyse qu'un moteur nouveau adapté au phénomène de la *circulation* ; donc, *respiration*, *circulation*, voilà les éléments qui doivent produire l'électricité suffisante pour permettre aux extrémités nerveuses périphériques d'accomplir désormais les deux actes qui constituent la vie : assimilation et désassimilation ; puis, enfin, cet enfant livré à lui-même, qui n'a plus le sang de sa mère pour reconstituer le sien, doit puiser au dehors les matériaux qui vont fabriquer ses tissus. La *digestion*, les *phénomènes de nutrition* entrent alors en ligne de compte.

On conçoit que les phénomènes de nutrition ne sont pas la cause première du courant électrique qui existait avant leur entrée en fonctions, mais la digestion est appelée à faire parvenir dans le sein des organes les éléments nécessaires à la reconstitution des tissus désassimilés, à l'entretien de la vie.

Toutes ces diverses fonctions que nous venons d'énumérer deviennent alors tellement solidaires, elles sont si admirablement enchaînées qu'il devient impossible de dire quelle est la plus indispensable, même quand on a su trouver quelle est la première en date dans la vie.

Donc nous admettons que la *respiration* et la *circulation* sont les causes premières, les sources de l'électrité animale, et nous nous efforcerons de le prouver.

L'idée de faire jouer à l'électricité un rôle tout-puissant dans les phénomènes de la vie n'est pas nouvelle, et nous ne saurions citer tous les auteurs remarquables qui se sont intéressés à cette question importante, le cadre et le sujet de cet ouvrage ne le comportent pas ; nous passerons seulement en revue, et très-rapidement, les travaux les plus complets sur ce sujet, et par là nous pourrons donner une idée des efforts qui ont été tentés depuis long-temps dans le sens et vers le but que nous pour-suivons nous-même.

Vassala-Eandi (1) a reconnu au sang, au moyen de son appareil électro-métrique, une tension fran-chement électro-positive, ce qui n'a pas lieu de nous étonner, le sang étant normalement alcalin, et Bel-lingeri, de son côté, ayant expérimenté sur le même liquide, a trouvé le sang artériel moins électro-positif que le sang veineux (2).

Matteucci ayant comparé, au moyen du galvano-mètre, l'état électrique du sang à celui de l'eau al-caline (3), a vu un courant se porter du sang aux alcalins; et, d'après la loi thermo-électrique de Becquerel, la température du sang étant plus élevée que celle de l'atmosphère, il doit être plus électro-positif.

On voit que ces études ont porté plutôt sur les résultats que sur les causes, c'est-à-dire que l'on a constaté que le sang étant alcalin se porte au pôle négatif de la pile, et par conséquent est électro-po-sitif; mais là s'arrêtent les données de la science à cette époque.

Bacon, Harvey, Haller, Sénac, Langrish, Whytt, de Humboldt, disant *a priori* que le sang est l'exci-

(1) *Journal de physique.* Germinal, an VII.
(2) *Experimenta in electricitatem sanguinis*, p. 15 et 18.
(3) *Traité des phénomènes électro-physiologiques*, chap. III, p. 39-41.

tant nerveux dans les vasculaires sanguins, en ont
conclu que la chaleur, les alcalins, l'électricité positive, excitent à un plus haut degré l'action nerveuse que le froid, que les acides et que l'électricité
négative (Marianini, Ritter). Burdach a étudié aussi
l'état électro-positif du sang. Michaëlis, Dutrochet,
Hornbeck, Heidenreich, Muller, Becquerel, Pouillet,
ont expérimenté sur le sang en général et sur ses
principes constituants en particulier : ils ont trouvé
l'hématosine électro-positive, l'albumine électro-
négative, la fibrine indifférente ; ils ont dit que, dans
l'acte respiratoire, l'acide carbonique provenant
d'une décomposition doit être électro-positif, tandis
que l'oxygène inspiré est électro-négatif. Mais,
toutes ces expériences, tout en montrant l'idée qui
guidait leur auteur, n'ont rien qui ressemble à ce que
nous essayons aujourd'hui.

Ce qu'il faut étudier, essayer de comprendre, s'ef-
forcer de connaître bien avant les résultats plus ou
moins facilement observables, c'est la *cause*. On confond aisément ces deux ordres de choses, et nous
verrons plus loin que, dans l'étude des alcalins notamment, les auteurs se sont tous laissé entraîner
dans ce défaut.

Mais n'anticipons pas : Ici, de quoi s'agit-il? Est-
ce de savoir comment se comporte le sang dans lequel passe un courant électrique? Et croit-on que
cette connaissance donne plus de résultats prati-
ques que celle de la propriété électrique de l'eau
pure ou de tout autre corps.

Que l'on recherche, plus tard, cette propriété
dans chacun des éléments que les glandes sécrétantes ou excrétantes sont chargées d'élaborer, rien
n'est plus utile, et il est clair que si nous voulons
savoir, à un moment donné, comment se comportent
les alcalins ou les acides dans la production des
phénomènes de nutrition, nous ne pourrons mieux
faire que de rechercher l'affinité des acides ou des
alcalins pour le pôle positif ou le pôle négatif de la
pile.

Mais nos efforts doivent porter tout d'abord sur
la découverte de cette pile, qui existe quelque part
au sein de notre organisme, et que l'on n'a pas encore pu saisir.

Nous connaissons déjà les conducteurs du fluide,
nous savons quel est le rôle des nerfs ; nous savons
encore que le rôle du pneumogastrique n'est pas
identique à celui du grand sympathique ; nous pouvons bien partir de là pour considérer l'un comme
positif, l'autre comme négatif, mais là s'arrêtent nos
connaissances.

La source de cette électricité indiscutable est en
nous. — Vient-elle absolument et directement de
l'action réciproque des alcalins sur les acides, ainsi
que cela peut évidemment se produire ?

Est-il admissible que les alcalins amenés du dehors dans notre estomac avec les aliments, que les
acides continuellement formés dans l'organisme
par la respiration et la désassimilation soient là uniquement pour produire un courant électrique ? A

quoi servirait ce courant? et que deviendraient les
aliments? N'est-il pas plus logique de penser que
les aliments, dans la composition desquels les alcalins entrent naturellement ou artificiellement, sont
à peu près uniquement employés à la reconstitution
des tissus, qu'ils sont élaborés par un courant venu
d'autre part, qu'ils sont, en un mot, le bain galvano-
plastique dans lequel les électrodes puisent ce qui
convient, pendant que la pile, située plus loin, fabrique et envoie le fluide électrique dans ses fils
conducteurs?

C'est probablement cette idée, d'ailleurs, qui a
fait accorder au cerveau et à la moelle la propriété
de dégager l'influx nerveux. On a considéré l'axe
cérébro-spinal comme le producteur du fluide,
comme le réservoir d'où il partait à la fois dans
toutes les directions pour agir aux extrémités des
nerfs, dans des millions de glandes.

La chose est-elle possible?

On a voulu assimiler les phénomènes de la vie,
trop absolument aux phénomènes de laboratoire, et
l'on n'a pas même tenu compte des contradictions.

Personne n'ignore que l'électricité prend toujours
le chemin le plus court; que, si l'on fait partir seulement deux séries de fils de la même pile, le courant ne passera que dans l'une de ces séries représentée par les fils les moins longs.

On peut conclure de suite à l'impossibilité, pour
le cerveau et la moelle, de répandre à la fois dans

toute l'économie la quantité de vie nécessaire au fonctionnement d'organes éloignés l'un de l'autre.

Pour nous, le courant prend naissance aux extrémités périphériques des nerfs, dans le parenchyme des tissus, dans les culs-de-sacs glandulaires, sur tout le trajet des capillaires généraux, et ce courant formé aux dépens du sang, et surtout des globules rouges, réagit immédiatement sur les nerfs dont nous parlons, et il est employé immédiatement au dédoublement des liquides étrangers ou constitutifs de l'organisme à travers lesquels il se transmet.

Ce dédoublement, cette élaboration a pour but de porter l'alcali, c'est-à-dire la partie assimilable, au pôle négatif; tandis que l'acide non assimilable, et bien plus, substance de désassimilation, est porté à la périphérie, et rejeté par les glandes sudoripares et les reins, le tout en vertu d'une loi de sélection qui nous échappe absolument parce qu'elle n'est pas encore étudiée suffisamment, et sur laquelle nous reviendrons dans un autre volume.

Nous ne voulons pas dire, on le comprend bien, que l'action des acides sur les alcalins soit pour rien dans le phénomène névro-électrique, il est certainement dans l'organisme des régions où cette action doit être, sinon prépondérante, au moins d'une utilité incontestable. La production du suc gastrique, sécrétion acide non excrémentitielle, dans l'estomac, semble donner raison à cette théorie.

8

Le Dr Raybaud (1) croyant devoir admettre l'action des alcalins comme véritable élément électrique
dit que « parvenu dans l'estomac, le bicarbonate
de soude rencontre les acides, s'en empare, laisse
dégager son gaz acide carbonique, mais son action
ne se borne pas à neutraliser l'acidité du suc gastrique; en excitant légèrement la muqueuse stomacale, il impressionne les extrémités du nerf pneumogastrique qui transmettent cette impression au
bulbe, d'où elle est reportée ensuite par action
réflexe sur les glandes de l'estomac, provoque une
hypérémie de ces glandes, et conséquemment un
afflux considérable de suc gastrique. Notons en
outre l'excitation réflexe du plan musculaire de
l'estomac, qui peut alors mieux braver les aliments. »

Est-ce bien ainsi que les choses se passent?

Non; on sait très-bien que le bicarbonate de
soude ne sert pas à neutraliser l'acide du suc gastrique, puisque le suc gastrique a toujours été rencontré acide, quoique son acidité ne soit pas si
marquée qu'on se le figure généralement; on
n'ignore pas que les acides neutralisés dans l'estomac par les alcalins sont des produits de décomposition, de fermentation du mucus stomacal altéré,
que le bicarbonate de soude ne s'empare pas des
acides, mais que l'élément acide et l'élément alcalin
cheminent côte à côte sans donner lieu à aucune

(1) *Usage interne des alcalins*, 1870, p. 7.

réaction chimique, jusqu'à ce que les reins aient repris l'acide pour le désassimiler.

Le bicarbonate de soude a-t-il bien, comme le dit M. Raybaud, la propriété d'exciter la muqueuse stomacale? Peut-être, mais ce serait une propriété qu'il partagerait avec toutes les substances connues, et les acides sont même beaucoup plus excitants de la muqueuse stomacale que le bicarbonate de soude.

Nous pensons que l'estomac impressionné par la présence des aliments, quels qu'ils soient, nous pourrions dire avec plus de raison, par l'introduction d'une substance étrangère quelconque se trouve hyperémié en totalité, absolument comme toute autre partie de l'organisme irritée par la présence d'un corps étranger; pendant l'acte de la digestion, en effet, l'estomac se trouve gorgé de sang. Tous les points de la muqueuse stomacale touchés par un irritant quelconque deviennent rouges, turgescents, et alors commence une sécrétion abondante de suc gastrique toujours acide, quoiqu'il doive cette qualité tantôt à un acide, tantôt à un autre.

Or, c'est ici que l'on peut entrevoir à la fois le véritable rôle de l'estomac, et le but de la circulation.

L'estomac est l'appareil de décharge le plus puissant des acides contenus dans le sang. C'est au niveau de cet organe que le sang appelé en quantité considérable pendant la digestion vient se dé-

pouiller de la plus grande partie des éléments
acides dont il s'est chargé pendant sa course dans
l'économie, éléments qui aident encore jusqu'à un
certain point, à la digestion, jusqu'à ce qu'ils soient
éliminés par la fonction rénale.

Que le plan musculaire de l'estomac, influencé
par la présence du sang dans son parenchyme, se
mette en mouvement et brasse les aliments, il
produira à son tour, par suite de ce travail et de la
désassimilation qui en résulte, une quantité d'acide
d'autant plus grande qu'il agira davantage, et qui
viendra s'ajouter encore à celle qui aura été fournie
directement par les capillaires de l'estomac.

Sans doute alors les alcalins portés dans le ventricule pourront agir et donner lieu à une production, à un appel plus considérable de suc gastrique,
parce que là, nous sommes en présence d'une disposition particulière dans un appareil spécial.

Cette remarque a été faite par M. Cl. Bernard,
l'usage des alcalins favorise la production du suc
gastrique; tellement que le Dr Morel a cru pouvoir
tirer de ce fait une conclusion au moins étrange (1) :
« Le suc gastrique est acide; les préparations alcalines ne neutralisent pas cette acidité, comme on
pourrait le croire, c'est l'action alcaline qui est neutralisée, puisque, plus on donne d'alcalins à un
animal, plus la quantité de suc gastrique sécrété

(1) Morel. *De l'action des alcalins dans le traitement des maladies*, 1866, p. 9.

augmente, et par conséquent plus forte est l'acidité des sucs de l'estomac. »

Ni l'acide ni l'alcali ne sont neutralisés, mais nous sommes ici en présence de la *chaîne simple à oxygène* de Becquerel, l'acide et l'alcali séparés par une membrane poreuse : la muqueuse stomacale ; mis en communication par deux fils : le pneumo-gastrique et le grand sympathique, produisant un courant électrique pouvant aller de l'acide à l'alcali, c'est-à-dire puisant l'élément acide contenu dans les capillaires sanguins, l'en faisant sortir par trans-sudation à travers les parois des capillaires, et les versant par les orifices des glandes stomacales à la surface de l'estomac où se trouvent les alcalins.

Le rôle des alcalins dans l'estomac est donc bien net : *Puiser dans le sang les acides qui ne sauraient y séjourner sans compromettre la vie.*

Remarquez bien en même temps que le rôle de l'estomac et des alcalins ainsi envisagé nous permet de nous rendre compte du même coup du sentiment de la faim qui a paru jusqu'ici impossible à expliquer.

Béclard (1) se demande s'il est dû aux frottements de la muqueuse stomacale où à une constriction douloureuse des fibres musculaires de la tunique charnue. « Le fait, dit-il, est tout à fait incertain, car, s'il en était ainsi, la distension de l'estomac devrait calmer instantanément la sensation de la

(1) *Physiologie*, p. 25.

faim, et il est constant que le sentiment doulou-
reux persiste encore quelque temps après l'ingestion
des aliments. »

Lorsque l'estomac est sain, lorsque la circulation
se fait normalement, que les centres nerveux sont
en bon état, lorsque l'homme est en bonne santé,
en un mot, ne peut-on pas admettre que la faim est
causée par l'impression du sang qui demande à se
débarrasser au niveau de l'estomac de la quantité
d'acide dont il s'est chargé en parcourant les organes et en ramassant en route les produits de la
désassimilation? et si la faim n'est pas calmée
après la réplétion de l'estomac, n'est-ce pas parce
que la quantité d'acide à extraire du sang ne peut
être extraite qu'après un certain temps subordonné à
à la vitesse de la circulation?

Si l'exercice, si les mouvements violents activent
la faim, n'est-ce pas parce qu'ils activent aussi la
désassimilation et qu'ils font aussi pénétrer dans le
sang une plus grande quantité d'acide dont le liquide
nourricier demande à être débarrassé au plus tôt?

Si l'ingestion des alcalins aussitôt avant le repas
neutralise la faim comme l'ont remarqué quelques
expérimentateurs, n'est-ce pas encore parce que,
en établissant un courant énergique, ainsi que nous
l'avons exposé précédemment, ils n'ont laissé dans
le sang qu'une petite quantité d'acide, ainsi que
l'aurait fait un repas, et l'ont ainsi *satisfait* momentanément, pour ainsi dire, en lui accordant ce qu'il
demandait?

Si nous nous trompons, on avouera qu'on peut se tromper plus grossièrement et que nous avons de grandes chances pour entrevoir la vérité ; l'application des alcalins dans les maladies de l'appareil digestif viendra encore à l'appui de notre théorie.

Croit-on plutôt que les alcalins agissent sur la masse du sang au niveau de l'estomac, parce qu'ils sont absorbés ? mais on sait que l'estomac n'absorbe pas. « Le rôle principal de l'épithélium stomacal est de donner lieu à des sécrétions. »(1)

L'estomac peut donner des gaz en quantité considérable, surtout l'acide carbonique et l'azote, les gaz ne proviennent pas toujours de la fermentation des ingesta mais bien du sang (2). On voit donc bien qu'au niveau de l'estomac, il ne se passe pas d'autres phénomènes que ceux que nous venons d'indiquer.

Prenons maintenant le sang dans l'aorte au-dessous de l'artère coronaire stomachique, on voit de suite ce qui va arriver. Le sang débarrassé dans l'estomac d'une grande partie de son acide, ou même de sa totalité, si la quantité d'alcalins absorbés a été suffisante, se trouve dans les artères mésentériques, absolument apte à recevoir les produits de la digestion, et si nous pouvons faire pénétrer dans la veine cave inférieure des produits alcalins, rien ne s'opposera plus à leur absorption, à leur

(1) Küss et Duval. *Physiologie*, p. 291.
(2) Küss et Duval. *Physiologie*, p. 291.

mélange parfait dans la masse du sang, à la reconstitution des liquides et des solides, des tissus, en
un mot, qui sont normalement alcalins.

D'acide, il n'en est plus question, la digestion est
terminée, le suc gastrique est entraîné, élaboré,
jeté dans les urines. Comment va se former ici le
courant électrique plus que jamais indispensable
pour mener à bonne fin cet immense travail des
fonctions de nutrition ?

Car là encore cette influence est primordiale, on
ne saurait en douter, et les alcalins qui ont joué un
rôle actif dans l'estomac, qui ont fait sortir du sang
le suc gastrique, prennent ici un rôle absolument
passif, et attendent à leur tour qu'une cause aussi
puissante que merveilleuse les fasse rentrer dans le
torrent de la circulation, où ils vont apporter la
vie en remplaçant, le plus souvent même au-delà,
les matériaux désassimilés dans l'intervalle de la
dernière digestion et de celle qui commence, matériaux qu'ils ont eux-mêmes été appelés à chasser,
nous avons vu de quelle manière.

Ici, le rôle du système nerveux s'impose ; la difficulté est de trouver le moteur.

M. Z. Pupier admet l'influence du système nerveux dans tous les actes de la vie animale, mais ne
conclut pas au-delà (1). « Admettons que nous puis-
sions arriver, par des moyens d'analyses assez

_____

(1) Z. Pupier. *Action des eaux de Vichy*, 1875, p. 17
et seq.

instantanées, à la notion actuelle des éléments du
sang, aurons-nous par le fait résolu le problème de
la maladie ? Nullement, parce que la lésion est au-
delà dans le système nerveux. L'enchaînement de
tous les appareils organiques est si bien soudé que
l'on ne saurait comprendre la propulsion sanguine
sans l'intervention nerveuse, pas plus que ne serait
admissible le fonctionnement nerveux sans la stimulation du sang. »

« La circulation est une fonction moyenne, un
mécanisme destiné à multiplier les rapports cellu-
laires, à faciliter par les contacts les phénomènes
physico-chimiques dans la mesure où l'innervation
dirige leur accomplissement. »

« Quand nous pénétrons dans l'état morbide,
nous ne devons négliger aucun de ces trois termes :
nerfs, sang, sécrétions. La maladie, avant d'être une
lésion du sang, d'un tissu, a débuté par une lésion
sensorielle, nerveuse. Sans doute cette altération du
conduit nerveux échappe à notre investigation directe, à nos réactifs ordinaires ; mais en supprimant
l'étude de ce premier acte dans les déviations de la
santé, vous ne pouvez pas conclure sans être exposés
à des erreurs. »

Voilà qui est parfait à notre avis, il suffisait d'a-
jouter peu de choses pour nous rencontrer sur le
même terrain et découvrir ensemble l'action vraie
des alcalins.

Il suffisait de dire que les nerfs sont *primitivement*
lésés de deux manières, ou dans leur texture intime,

absolument comme lorsqu'un fil conducteur se
rompt, s'oxyde ou est privé de son enduit isolant,
ou, ce qui est beaucoup plus fréquent, *consécutivement*, parce qu'ils ne peuvent plus conduire un courant qui se fait mal à cause d'une lésion dans les
éléments de la pile ; il fallait ajouter que cette lésion
dans la constitution intime des liquides produc-
teurs de l'influx nerveux, autrement dit du courant
électrique, est de beaucoup la plus fréquente, et,
constatant que ces liquides ne sont, au résumé,
qu'un acide et une base, se demander lequel des
deux manquait le plus souvent ; il était nécessaire
ensuite de considérer le vrai rôle de la respiration,
de la circulation, de la désassimilation comme pro-
ducteurs incessants d'acide, et de conclure à la
nécessité d'amener les alcalins du dehors, et par
conséquent à leur absence fréquente, pour en soupçonner la nécessité primordiale ; il était absolument
utile ensuite de rompre hardiment avec la routine, et
le rôle des alcalins apparaissait dans toute sa netteté.

« Il faut bien accepter, dit encore M. Pupier (1),
que le système nerveux ne peut plus être distrait
d'un problème physiologique ou pathologique. Malgré les réserves et les incertitudes qui se rattachent
aux solutions données nous devons croire à un réel
progrès dans l'interprétation des fonctions organiques, progrès dû à l'étude simultanée des actes
qui les dirigent. »

(1) *Loc cit.*, p. 26.

Comment n'avoir pas vu après cela toute l'importance des alcalins dans les phénomènes nerveux, dans les fonctions de nutrition, dans la circulation, partout ; comment après avoir constaté que l'excitation ou l'épuisement du système nerveux sont des causes prédisposantes aux maladies, comment après avoir dit que les préoccupations tristes, les chagrins suivis de découragement sont des causes dépressives qui entravent la vie nutritive, n'avoir pas vu que l'absence d'alcalins est suivie des mêmes effets et n'avoir pas tiré de là les conséquences ?

C'est ce que nous ne pouvons que regretter sans l'expliquer.

Pourquoi s'être arrêté en si bon chemin et n'avoir laissé que cette théorie obscure (1)? « Les eaux de Vichy ont une action univoque ; d'une part, elles activent le fonctionnement physiologique, favorisent les phénomènes trophiques ; de l'autre elles stimulent le processus pathologique préexistant et concourent à précipiter les lésions sanguines ? » En admettant que ce langage renferme la vérité, il nous restera toujours à poser l'éternel *pourquoi* ?

Nous trouverions ainsi beaucoup d'auteurs qui ont pressenti la vérité, qui ont admis la présence de l'électricité dans l'économie animale, qui en ont cherché la source dans la qualité électrique de chaque tissu, de chaque liquide en particulier qu'ils ont établi plus ou moins bien, mais nous n'en avons

(1) *Loc. cit.*, p. 167.

rencontré aucun qui ait cherché ou deviné la cause
de ces courants électriques constatés; cependant,
rien ne se fait de rien, et il faut bien admettre que
cette électricité vient de quelque part, et que ce
quelque part n'est pas au dehors, mais bien au
dedans de nous, que nous ne nous chargeons pas
d'électricité par influence, frottement ou contact
comme un électrophore ou une bouteille de Leyde;
que cette électricité, dont la cause est en nous, n'est
pas celle des machines, mais bien celle de la pile;
personne n'a jamais émis une opinion contraire,
tant cette proposition est naturelle.

Il n'était pas difficile après cela de trouver la raison de ces courants, il fallait chercher dans l'ordre
physique un état ou des états identiques à ce qui
s'observe dans l'ordre physiologique, et la nécessité
absolue de l'existence des acides et des alcalins
sautant aux yeux, c'était le cas d'en tirer la conséquence si souvent absurde, mais ici d'une logique
remarquable : *post hoc, ergo propter hoc.*

Oui, l'acide existant de tout temps au sein de
l'économie, et son augmentation constituant l'état
morbide, la présence des alcalins modifiant l'économie et la ramenant à l'état normal, c'est bien à
cause d'eux que la santé s'est rétablie, c'est bien
après leur administration et sous leur influence que
le courant électrique, interrompu ou mal réglé, a
repris sa force, sa direction, son intensité, sa tension,
et que les phénomènes de nutrition sont redevenus
ce qu'ils étaient : les agents de l'assimilation. Oui,

c'est bien à cause d'eux que la désassimilation qui, seule se faisait sentir dans l'organisme malade, a été contrebalancée par une assimilation réparatrice; c'est bien après la rentrée des alcalins dans leur domaine que le désordre a pris fin.

Ici là cause est puissante, immédiate, palpable, et nous l'avons dit, et nous le répéterons souvent encore, ce n'est pas en désobstruant, en désacidifiant, en excitant, en stimulant, que les alcalins ont fait tout cela ; c'est en *étant là* ; ils ont fait tout ce bien parce qu'ils sont la cause de tout ce qui vit en nous, et dire d'une cause toute puissante comme celle-là, qu'elle agit de telle façon ou de telle autre, c'est la méconnaître, c'est la réduire, c'est ne pas la comprendre, c'est être aveugle.

Un homme allait périr dans une atmosphère confinée, l'asphyxie était imminente, la circulation, la respiration et tous les phénomènes consécutifs à ces deux grandes fonctions s'éteignaient l'un après l'autre. On transporte le malade au dehors, le poumon se gonfle et s'emplit d'air pur, l'hématose se fait, le sang tout à l'heure coagulé dans les veines reprend petit à petit son cours en même temps que sa fluidité normale, la chaleur revient au corps presque froid, les couleurs reparaissent sur les joues pâlies.

Direz-vous que cet air sauveur est *respiratoire, circulatoire, fluidifiant, caléfiant, colorant* ? Vous direz : l'air a sauvé cet homme parce que l'on ne vit pas sans air, il est la cause première de la respiration.

Dès que l'enfant vient au monde l'air l'environne, entre dans ses poumons et il respire. Pourquoi? Parce que le contact de cet air excite l'appareil pulmonaire, répondent les auteurs. Qu'est-ce que cela signifie, qu'est-ce que cela explique? L'enfant respire parce que son sang circule, parce que ce sang passe par le poumon, qu'il contient des globules, que du fer s'y trouve en quantité relativement considérable, parce que le contact de l'air et du fer, d'un gaz et d'un métal produit un courant électrique et que subitement, comme il arrive dans tous les phénomènes électriques, le courant est établi et ne s'arrêtera plus tant que l'appareil restera dans l'état normal, le contact de l'air et des globules étant constant jusqu'à la mort.

L'homme asphyxié a respiré de même dès que l'air a pénétré dans ses poumons, dès qu'il a rencontré des globules rouges encore vivants, c'est-à-dire normalement composés, et du même coup le courant électrique s'est établi, la circulation, la respiration et tout le reste ont suivi.

Disons la même chose des alcalins, oublions ces grands participes, ces mots retentissants avec lesquels on a cru désigner leur action, rappelons-nous qu'ils sont indispensables au même titre que l'air respirable; qu'ils sont pour les phénomènes de nutrition les égaux de l'atmosphère pour le phéno-mène de la respiration.

Notons que leurs effets consécutifs sont nombreux, très-nombreux, qu'ils retentissent sur toutes nos fonctions ; nous verrons cela plus tard en détail, et alors seulement nous pourrons, si nous jugeons cela utile, dire que les alcalins sont ceci et cela, leur accorder des épithètes aussi nombreuses que retentissantes ; il n'en manquerait pas assurément si nous voulions donner dans ce travers.

Nous préférons, ce qui est plus conforme aux règles de la vraie science, en même temps qu'aux premiers éléments du bon sens, étudier d'abord le mécanisme compliqué des alcalins, pensant que nous aurons toujours le temps de constater les résultats de leur admirable travail.

Connaissant dès à présent leur rôle dans l'estomac, nous devons leur accorder ceci : c'est que, dès la première goutte de lait absorbé par l'enfant nouveau-né, les alcalins, quel que soit leur nom, qu'ils soient des sels de chaux, de potasse ou de soude, dès qu'ils ont dépassé l'orifice cardiaque sont entrés dans leur domaine, comme le maître absent jusque-là mais attendu et indispensable, comme l'élément primordial qui manquait et qui permet maintenant à l'organisme de ce petit être de se débarrasser au niveau de l'estomac, sous forme de suc gastrique, des acides dissous dans le sang, que la désassimilation y avait accumulés, en petite quantité il est vrai, mais que la circulation rapide, aidée maintenant d'une respiration active, va augmenter dans d'énormes proportions.

En présence d'un pareil rôle (et nous n'en voyons encore que la plus petite partie), oserons-nous mé-

connaître la manière d'agir de cette cause toute
puissante, et penserons-nous l'avoir devinée quand
nous aurons dit simplemnnt que les alcalins sont
désacidifiants ? Serons-nous assez aveugles pour
mettre au premier plan ce premier résultat, et croi-
rions-nous avoir assez fait, avoir assez dit ?

Non, sans doute. Nous avons la ferme conviction
d'avoir fait comprendre *comment* les alcalins se comportent au niveau de l'estomac, d'avoir exposé sous
les yeux du lecteur l'ensemble du mécanisme,
d'avoir répondu, autrement que par des mots, au
pourquoi sans cesse posé en avant du tout problème
scientifique, d'être entré au cœur de la question et
de ne pas nous être contenté de la tourner adroi-
tement.

Si nous avons pu faire cela, si seulement nous
avons pu montrer la voie dans laquelle il faut s'engager, nous aurons la satisfaction profonde d'avoir
brisé la routine sur ce point et d'avoir rendu au
moins ce petit service à la science.

Ce n'est pas tout.

Le Dr Durand (de Lunel), a pris soin de condenser
dans quelques pages « tous les arguments tendant
à prouver l'existence d'une électricité naturelle dans
les nerfs » (1), et nous demanderons à cet auteur,
que nous prenons la liberté de critiquer parfois,
d'appuyer notre thèse sur quelques passages remarquables de ses notes.

(1) *Traité des fièvres intermittentes.* Durand (de Lunel),
1862, p. 398.

Beaucoup, en effet, avant nous, ont vu des manifestations électriques dans l'économie ; nous le répétons, M. Durand (de Lunel) dit bien qu'il s'opère nécessairement un développement d'électricité vis-à-vis des extrémités nerveuses, et même au sein de la substance nerveuse à la suite de toute impression interne ou externe ; car tout contact de corps avec différence de nature ou de température, toute action chimique provoquent des dégagements d'électricité, des expérimentateurs nombreux l'ont prouvé et personne ne songera à nous contredire. Pacinoti, Matteucci, Prevost et Dumas, Schwann, Burdach Emmert, ont étudié et démontré la conductibilité des nerfs pour l'électricité et le développement de cette force dans les contractions musculaires.

D'après Pfaff, Cavallo et de Humboldt, les nerfs plongés dans un liquide quelconque transmettent au galvanomètre un courant électrique, et la présence du névrilème, corps isolant identique dans ses fonctions à la soie qui recouvre nos fils métalliques, permet à l'électricité de se transmettre dans les nerfs sans se perdre dans les tissus qui les environnent.

L'application de l'électricité a la propriété de déterminer, dans l'économie animale, la production des phénomènes les plus ordinaires, les plus naturels ; elle provoque des sensations, la contraction musculaire, la défécation, l'érection du pénis ; elle rétablit le cours de la digestion suspendue par la section du pneumogastrique ; elle active les sécrétions.

9

Après avoir passé en revue différentes expériences prouvant que l'électricité de nos appareils et l'électricité animale sont identiques, M. Durand (de Lunel) conclut à la « nécessité physique du développement de l'électricité dans l'organisme même, et à la possibilité de sa transmission dans le système nerveux. »

M. Dubois-Reymond a reconnu que le courant naturel produit par le muscle gastro-cnémien d'une grenouille, éprouve une diminution d'intensité des plus remarquables si, par un moyen extérieur quelconque, électrique ou non, on détermine dans le muscle des contractions répétées; « il en résulte, dit M. Pouillet, que la contraction musculaire, quelle qu'en puisse être la cause, ne s'accomplit pas sans qu'il survienne un changement considérable dans la circulation électrique intérieure. »

Nous ajouterons qu'il résulte de la contraction musculaire, ce qui résulte de tout travail dans l'économie. Le travail des organes, quelle qu'en soit la cause et quel qu'en soit le résultat, se solde par une perte; il est un acte de désassimilation, et par conséquent il produit une quantité plus ou moins considérable d'acide, acide urique principalement, et, par conséquent, donne une diminution relativement égale d'alcali, le courant allant du premier au second, et celui-ci étant utilisé au fur et à mesure des besoins de l'organisme, jusqu'à ce que la somme en devenant insuffisante, et plus tard l'acide étant en notable quantité, il soit nécessaire de renouveler la provision d'éléments alcalins.

Le même expérimentateur a voulu rendre son expérience plus concluante en faisant entrer les deux bras d'un homme dans le circuit d'un galvanomètre, et faisant contracter l'un d'eux par le seul effet de la volonté; à l'instant l'aiguille du galvanomètre s'est déviée.

Le courant se faisant sentir aussitôt après l'effort produit, il est clair que la désassimilation paraît être la cause immédiate de ce phénomène ; il n'en est rien ; la désassimilation suit immédiatement un phénomène important, l'afflux du sang dans le muscle qui travaille, l'exagération d'une circulation locale; voilà, en effet, la cause absolue du courant nerveux. Les choses se passent identiquement comme nous les avons vues se passer dans la muqueuse stomacale, où la partie touchée par l'aliment devient rouge, congestionnée, et se trouve baignée ensuite par la sécrétion du suc gastrique.

Nous dirons que le phénomène se reproduit identiquement, nous parlons en ce moment au point de vue de la priorité de la congestion sanguine, car, en réalité, la suite du phénomène se produit absolument dans le sens inverse ; ce n'est plus l'acide, en effet, qui sort des capillaires, c'est, au contraire, l'acide qui y rentre, car c'est le tissu musculaire qui se désassimile, et le courant allant de l'acide à l'alcali, c'est maintenant l'élément alcalin, amené dans le sang par la digestion, qui est appelé hors des vaisseaux sanguins pour reconstituer le tissu musculaire dans sa partie désassimilée.

Le mécanisme se saisit encore ici de la façon la
plus nette; de là aussi la circulation nous apparaît
comme la première condition de la vie, du mouvement, du courant névro-électrique, mais l'élément
alcalin vient immédiatement après pour reconstituer,
pour faire revivre, pour combler les lacunes formées
au sein des tissus par la désassimilation.

Les *alcalins sont donc, encore une fois, l'élément
unique, parfait de l'assimilation*, et ils se rencontrent
partout dès qu'ils sont entrés par la voie stomacale
dans notre économie. — Et, pour montrer en passant la faiblesse d'une théorie qui a eu son heure, et
qui est encore en grande vogue chez quelques praticiens, admettons que, ayant considéré uniquement
le rôle des alcalins au niveau de la circulation du
tronc cœliaque, nous en ayons conclu (ce qui parais-
sait légitime) que les alcalins sont *désacidifiants*, où
en serions-nous à l'heure actuelle en présence de
cette nouvelle action des alcalins, lorsqu'ils sont une
fois entrés dans le sang?

Quelle mésaventure et quelle contradiction énorme!
Sont-ils désacidifiants ces alcalins lorsque, sortant
des capillaires, ils se répandent dans les tissus pour
les nourrir; tandis qu'une quantité égale d'acide
urique va les remplacer dans le liquide nourricier.

Voit-on quel renversement! Ces alcalins, toujours
indispensables, matériaux toujours prêts à sauver
la vie, mais tantôt reconstituant le sang à leurs propres dépens, sans rien demander aux tissus, et plus

loin reformant les tissus aux dépens du sang dont ils
sont la richesse, mais cela sans danger, puisque tout
à l'heure les acides qu'ils auront laissé rentrer, ils
les aideront de nouveau à sortir *lorsque le sang aura
faim*, c'est-à-dire lorsque suffisamment acidifié, il
fera connaître par un cri profond, qu'ayant assez
désassimilé, il demande à être renouvelé.

Ce renouvellement cependant ne se fera qu'à une
condition expresse ; c'est que l'élément alcalin épuisé
soit renouvelé, amené du dehors et porté dans
l'estomac.

L'acide se forme sans cesse, c'est l'ennemi du
dedans, toujours nouveau, toujours présent ; l'alcali,
c'est l'ami du dehors, c'est le sauveur, trop souvent
absent par notre négligence, mais se sacrifiant absolument pour notre bien-être, dès que nous l'avons
laissé entrer.

Nous parlons ici en thèse générale, nous jetons
un coup d'œil sur l'ensemble de l'économie, sur
l'assimilation et sur la désassimilation de tous les
tissus, à quelque appareil qu'ils puissent appartenir,
parce que nous croyons utile de démontrer que les
alcalins ne sont pas des corps dont on puisse discuter
l'action spéciale sur un système ou sur un autre.

Nous désirons faire comprendre que le bi-carbonate de soude, entre autres substances alcalines,
ne choisit pas un ordre de glandes, un organe, un
appareil pour exercer son action.

Les alcalins ne sont pas des médicaments dans le
sens étroit du mot, ils n'agissent pas d'une manière

spéciale sur un point déterminé de l'économie comme nous voyons agir le calomel, le sulfate de quinine, l'opium, la strychnine ; ils vont partout à la fois, *parce qu'ils sont l'élément constitutif de tous nos tissus*, et si souvent, très-souvent, dans les maladies primitives de l'appareil digestif ou dans les affections consécutives à ces maladies, si en un mot, dans toutes les lésions idiopathiques ou symptomatiques des fonctions de nutrition, nous faisons des alcalins un agent thérapeutique puissant, c'est purement parce que nous les présentons à l'appareil qui est chargé de les recevoir, de les absorber et de les introduire dans la circulation, c'est surtout parce que les lésions de cet appareil reconnaissent pour cause immédiate, unique l'absence plus ou moins prolongée de l'élément alcalin.

Nous l'avons dit, les alcalins ne sont pas plus un médicament, que l'air atmosphérique n'est un remède. C'est un besoin, mais un besoin qu'il est aussi désastreux de ne pas satisfaire que celui de respirer, quoique les effets de cette négligence soient moins rapidement mortels.

Ceci étant admis, compris, essayons de saisir le mécanisme de l'introduction des alcalins dans le sang depuis le commencement du duodenum jusqu'à la valvule iléo-cæcale ; l'absorption sur le reste du trajet étant insignifiante, et dans tous les cas absolument identique à celle de l'intestin grêle. Voyons s'il est possible de jeter un peu de lumière dans cette partie si obscure de la physiologie.

Durand (de Lunel) (1) dit que le système nerveux général forme un conducteur compris entre une impression électro-positive, celle du sang rouge qui est électro-positif par nature, par température et par tension, et une série d'impressions électro-négatives, celle des autres agents impressifs permanents, à peu près tous jugés électro-négatifs relativement au sang rouge, tels que l'air atmosphérique, la température extérieure comparée à l'intérieure, la fibre musculaire, le sang veineux, les produits des diverses sécrétions qui sont généralement neutres ou acides.

Dès lors, le sang rouge, par son impression physico-chimique exercée sur les extrémités nerveuses qui aboutissent aux capillaires généraux est un foyer vital irradiant à travers le système nerveux vers tous les appareils de l'organisme, un influx électro-positif animateur de leurs impressions fonctionnelles qui sont électro-négatives ; et à leur tour et par la même voie les agents impressifs de ces appareils autres que le sang rouge, envoient vers celui-ci un reflux électro-négatif excitateur de son impression. »

Cette théorie à laquelle il est absolument impossible de rien comprendre, tend bien à prouver qu'il y a dans l'électricité animale une électricité positive et une électricité négative, mais le pourquoi et le comment échappent à toute investigation ; ce sont

(1) *Loc. cit.*, p. 411.

des mots et toujours des mots alignés et rien de plus ;
nous avons recherché en vain la raison de ce fluide
électro-positif, la source de cet autre fluide électro-
négatif, il faut renoncer à cette tâche, et l'on admettra que nous n'avons pas puisé dans cette page
notre théorie de l'action des alcalins.

Comment l'auteur cité peut-il baser son dire sur
une erreur aussi grave. « Les produits des diverses
sécrétions qui sont généralement *neutres* ou *acides*. »

Le besoin d'arguments en sa faveur ne devait pas
lui faire oublier les éléments de la physiologie, la
composition normale des sécrétions des liquides de
l'organisme qui sont *tous alcalins*, excepté le suc
gastrique dont nous connaissons le rôle ; l'urine et
la sueur, liquides excrémentitiels qui peuvent devenir alcalins dans plusieurs circonstances.

Quoi donc ? ils sont neutres ou acides : le sang,
la lymphe, la salive, le suc pancréatique, le suc intestinal, la bile, la synovie, le sperme, les mucus non
altérés, les larmes sont acides, le chyle est acide ?
Vous n'y pensez pas ? et quand vous y pensez, la
théorie chancelle sur sa base et tombe à plat.

Non, il n'y a rien de tout cela qui soit exact. Et
sur quoi s'appuie l'auteur que nous venons de citer
pour déclarer que le sang artériel, ou le sang rouge,
comme il l'appelle, est électro-positif ? Parce que,
décomposé par la pile il se rend au pôle négatif !
Admettons que cette observation soit vraie, et cherchons ce que cela prouve.

Ce qu'il faut savoir, c'est, si le sang artériel, mis

en présence d'un autre corps est capable de produire un courant, et encore, ne faut-il pas choisir ce corps au hasard, mais bien parmi ceux qui rentrent journellement, à tout instant même dans l'économie, bien plus qui ait la propriété d'être toujours présent, de ne pas être amené du dehors, et par conséquent, de ne pas exposer par son absence absolue l'organisme à des soubresauts fréquents, à des chances de désorganisation sans cesse imminentes.

Nous avons vu le rôle des alcalins dans l'estomac, mais cette première action passée, ils sont soumis pour entrer dans la circulation à une cause indépendante, active, qui les prend, qui les assimile ; eux sont passifs maintenant, et il ne faut plus compter sur eux. Ce n'est même pas par endosmose qu'ils pénétreront dans les capillaires, ce n'est pas par simple imbibition qu'ils quitteront le tube intestinal pour entrer dans le système porte, d'autant plus que la force osmotique même étant admise, elle deviendrait insuffisante un instant après pour expliquer les sécrétions.

On comprendrait difficilement que le même liquide, sollicité par une force qui lui fait pénétrer une membrane de dehors en dedans, soit immédiatement sollicité par la même force pour traverser cette membrane de dedans en dehors, en présence du même liquide baignant cette membrane.

Il ne s'agit pas ici de contractions musculaires, quoique les contractions péristaltiques et antipéristaltiques de l'intestin soient sous la dépendance des fibres musculaires lisses. Cette force ne suffirait pas à expliquer la sélection, et d'ailleurs nous avons exposé notre manière de voir à ce sujet, et démontré que la congestion sanguine locale est antérieure à l'entrée en fonction du muscle.

Nous pouvons d'ailleurs examiner les propriétés chimiques et électro-motrices du muscle, et procédant par élimination, nous arriverons plus sûrement à un résultat logique, à une conclusion satisfaisante.

On a dit que « (1) à l'état inactif le muscle vit et se nourrit, c'est-à-dire que sa composition chimique change incessamment, qu'il respire..... il absorbe de l'oxygène et dégage de l'acide carbonique. »

D'un autre coté, Hermann (de Berlin) combat cette manière de voir, et il nous paraît dire vrai lorsqu'il prétend que les phénomènes d'échange gazeux que présentent les muscles lorsqu'ils sont séparés du corps de l'animal, et placés au contact de l'air sont des phénomènes de simple putréfaction.

Sur l'animal vivant, le sang veineux qui sort du muscle diffère essentiellement du sang artériel qui y entre, par moins d'oxygène et plus d'acide carbonique.

Il faut ajouter que le muscle à l'état de repos est alcalin. « Sans doute que sous cette forme (2) ses phénomènes chimiques (l'oxydation dont il est le

---

(1) Küss et Duval. *Loc. cit.*, p. 85.
(2) Küss et Duval. *Loc. cit.*, p. 6.

siége) ne sont pas assez énergiques pour produire des acides capables de neutraliser l'alcalinité du sang dont il est imbibé. »

Nous savons parfaitement ce qu'il faut penser de cette transformation de l'état alcalin à l'état acide, il est important de se rappeler, une fois pour toutes, que tout tissu qui travaille désassimile et qu'un produit de désassimilation est toujours acide ; qu'à l'état normal, les tissus étant alcalins, parce qu'ils sont imprégnés de sang normalement alcalin, s'acidifient par le mouvement, que l'acide formé est repris par l'extrémité du nerf positif et versé par les capillaires dans le sang veineux, en même temps que l'extrémité nerveuse négative s'empare d'une quantité d'alcali qu'elle puise dans le sang artériel amené par ces mêmes capillaires, et reconstitue ainsi molécule à molécule le tissu à mesure qu'il se désassimile.

La nécessité absolue de l'élément alcalin dans le sang frappe ici les yeux et ne saurait être méconnue.

Mais, si l'élément alcalin est indispensable à la reconstitution du tissu qui se détruit, il faut bien avouer qu'il ne constitue qu'une condition extrêmement favorable à la vie.

L'absence d'alcali ne saurait être un obstacle absolu, essentiel à la contraction du muscle.

L'homme qui travaille, qui se fatigue, qui désassimile beaucoup et se nourrit d'une manière insuffisante, et qui surtout n'absorbe pas d'alcalins s'affaiblit de jour en jour parce qu'il devient *autophage*, parce qu'il n'a pas en lui de matériaux plastiques suffisants, mais cela est un résultat, mais n'est pas une cause.

La contraction musculaire elle-même n'est pas une cause, elle est aussi un effet, un résultat.

L'augmentation de la circulation locale est bien quelque chose de plus, mais la quantité de sang amené dans les capillaires n'est elle-même dans son essence qu'une condition secondaire, et l'on sait très-bien qu'il y a encore un élément essentiel au dessus de tout cela, que la quantité de sang doit être comptée pour peu de chose, si la qualité laisse à désirer, si le sang est trop fluide, si au contraire il est trop visqueux, mais par-dessus tout, si la quantité de globules rouges n'atteint pas le chiffre normal.

En résumé l'anémie, ou pour n'employer qu'un mot qui ne laisse pas prise à la discussion : l'*aglobulie* est le grand obstacle au fonctionnement normal de la machine humaine.

Le globule rouge est pour ainsi dire l'âme qui régit, qui gouverne, dont l'intégrité ou la lésion favorise ou menace au plus haut degré l'existence. Personne ne songera à nous contredire à une époque où l'anémie est à la mode, où l'on compte les globules rouges avec une précision remarquable, où l'on s'inquiète de la plus légère diminution dans leur nombre.

Ici nous arrivons le dernier, et nous ne pouvons que constater les efforts merveilleux qui ont été faits dans cette voie, nous ne pouvons qu'admirer les résultats obtenus, les effets observés.

Est-ce bien cependant tout ce qu'il y avait à faire?

Est-ce qu'il suffit de s'arrêter aux résultats, aux effets, et pour avoir constaté au microscope la diminution ou l'augmentation numérique de cet élément croira-t-on avoir assez fait et avoir tout dit ? Non. Ce qu'il importe de savoir, c'est la cause, c'est le pourquoi.

Admettant comme parfaitement établi que le globule rouge est l'élément anatomique le plus nécessaire à la vie, que les rlcalins sont l'élément plastique le plus indispensable, que l'électricité développée aux extrémités périphériques est la condition essentielle de tous les phénomènes vitaux, le problème se réduit à trouver quel rapport existe entre ces trois éléments : globules, alcalins, nerfs, en d'autres termes trouver l'enchaînement de ces différentes fonctions : respiration, circulation, innervation, nutrition. Or, comme on a déjà des données très-précises sur quelques-unes de ces fonctions, au moins sur leur mécanisme, si ce n'est sur leur essence, puisque de notre côté, nous établissons le rôle des alcalins, il reste à trouver la source de l'électricité animale, de l'influx nerveux, et nous pensons que la solution ne se fera pas longtemps attendre.

Matteucci a donné pour origine à l'électricité animale la seule influence de l'oxygénation du tissu musculaire par le sang artériel.

Heidenreich, après avoir constaté que les matériaux albumineux et albuminoïdes du sang sont
attirés par le pôle positif de la pile, tandis que les
bases, le fer et la matière colorante sont attirés par
le pôle négatif, a admis que la formation du sang
artériel et du sang veineux est un phénomène électrique, et a fait dépendre le mouvement circulatoire
d'une attraction des éléments du sang par les deux
pôles : capillaires pulmonaires et capillaires périphériques.

Les actes de nutrition produisent dans les nerfs
des dégagements de forces qui se manifestent par
des courants électriques ; ce phénomène est très-
manifeste dans les nerfs périphériques (1). La chaleur elle-même, dont on a voulu localiser la production au niveau du poumon, se développe au
niveau des nerfs qui fonctionnent, comme elle se
développe entre les deux pôles d'une pile en activité, et Schiff en a démontré l'existence jusque
dans les centres nerveux, sous l'influence de la
peur, de l'excitation des sens, de toute cause qui
produit l'activité cérébrale.

Pourrait-on nier la production de la chaleur dans
l'action des nerfs de la vie animale quand on sait
que cette action est infiniment plus active que
l'autre, qu'elle est constante, générale, qu'elle se
passe constamment dans toutes les parties de l'organisme à la fois, et que jamais elle ne reconnaît de

(1) Küss. *Physiologie*, p. 27.

temps d'arrêt puisqu'elle fonctionne aussi bien pendant le sommeil que pendant la veille.

On a voulu prouver que l'influx nerveux n'a rien de commun avec l'électricité, en s'appuyant sur ce fait que l'on a pu mesurer sa vitesse de propagation qui est de 28 à 30 mètres par seconde, vitesse bien différente de celle du fluide électrique.

Au premier abord cette objection, si elle est fondée, a une grande valeur ; mais elle en perd considérablement, à notre avis, quand on songe que nos instruments électriques sont construits de telle sorte que l'on fait suivre au courant le chemin le plus court possible, que l'on évite les obstacles, les complications, les déperditions, les extra-courants, et que les choses se passent précisément dans des conditions beaucoup plus mauvaises au sein de l'organisme, que si le chemin parcouru est court, les obstacles sont nombreux, les déperditions constantes à cause du courant de nutrition qui se passe dans le tissu nerveux lui-même, que les filets nerveux se croisent, s'enchevêtrent, s'anastomosent, forment des plexus, des ganglions dans lesquels, sans aucun doute, le courant subit un retard relativement considérable. Il en est, pour employer un terme de comparaison vulgaire et par cela même facile à saisir, comme d'une dépêche transmise de bureau à bureau et qui met vingt minutes à parcourir une distance qu'elle parcourrait directement dans un temps inappréciable.

D'autre part, dit-on (1), quand le nerf fonctionne, loin qu'il s'y produise de l'électricité, il y a
au contraire un courant d'*oscillation négative*, c'est-
à-dire affaiblissement ou disparition du *courant normal* de repos. Pour saisir la portée de cette objection
il est nécessaire de la bien comprendre, et quelques
mots d'explication sont indispensables.

Il y a constamment à l'état de repos des courants
qui parcourent les nerfs, courants allant de la surface à l'intérieur et se comportant comme si les
fibres nerveuses étaient composées de deux éléments
emboîtés, la gaîne étant positive et le centre négatif. En effet, chaque fois que l'on établit, à l'aide
des fils d'un multiplicateur, une communication
entre la surface extérieure et la surface de section
d'un nerf, on observe un courant allant de la périphérie vers le centre. Ce phénomène électrique,
appelé force *électro-motrice* du nerf, disparaît ou
s'affaiblit dès qu'il fonctionne; c'est cette disparition du pouvoir électro-moteur que l'on nomme
oscillation négative.

Ce fait n'a rien en lui-même qui puisse s'opposer
à la faculté pour le nerf de conduire l'électricité.
Ce courant de nutrition est chose absolument naturelle, et bien que certainement un courant identique, quoique ne reconnaissant pas la même cause,
existe dans un fil électrique de cuivre recouvert d'un
enduit isolant, par le seul fait du contact de deux

(1) Küss. P. 30.

corps de différente nature, cela n'empêche, en aucune façon, le cuivre d'être un parfait conducteur électrique ; mais on ne peut plus constater la force électro-motrice, répondent les auteurs. Croyez-vous donc si extraordinaire que ce courant, très-faible, disparaisse sous l'influence d'une excitation beaucoup plus considérable, parcourant la fibre nerveuse ? N'est-il pas au contraire très-logique de penser que ce *courant électro-moteur* n'est en résumé que le courant de nutrition du nerf lui-même ? N'est-il pas permis de croire que ce courant, allant de la périphérie au centre, représente l'assimilation dans le tissu nerveux, c'est-à-dire le travail du pôle positif situé à la périphérie, puisant les matériaux au dehors et les transportant au pôle négatif situé au centre qui se trouve ainsi sans cesse renouvelé ; ne peut-on pas, suivant la même série d'idées, admettre que pendant l'excitation nerveuse ce courant assimilateur cesse pour faire place à une autre action qui, étant une fatigue, devient un agent de désassimilation ?

C'est cette désassimilation, cette perte qui est occasionnée, non par une simple vibration moléculaire, mais par un transport de molécules dans le cylinder axis qui produit la fatigue du nerf trop longtemps excité. Autrement, conçoit-on une molécule se fatiguant uniquement parce qu'elle vibre, admet-on que lorsqu'il est mis en mouvement le muscle se fatigue par le seul fait d'une vibration ; ne sait-on pas qu'il perd, pendant le travail, et que

cette perte est accusée durant la contraction musculaire par un courant électrique?

Comment en serait-il autrement du nerf, essentiellement conducteur? Pourquoi n'admettrait-on
pas que son mode d'action est de transmettre l'électricité, et quelle répugnance peut-on avoir à le
croire doué uniquement de ce rôle.

Nos appareils électriques, nos piles étant doués
d'une grande puissance, on aime à se représenter
toujours les phénomènes électriques sous forme de
secousses, d'étincelles plus ou moins violentes, plus
ou moins lumineuses; or, sans rien préjuger de la
puissance totale qui réside dans toute la masse de
l'économie, toujours est-il qu'elle doit être assez considérable si l'on fait attention à la quantité innom-
brable d'éléments dont elle est composée.

Si chaque partie du corps qui a été étudiée au
point de vue électrique n'a donné que des courants
faibles, il est évident que la résultante générale
nous échappe, et que si les effets lumineux de la
pile ne se retrouvent pas dans les organes, il n'en
est pas moins vrai que le courant est cependant
assez puissant pour décomposer les liquides amenés
dans l'organisme et opérer la séparation de l'acide
et de la base en présence d'une température constante, et probablement la plus convenable pour la
production de ce phénomène.

Il est clair que l'on ne peut pas invoquer l'action
de l'acide sur l'alcali, soit directement, soit au
travers d'une membrane dans une région autre que

l'estomac. Là, en effet, cette action est possible, puisque le sac stomacal est rempli de liquides alcalins tandis que le sang artériel qui baigne ses tissus est acide ; mais plus bas il faut bien admettre une autre cause, puisque le sang est redevenu alcalin et que le liquide en présence, dont il n'est séparé que par une fine membrane, donne sensiblement la même réaction, et que, d'ailleurs, le courant qui tout à l'heure se dirigeait du sang artériel à la cavité viscérale, doit maintenant se diriger en sens contraire, c'est-à-dire de la cavité intestinale au sang veineux.

Or, cette nouvelle source d'électricité puissante, continue, incontestable, a son point de départ dans la respiration.

Il est inutile d'entrer dans la description du mécanisme de cette fonction, il suffit de rappeler que le sang se trouve au niveau du poumon, en présence de l'oxygène contenu dans l'air atmosphérique, et de remarquer que chaque millimètre cube de ce sang contient, en moyenne, cinq millions de globules rouges dans la composition desquels entre une quantité notable d'un métal, le fer.

M. Cazeneuve (1) dans ses recherches sur l'hématine, matière constituante du globule rouge, a prouvé qu'elle est un principe quinternaire contenant du carbone, de l'oxygène, de l'hydrogène et du fer, et il donne

---

(1) P. Cazeneuve. *Recherches sur l'hématine* (Journal de l'anatomie et de la physiologie de Ch. Robin), 1875, p. 309.

pour la quantité de fer la proportion suivante : 12 gr.
60 c. de peroxyde de fer pour 100 grammes d'hématine. Or, on sait que le contact des métaux avec
les gaz est une source très-puissante d'électricité (1).
« Si l'on introduit deux lames de platine dans deux
tubes communiquants fermés par le haut et renfermant
de l'eau acidulée ; si, en outre, on fait passer dans l'un
de ces tubes du gaz hydrogène, un courant électrique
prend naissance dès qu'on relie les deux lames de platine
par un fil métallique. Le courant va de la lame qui
plonge dans l'oxygène à celle qui plonge dans l'hydrogène, et en sens inverse dans l'intérieur du liquide. Le
courant, ainsi engendré, ne tarde pas à s'arrêter, car il
décompose l'eau, en transporte l'hydrogène sur la lame
qui plonge dans l'oxygène, et l'oxygène sur l'autre lame;
les deux gaz, mis en présence, se recombinent pour
former de l'eau.

Toutefois, si l'on a soin de déposer sur les lames métalliques une couche de noir de platine qui a la propriété
d'absorber une grande quantité de gaz, on peut obtenir
des courants constants et durables. Grove a construit,
avec de tels couples à gaz, des piles très-puissantes. »

Donc, le globule rouge est composé des mêmes
éléments que la pile de Grove : un métal, le fer,
en contact avec l'hydrogène et l'oxygène; il suffit
de relier les diverses parties de cet appareil par un
fil conducteur pour qu'immédiatement un courant
se produise.

(1) Wundt. *Physique médicale*, traduction Monoyer, 1875,
p. 563.

Que se passe-t-il dans l'économie ? Ce fait essentiellement remarquable — que partout où un globule rouge, seul ou accouplé en série plus ou
moins étendue, se trouvera en contact en même
temps avec les extrémités microscopiques des nerfs
grand sympathique et pneumo-gastrique, par exemple, le circuit sera fermé et l'électricité se dégagera
du globule ou de la série de globules en contact
parfait.

Voilà notre courant nerveux trouvé, voilà la
vraie source de l'électricité animale.

Dans la pile de Grove, le courant va de la lame
qui plonge dans l'oxygène à la lame qui plonge
dans l'hydrogène ; ici, il va de même du filet nerveux ou pôle positif au filet nerveux ou pôle négatif,
de l'acide à l'alcali, de la désassimilation à l'assimilation ; donc le globule s'affaiblit, se désassimile,
mais en même temps *le courant va en sens inverse
dans l'intérieur du liquide,* c'est-à-dire du pôle négatif au pôle positif, de l'alcali à l'acide, de l'assimilation à la désassimilation, *les alcalins rentrent dans
la masse du sang,* atome par atome, et remplacent
chaque globule qui s'use.

D'autre part, le courant ne saurait être interrompu pour plusieurs raisons que nous allons
exposer, raisons tirées du fonctionnement de la
pile de Grove, et que nous retrouvons au sein de
l'organisme, dans des conditions absolument identiques.

Nous avons vu que le courant engendré ne tarde

pas à s'arrêter, parce que les deux gaz en présence, hydrogène et oxygène, se combinent pour former de l'eau, mais que si l'on a soin, par un moyen quelconque, de mettre le métal constamment en présence d'une certaine quantité de gaz, on peut obtenir des courants constants et durables.

Eh bien! que se passe-t-il dans les fonctions de la respiration et de la circulation avec lesquelles vit et circule le globule?

Le fer se trouve dans le poumon en contact avec l'oxygène : là il se reconstitue, se recharge de gaz, puis il est lancé dans le torrent circulatoire. Il est clair que tous les globules ne sont pas utilisés à la fois, que, même dans les capillaires, quoiqu'ils subissent dans leur marche un certain ralentissement qui leur permet un contact relativement prolongé avec les extrémités nerveuses, tous ne se déchargent pas, puisque d'ailleurs ils ne sont pas tous *empilés*, c'est-à-dire en contact parfait, le liquide dans lequel ils baignent étant normalement alcalin, très-alcalin, c'est-à-dire peu conducteur, infiniment moins que s'il était acide.

Mais ce n'est pas tout. Le globule qui a été utilisé peut encore sur son trajet, avant son retour au poumon s'il y revient, ou avant son arrivée dans l'organe qui le détruit définitivement, que cet organe soit la rate ou un autre, ce globule peut, disons-nous, se charger d'éléments gazeux nouveaux qui lui permettent de servir encore. En effet, dans le sérum lui-même à tout instant, sur tout son trajet, il baigne

dans des gaz avec lesquels il lui est possible de produire des courants électriques.

Le sang ne contient pas seulement des liquides ou
des solides (1), il contient aussi du gaz. Considéré
au point de vue de la respiration, le sang est une
véritable solution gazeuse : 1° nous avons vu que le
globule rouge, composé d'hématine, contenait de
l'oxygène et de l'hydrogène ; une certaine quantité
d'oxygène est encore dissoute dans le *liquor* du
sang.

2° L'acide carbonique est tout entier contenu
dans le sérum, partie à l'état de dissolution, partie
combiné avec les carbonates alcalins qui passent
ainsi à l'état de bicarbonate (2). En moyenne, le sang
contient un volume de 40 à 45 pour 100 de gaz
qui se répartissent ainsi :

	Oxygène.	Acide carbonique.
Sang artériel.......	16	28
Sang veineux.......	8	32

Donc, ce globule produit de l'électricité en présence de gaz ; et au niveau des glandes sécrétantes
et excrétantes, il est capable d'en produire assez
pour décomposer les liquides dans lesquels baignent les tissus.

Les globules se renouvellent sans cesse, ils vien-

(1) Küss et Duval. P. 158.
(2) E. Fernet. *Du rôle des principaux éléments du sang dans
l'absorption ou le dégagement des gaz dans la respiration.*
Paris, 1858.

nent au niveau des capillaires et des filets nerveux, laissent leur électricité, transforment, passent et continuent leur trajet, renouvelant leur fluide électrique pendant que les suivants agissent de même et ainsi à l'infini.

Les globules sont des piles qui circulent, qui marchent, qui avancent, se chargent et se déchargent avec rapidité, et leur nombre, que l'on a évalué à vingt-cinq trillions dans toute la masse du sang, fait assez concevoir quelle quantité étonnante d'électricité cette profusion extraordinaire de piles en activité peut produire.

On a vu précédemment que les piles, construites avec des métaux et des gaz, s'arrêtent rapidement à cause de la décomposition de l'eau; mais ici l'arrêt n'est pas possible, les liquides décomposés aussi bien que la source d'électricité étant sans cesse renouvelés par la digestion et la respiration.

Afin d'établir solidement notre théorie, il est nécessaire de prouver en dernier lieu que les nerfs sont doués d'une action, jouent un rôle incontestable dans l'accomplissement des fonctions de nutrition.

Ici, la science est riche, et les physiologistes les plus éminents s'étant occupés de la question, nous pouvons rencontrer une quantité considérable de matériaux et choisir un certain nombre de faits qui, s'ils étaient bien interprétés, conduiraient à des résultats merveilleux.

Ne pouvant expliquer facilement l'action des

nerfs dans les sécrétions, on a imaginé la théorie des nerfs *constricteurs* et des nerfs *dilatateurs*.

Au point de vue de l'introduction dans les capillaires des matériaux propres à la nutrition des tissus, cela n'explique rien.

Si le calibre des vaisseaux était maintenu béant comme un tube ouvert à un bout, on comprendrait que les nerfs agissent en ouvrant ou en resserrant cette ouverture, et par suite en favorisant ou en entravant l'introduction des liquides dans la circulation ; mais il n'en est pas ainsi : les liquides et les gaz sortent des capillaires, ils y rentrent autrement que par de larges ouvertures. La porosité des membranes qui constituent les capillaires est tellement fine, qu'elle est jusqu'à présent plutôt théorique que constatée, et l'on conçoit difficilement que la force qui est capable de faire pénétrer un atome de liquide ou de gaz dans une ouverture que le microscope avec ses plus forts grossissements n'a encore pu déterminer sûrement, soit arrêtée par une simple contraction de cet infiniment petit, et l'on comprendrait avec plus de peine encore comment la dilatation ou la contraction de la tunique des capillaires suffirait pour laisser pénétrer les alcalins dans le sang et en chasser les acides.

S'il existe une force qui semble augmenter ou diminuer momentanément le calibre des capillaires, et nous l'admettons volontiers, elle est seulement capable en réalité d'accélérer ou de ralentir le cours du sang, et, par conséquent, la marche des globules rouges dans le vaisseau.

Connaissant le rôle du globule rouge, nous admettrons que les phénomènes d'assimilation ou de désassimilation seront augmentés ou diminués par l'activité ou le retard apportés à la production du courant névro-électrique, mais nous ne voyons pas en quoi cela pourra changer la nature de la sécrétion.

Il existe une cause plus puissante de ralentissement ou d'exagération de la circulation du sang dans les capillaires, cause qui expliquerait parfaitement à la fois le changement dans la nature des sécrétions et l'augmentation ou la diminution de la densité du liquide nourricier. Nous avons vu en étudiant la composition physiologique et la composition pathologique des liquides de l'organisme, que le sang contenait une quantité normale d'albumine et de fibrine, que l'augmentation de l'albumine, chose rare, coïncidait à la fois avec la diminution de la fibrine et une fluidité plus grande du liquide sanguin, tandis que l'augmentation de la fibrine, constatée dans toutes les affections inflammatoires, coïncidait au contraire avec une diminution relativement équivalente de l'albumine, et en même temps avec un épaississement du sang.

D'où il résulte que la prétendue constriction ou dilatation des vaisseaux n'est en résumé que la fluidité ou la plasticité plus ou moins grande du liquide qui les remplit.

Mais ce changement d'état dans l'aspect physique du sang, comment l'expliquer à son tour?

Personne n'ignore que les acides ont la propriété de coaguler le sang et tous les liquides albumineux, tandis que les alcalins sont doués au contraire de la propriété d'en retarder la coagulation et même de rendre de nouveau fluides les substances albumineuses coagulées par les acides.

Ici, les choses se passent dans des conditions identiques.

Le sang dans lequel les alcalins ont pu pénétrer est liquide, albumineux, circule facilement dans les vaisseaux de petit calibre, et cet état peut en imposer pour être dû à la dilatation des vaisseaux.

Si, au contraire, l'acide urique, ou ses congénères ne sont pas sortis au niveau de l'estomac de la masse du sang, celui-ci se coagulera, la fibrine augmentant de volume aux dépens de l'albumine, il s'épaissira, circulera avec beaucoup moins de facilité dans les capillaires et pourra faire croire à la *constriction* des vaisseaux.

Cela se conçoit aisément, mais ce qui s'explique moins naturellement c'est le rôle des nerfs dans la production de ce double phénomène; cependant rien n'est plus simple.

« L'action décomposante du courant électrique sur les matières animales a été étudiée par Brugnatelli, Aldini, H. Davy, Prévost et Dumas, etc. Le sang, le lait, la chair musculaire, etc., renferment des sels minéraux, et c'est sur ces principes que se

porte en premier lieu l'action du courant : les acides
sont transportés au pôle positif, les bases au pôle
négatif.

Ainsi, Davy, en faisant plonger les extrémités d'un
morceau de chair dans deux vases pleins d'eau distillée, mis en communication avec les pôles d'une
forte pile, trouva dans le vase négatif de la potasse,
de la soude, de la chaux, de l'ammoniaque, et dans
le vase positif des acides sulfurique, chlorhydrique,
phosphorique, nitrique. Le morceau de chair, soumis à ce traitement pendant plusieurs jours, fut
entièrement privé de ses sels.

Davy, ayant établi la communication entre les
deux vases au moyen des doigts bien lavés dans
l'eau distillée, trouva également des acides dans le
vase positif et des alcalins dans le vase négatif,
preuve que l'action électrolytique du courant sur les
substances animales s'exerce aussi bien pendant la
vie qu'après la mort (1). »

De plus, quand on opère sur des liquides albumineux, tels que le sang, le blanc-d'œuf, on observe
la formation d'un coagulum au pôle positif (Brugnatelli, Brandt, Prévost et Dumas), tandis qu'au
pôle négatif il se dépose une substance de consis-
tance gélatineuse. MM. Prévost et Dumas ont expliqué ce phénomène par l'action secondaire des
produits de décomposition des sels minéraux sur
l'albumine ; les acides qui se portent au pôle positif

(1) Wundt. *Loc. cit.*, p. 620.

y déterminent la coagulation de l'albumine, tandis
que les alcalis transportés au pôle négatif maintiennent les substances albuminoïdes en dissolution.

Il est facile, après ces expériences, de se rendre
un compte exact du résultat de l'action nerveuse
sur les substances contenues dans le tube intestinal
pendant l'acte de la digestion, le transport des
acides au pôle positif, le transport des alcalis au
pôle négatif.

Si une grande quantité d'acides entre dans la
composition du produit de la digestion, le sang
qui circulera dans les capillaires au niveau des
glandes absorbantes sera épais, coagulé ; si, au
contraire, l'élément alcalin se trouve en excès, le
pôle négatif prenant davantage, le sang sera liquide,
l'albumine restera en dissolution, et alors, selon que
le sang coagulé ou dilué s'échappera des vaisseaux
sectionnés avec une couleur noire ou rutilante,
avec une rapidité plus ou moins grande, selon qu'il
sera plus ou moins plastique, au lieu de dire que les
nerfs vaso-moteurs se divisent en nerfs *vaso-dilata-*
teurs et en nerfs *vaso-constricteurs*, nous pouvons
dire avec plus de raison que tantôt le pôle positif,
que nous appellerons nerf grand sympathique, a
puisé dans le liquide électrolysé une grande quantité
d'acide, et que tantôt le pôle négatif ou nerf
pneumogastrique a pris dans le sein du liquide
décomposé une plus grande quantité d'alcali.

D'ailleurs, cette action remarquable et constante

du pôle positif et du pôle négatif, de l'acide et de l'alcali sur les tissus animaux, a été mise à profit d'une façon tout à fait convaincante par la galvano-caustique chimique.

Nous avons vu précédemment qu'en faisant passer un courant galvanique à travers une substance animale vivante ou morte, on opère la décomposition des sels minéraux renfermés dans les parties placées sur le trajet de l'électricité. Sur les tissus vivants, on observe qu'il résulte du passage du courant une cautérisation semblable à celles que produisent les caustiques potentiels; au pôle positif, on obtient une eschare dure et rétractile comme celle que déterminent en général les acides, au point négatif, l'eschare, due à la présence des alcalis, est molle et rétractile (1).

On a même pu utiliser l'action coagulante de l'é-lectrode positif sur le sang pour la cure des ané-vrysmes.

Mais s'il est nécessaire d'amener les alcalins du dehors, nous savons que les acides peuvent se for-mer sur place par le travail, la respiration, la cir-culation, que toute désassimilation, quelle qu'en soit la cause, se traduit en dernière analyse par la production d'une matière excrémentitielle à réaction acide, qui, le plus souvent, ne se découvre à nos yeux que par ses résultats, c'est-à-dire la formation

---

(1) Mallez et Tripier. *De la guérison durable des rétrécisse-ments de l'urèthre par la galvano-caustique chimique*, 1870.

d'une quantité plus ou moins considérable de fibrine dans le sang.

Nous avons constaté dans un autre chapitre, la coïncidence constante de l'augmentation de la fibrine et de la diminution de l'albumine; eh bien, on comprendra maintenant pourquoi la somme de la fibrine, trouvée dans le sang, est en raison inverse de la vigueur du sujet; pourquoi on la voit, au contraire (1), s'accumuler dans le sang après le jeûne, après une marche épuisante, dans les maladies qui amaigrissent, dans les cas où la nutrition languit, etc. On saura pourquoi *l'aglobulie* entraîne des troubles si profonds des fonctions de nutrition, pourquoi les lésions nerveuses, l'absence d'alcalins dans l'économie, la prédominance des acides dans l'organisme, produisent toutes les affections, tous les troubles trophiques, toutes les lésions venues à leur suite.

On a constaté que le sang qui revient d'un muscle est d'autant plus riche en fibrine, qu'il a plus travaillé, qu'il vient, par exemple, d'être soumis à la galvanisation.

La fibrine est donc bien une forme excrémentitielle, un produit de désassimilation acide de nos tissus, et si l'on se rappelle que tout muscle qui se contracte donne un courant au galvanomètre, on saisira la relation qui existe entre les différents termes de ce problème.

(1) Küss et Duval. *Op. cit.*, p. 155.

Si l'on inscrit, en outre, que la seule manière de réparer les forces épuisées de l'organisme, est une alimentation suffisante et de digestion facile, suivie de repos, et le plus souvent aidée de l'ingestion d'une eau alcaline, on pourra grouper de la façon suivante les résultats de notre étude et des observations journalières :

Travail, désassimilation, réaction acide, formation de fibrine, coagulation du sang, d'où découlent nécessairement, en dernière analyse, les troubles les plus variés dans la circulation, dans la composition normale des tissus, dans les fonctions de nutrition.

A une alimentation suffisamment réparatrice, et *à l'ingestion des acalins* succèdent, au contraire, *l'assimilation, la réaction alcaline, la formation de l'albumine, la limpidité du sang*, d'où résultent en dernier lieu l'activité de la circulation, le rétablissement de la composition normale des tissus, et l'accomplissement, dans les conditions les plus satisfaisantes, des fonctions de nutrition.

On pourra se demander alors si les troubles variés, constatés par tous les observateurs comme coïncidant avec la diminution du chiffre des globules rouges, sont bien amenés par un abaissement *absolu* du chiffre des globules dans toute la masse du sang, ou seulement par leur diminution *relative* dans les capillaires, diminution qui entraîne un ralentissement égal dans la production du courant nerveux, et, par suite, dans l'élaboration des aliments, dans les digestions, dans les fonctions de nutrition, et qui

serait due à l'épaississement plus ou moins considérable du liquide sanguin, puisque l'usage des alcalins, sans addition d'aucune préparation martiale,
entraîne rapidement l'augmentation du chiffre des
globules.

Nous traiterons cette question plus au long dans
le chapitre consacré à la prétendue *anémie alcaline;*
nous établirons ici seulement ce principe :

*Les alcalins, en augmentant la quantité d'albumine,
et en diminuant d'autant la fibrine dans la masse du
sang, activent la circulation et permettent à une plus
grande quantité de globules rouges de passer dans les
capillaires dans un temps donné.*

Nous entendons ici, et nous tenons à le constater
tout de suite pour éviter des discussions interminâ-
bles ; nous entendons par *activer la circulation,* permettre au sang, devenu plus fluide, de circuler avec
plus de facilité, mais nous ne voulons pas dire pour
cela que le rhythme du pouls s'élève; ce qui serait
contraire à l'observation. — Au contraire, moins le
sang est acide, plus il circule avec facilité, et moins
le cœur a besoin d'efforts pour le lancer dans les
organes.

Nous avons laissé les alcalins au sortir de l'estomac et à leur entrée dans le duodénum; nous
avons établi comment, par l'action des globules
rouges sur les extrémités nerveuses du nerf pneumogastrique et du grand sympathique, ils peuvent
désormais rentrer dans la masse du sang pour présider à la reconstitution des tissus, et puisque nous

11

avons appris à identifier le pôle positif ou nerf grand
sympathique à la fonction acide, et par conséquent
le nerf pneumogastrique ou pôle négatif à la fonction alcaline, il nous reste à étudier l'influence de
l'innervation sur les différentes sécrétions.

La sécrétion salivaire, en premier lieu, nous offre
un bel exemple de cette influence. «Cette sécrétion (1) n'est pas le résultat de l'irritation directe
produite par les aliments ; les grandes glandes salivaires sont trop loin de la muqueuse buccale. Il se
passe ici un phénomène réflexe. L'impression périphérique produite par les aliments est transmise par
un appareil nerveux spécial vers un centre réflecteur, d'où elle est communiquée à un autre appareil
qui détermine la sécrétion. Ce centre réflecteur n'est
pas, comme on l'a cru longtemps, dans le ganglion
du nerf grand sympathique : les expériences de
Schiff (2) prouvent que cette action se passe dans la
moelle allongée, et contredisent les assertions de
Cl. Bernard, qui avait cru pouvoir démontrer que le
ganglion sous-maxillaire pouvait servir de centre à
la sécrétion salivaire, et cet exemple avait été généralement indiqué pour affirmer que les ganglions
du grand sympathique jouissent de cette propriété
désignée sous le nom de *centre réflexe*.

D'ailleurs, on remarquera que cette expression

(1) Küss et Duval. *Loc. cit.*, p. 270 et seq.
(2) Schiff, *Leçons sur la physiologie de la digestion*. Flo-
rence, 1866.

(centre réflexe) n'est qu'un mot qui n'explique rien, qui essaie simplement de rendre compte d'un résultat, mais qui, en somme, ne rend compte de rien, et substitue une inconnue à une autre inconnue.

Quand on a décrit, en effet, un acte physiologique, et que l'on croit avoir élucidé la question en disant que cet acte est le résultat d'une action réflexe, on n'a rien dit absolument qu'un mot vague qui demande à son tour à être expliqué. Or, voici ce qu'il est permis de penser de cette action réflexe : Toute partie de l'organisme irritée par un corps étranger, qui est l'aliment pour le canal digestif et ses annexes, l'air extérieur pour le poumon, etc., répond immédiatement à cette irritation par une augmentation de la circulation locale, un apport plus considérable de globules rouges, un courant électrique qui parcourt les nerfs appelés *vaso-moteurs*, le tout constituant un travail, c'est-à-dire une désassimilation qui se passe au pôle positif et que le pôle négatif est appelé à contre-balancer par l'assimilation, c'est-à-dire l'apport de l'élément alcalin s'il existe à cet endroit.

Tout le mécanisme de l'action réflexe est là, et ce que nous en disons suffit à la faire comprendre sans entrer dans plus de détails qui sortiraient du cadre de notre travail.

L'action réflexe est purement et simplement la mise en marche d'un appareil par l'excès d'une circulation locale qui établit un courant dans les nerfs de cet appareil ; seulement, souvent l'excitation est

assez loin de la glande qui sécrète, s'il s'agit d'une
sécrétion, et cet éloignement nous trompe.

Le fait est qu'il est souvent fort difficile d'établir
la source de l'excitation. On la croit partie du cerveau ou de la moelle quand elle réside, comme nous
l'avons fait voir, dans les extrémités périphériques
des nerfs. L'électricité, avons-nous dit, part de là,
et va sans doute s'emmagasiner dans les ganglions
ou dans les centres nerveux, comme dans des condensateurs, d'où elle repart ensuite tantôt dans
un muscle, tantôt dans un autre pour présider aux
mouvements.

L'assimilation fabrique l'*électricité nerveuse* ; les
centres la condensent ; la *désassimilation l'utilise*.

Voilà comment il faut envisager les phénomènes
fondamentaux de la vie, voilà ce qu'il faut entendre
par action réflexe, et se rappelant que l'assimilation
est le premier travail qui mène à tout cela, il ne faut
pas perdre de vue que *les alcalins sont la matière première sans laquelle non-seulement rien ne se fait en
nous, mais tout se détruit.*

Rappelons-nous, ici, que l'organisation animale, en
apparence si compliquée, mais en réalité seulement
fort difficile à comprendre, est soumise à un petit
nombre de lois ; sachons bien qu'un jour la chaleur, la lumière, l'électricité, seront considérées
comme les manifestations diverses d'une seule cause,
et l'on sera bien étonné alors d'avoir pu croire un
instant à la multiplicité des causes premières,
trompés par l'infinité des résultats.

Cette idée doit nous guider sans cesse et nous engager non pas à diluer nos observations dans une quantité de plus en plus considérable d'hypothèses, à les noyer dans des flots de discussions, de contradictions et d'interprétations nouvelles; mais, au contraire, à les ramener toutes à un petit nombre de données sûres basées sur le bon sens, la logique et la saine interprétation des phénomènes.

Ici, nous mettons en fait que le courant névro-électrique, né de l'assimilation et de la désassimilation, préside à toutes les manifestations désignées sous le nom d'actions réflexes, et à toutes les sécrétions; c'est dire que ce double courant assimilateur et désassimilateur constitue la vie, et que le maintien de la santé qui réside dans l'intégrité des tissus et des organes consiste dans l'équilibre parfait entre les *ingesta* et les *excreta*, équilibre que l'on ne peut obtenir qu'en remplaçant une molécule d'acide formée aux dépens d'un tissu désassimilé et devenue excrémentitielle par une molécule d'un élément alcalin recrémentitiel et assimilable.

C'est pourquoi l'on nous verra toujours collationner les expériences physiologiques et essayer de les ramener toutes à une explication unique, loin d'inventer pour chacune d'elles une théorie nouvelle, des mots nouveaux ou, ce qui est plus remarquable, des organes ou des composés chimiques dont jamais la chimie ou l'anatomie ne pourront démontrer l'existence.

Revenons à la sécrétion salivaire que cette explication nécessaire nous a fait abandonner un instant.

Les expériences de Schiff ont prouvé que les nerfs centripètes partant de la muqueuse aboutissent au bulbe : ce sont essentiellement les filets du trijumeau. Le lingual, branche du maxillaire inférieur, est le filet nerveux sur lequel l'expérimentation démontre le mieux ce rôle, mais le glosso-pharyngien prend aussi part à la conduction centripète ainsi que le pneumogastrique, car des excitations de l'estomac amènent la sécrétion salivaire, et l'on voit que le vomissement est toujours précédé d'une abondante salivation (1).

Or, si l'on pratique une section sur le trajet du lingual, on remarque que l'irritation de la portion périphérique ne produit aucun effet sur la sécrétion de la salive, ce qui nous paraît une preuve suffisante pour établir que l'action nerveuse n'est pas une action simplement vibratoire, se transmettant de molécule à molécule ainsi qu'on a voulu le démontrer, puisque s'il en était ainsi il n'y aurait pas de raison pour que les molécules du bout périphérique ne continuassent pas à vibrer, tandis que dans l'hypothèse d'un courant électrique, il saute aux yeux, qu'un conducteur étant sectionné le courant ne passe plus.

Ceci nous prouve bien encore, que l'électricité se fabrique au niveau des glandes, pour se rendre à la moelle d'où elle est reportée dans les organes, puis-

(1) Küss et Duval. *Loc. cit.*, p. 271.

que, s'il en était autrement, l'excitation du bout du nerf qui tient à la moelle, et qui vient de la direction de la glande, ne produirait aucun effet sur la moelle. Le mécanisme de la production du courant nous apparaît dans toute sa netteté.

L'excitation du bout central qui tient encore à la moelle allongée établit la sécrétion.

Qu'arrive-t-il? Cette excitation semblable ou à peu près à celle qui viendrait de la glande, arrive à la moelle, d'où le courant produit et condensé repart dans un autre nerf centrifuge et produit une augmentation de la circulation locale dans la région de la glande.

La glande sécrète. Comment pourrait-elle le faire si la sécrétion n'était pas une œuvre purement locale, indépendante des centres nerveux dans une certaine mesure, puisque l'une des communications avec la moelle est interrompue?

La glande sécrète parce que la circulation locale exagérée entraîne une plus grande quantité de globules qui rencontrent les extrémités périphériques des nerfs et so déchargent à leur contact sans que la communication avec la moelle soit nécessaire. Seulement il arrivera qu'elle sécrétera des produits acides ou des produits alcalins, selon que le nerf sectionné sera le pôle positif ou le pôle négatif, c'est-à-dire selon que l'électricité positive ou négative formée pourra ou non s'écouler dans les centres nerveux.

En voici la preuve : « Le grand sympathique peut

aussi amener, quand on l'excite, la sécrétion de la salive, mais la salive produite expérimentalement par l'action du grand sympathique est beaucoup plus épaisse que la salive normale. Il faut rapprocher ce fait de ce qui se passe dans les vaisseaux; en effet, sous l'influence de l'excitation du grand sympathique, les vaisseaux de la glande sont très-resserrés, contractés, mais en en même temps, l'échange paraît plus intime entre le sang et les éléments excréteurs, car le sang sort *tout noir* de la glande (1). Au contraire sous l'influence du nerf facial (corde du tympan) la glande maxillaire sécrète son produit très-liquide, et on voit que les vaisseaux sont très-dilatés, que le sang en sort *rouge*, presque à l'état artériel. » (Cl. Bernard.)

Ces résultats étaient prévus, si l'on a bien saisi notre théorie.

Sans croire à l'*échange plus intime entre le sang et les éléments excréteurs*, qui ne s'explique pas, sans attacher plus d'importance qu'elle n'en mérite à la dilatation et à la rétraction des vaisseaux, nous nous bornerons à étudier l'état du sang qui s'écoule des capillaires sectionnés. Ceci est visible pour tout le monde; le sang est noir ou il est rouge, il est épais ou il est liquide, c'est sur ces données que nous pouvons baser un raisonnement.

Si le grand sympathique excité a donné lieu à un écoulement de sang noir, épais, visqueux, à une production de salive plus épaisse, c'est que le grand

_____

(1) Küss et Duval. *Loc. cit.*, p. 271.

sympathique agit dans la sécrétion salivaire et partout dans l'organisme, comme pôle positif. Si le sang était coagulé à la suite de l'irritation de ce nerf, c'est que, agissant presque seul, son antagoniste étant sectionné et ne pouvant servir tout au plus qu'à fermer le circuit, il accumulait tout l'élément acide, qui n'était pas contre-balancé par un apport égal d'alcali au pôle négatif inerte, et coagulait l'albumine du sang au fur et à mesure de son arrivée dans les capillaires et la transformait en fibrine.

Si maintenant la salive est devenue très-liquide, si le sang est devenu lui-même plus fluide, en prenant une couleur d'un rouge vermeil semblable à celle du sang artériel, c'est que dans la deuxième expérience, on a excité le nerf facial, pôle négatif qui attire l'élément alcalin et dont l'action n'étant pas contrebalancée par une production égale d'acide au pôle positif sectionné, a eu pour résultat d'alcaliser le sang dans les capillaires, c'est-à-dire de dissoudre la fibrine ou l'albumine coagulée.

Nous pensons que cette production de salive dans des conditions anormales, se fait aux dépens des tissus environnants, des éléments de la glande même, les nerfs étant excités mécaniquement, c'est-à-dire étant parcourus par un courant développé par une cause externe. On sait fort bien que la galvanisation des nerfs est capable de rappeler une sécrétion interrompue, et, d'autre part, que les tissus de l'économie animale sont capables de fournir l'acide par désassimilation, et l'alcali puisqu'ils en contiennent normalement.

Nous ajouterons comme conclusion qu'il résulte de ces expériences très-claires et très-explicites que le grand sympathique et le facial sont les deux conducteurs électriques qui président à la sécrétion salivaire, que le grand sympathique en est le pôle positif et que le facial en est le pôle négatif.

Les expériences de Ludwig prouvent, d'ailleurs, qu'il ne faut pas attribuer trop d'influence à la présence du sang et à l'état des vaisseaux eux-mêmes pendant leur cours, car ici le courant électrique, ou simplement l'irritation des nerfs, remplace admirablement pendant quelque temps l'électricité qui devait être fournie par les globules rouges; car, si l'on supprime la circulation on peut, en irritant comme précédemment les deux ordres de nerfs centripètes et centrifuges des glandes, donner lieu à une production considérable de la salive.

Küss explique ce phénomène en disant que le globule tire les matériaux de sa végétation par imbibition, c'est-à-dire des tissus qui l'environnent; il faut, dit-il (1), se figurer alors une puissante attraction de sa part, d'où des courants qui se portent vers lui en traversant la membrane inerte qui forme la paroi des tubes sécréteurs.

Cette explication est au moins étrange, car il est bien inutile d'imaginer un mode d'action nouveau,

(1) P. 271.

une attraction puissante que rien n'explique, que
rien ne prouve, et l'on ne voit pas bien pourquoi
cette attraction, qui ne s'est jamais exercée tant
qu'il n'y avait aucune lésion de l'appareil salivaire,
aurait été mise là en magasin, pour ainsi dire, afin
de servir à remplacer l'action nerveuse à l'instant
où un expérimentateur s'aviserait de la troubler.

Les recherches de Pflüger ont amené la découverte des ramifications nerveuses terminales qui
pénètrent jusque dans l'élément glandulaire épi-
thélial.

Küss critique, à bon droit, les travaux de Pflüger,
et nous sommes absolument de son avis quand il
écrit ceci : « Quant aux dispositions anatomiques
qui confirmeraient cette manière de voir, il faut
avouer que les recherches de Pflüger sur la terminaison des nerfs dans les glandes ne sont nullement
propres à produire la conviction. Cet histologiste
figure des rameaux nerveux se terminant au niveau
des globules des culs-de-sac glandulaires et conservant *jusqu'à leur moelle nerveuse* (myéline); or, ce
serait là un cas tout à fait exceptionnel. Quand un
filet nerveux approche de sa véritable terminaison il
se dépouille en général de sa myéline pour ne con-
server que son cylinder axis et la gaîne de
Schwann (1). »

En effet, nous ne saurions concevoir le nerf conservant jusqu'à sa terminaison sa gaîne protectrice

_____

(1) Küss. *Loc. cit.*

de myéline, non plus qu'on ne saurait concevoir les fils conducteurs d'une pile électrique recouverts jusqu'à leur terminaison de leur enveloppe isolante de gutta et de soie, et tous ceux qui ont vu une pile en activité ont pu remarquer, en effet, que l'extrémité terminale du fil est dénudée et grattée le mieux possible pour établir le contact parfait indispensable au passage du courant.

Si Pflüger a vu les terminaisons nerveuses, ce qui est possible et ce qui est théoriquement vraisemblable, il s'est trompé s'il a figuré la myéline jusqu'au bout, et Küss abonde dans notre sens quand il relève cette grosse erreur.

On pourrait nous objecter que le rôle des nerfs peut bien se borner à agir sur les éléments musculaires contenus dans les canaux excréteurs des glandes ou dans les parois des vaisseaux capillaires, et que les filets ne sont là que pour procéder à la partie mécanique de la sécrétion.

Avant d'aller plus loin, nous allons faire la part de cette objection.

Les canaux excréteurs des glandes salivaires paraissent manquer d'éléments musculaires (1). Si la salive s'écoule, ce n'est pas par un mouvement analogue au mouvement péristatique, c'est par une sorte de *vis a tergo* du liquide qui, emplisasnt d'abord le fond des tubes salivaires, monte peu à peu, puis finit par déborder.

(1) Küss. P. 273.

Ces petits tubes excréteurs des glandes salivaires, en se réunissant, donnent naissance aux canaux excréteurs qui ont une structure bien différente.

Ceux-ci grossissent de plus en plus pour former les gros canaux dits de *Sténon*, de *Warthon* et de *Rivinus*. Ces canaux présentent deux couches : une couche externe conjonctive et élastique, et une couche interne épithéliale. La couche externe de la paroi des canaux est formée principalement de tissu conjonctif mélangé à des réseaux étroits de fibres élastiques fines et moyennes.

Klöliker a décrit dans la paroi du canal de *Warthon* une très-mince couche de fibres longitudinales de 12 à 16 millimètres de longueur (1).

Ainsi, quelques auteurs admettent la présence de fibres musculaires dans les canaux excréteurs des glandes salivaires, d'autres ne les admettent pas; mais si elles existent, il est certain qu'elles ne s'y trouvent qu'en très-petite quantité et qu'elles ne peuvent servir qu'à aider la progression du liquide excrété que dans une très-petite proportion, et il est logique de penser que le réseau nerveux qui entoure les glandes joue un rôle beaucoup plus important que celui-là, et, dans tous les cas, il serait difficile d'admettre qu'après la section des nerfs l'excitation de leur bout central augmentât dans de grandes proportions la sécrétion de la salive en raison d'un

(1) Fort. *Anatomie descriptive et dissection*, 1877, t. III, p. 244. Delahaye, édit.

stimulus quelconque apporté à ces fibres musculaires qui sont des fibres lisses, dont les contractions,
par conséquent, sont lentes à s'établir et lentes à
s'arrêter.

On ne comprendrait pas non plus pourquoi ces
fibres lisses dont les deux actions se réduisent à la
contraction et à la dilatation, donneraient, dans les
deux cas, une grande quantité de salive, en même
temps que ce produit changerait de nature et serait
tantôt épais, tantôt limpide.

On pourrait dire avec plus de raison, au premier
abord, que les nerfs qui sont au niveau des glandes
salivaires en particulier, et des glandes sécrétantes
en général ont pour rôle unique de dilater ou de
resserrer les vaisseaux capillaires qui se rendent
dans les éléments glandulaires, mais l'examen histologique prouve que sur les capillaires artériels qui
n'ont pas plus de 15 à 20 millièmes de millimètres,
il n'y a plus qu'une mince couche de fibres musculaires, à éléments très-petits, et déjà complètement
séparés les uns des autres ; on sait que ces éléments
se rencontrent dans la tunique moyenne des artères,
mais que cette tunique, élastique d'abord, élastique
et musculeuse ensuite, musculeuse seulement plus
tard au niveau des petites artères, diminue graduellement d'épaisseur et passe insensiblement
du jaune au rose puis au rouge, jusque sur les artérioles mesurant de 15 à 20 millièmes de millimètres.
Elles cessent à ce niveau en même temps que la
tunique externe, et au moment où celle-ci s'arrête,

on voit encore quelques fibres musculaires très-
petites, éparses çà et là, sur la paroi de ce qui va
être le capillaire (1).

Qu'est-ce que les capillaires? Sous ce nom on
doit entendre, avec la plupart des auteurs, des
vaisseaux ayant une seule tunique et formant un
réseau intermédiaire aux artères et aux veines.

Robin admet trois variétés de capillaires; la troisième variété serait visible à l'œil nu et contiendrait
des fibres musculaires, mais physiologiquement et
anatomiquement on ne saurait admettre une telle
division, et nous considérerons les capillaires comme
des vaisseaux microscopiques à une seule paroi.

Il faut bien savoir que Robin, pour ne point paraître inconséquent, est forcé de rattacher aux capillaires certaines fonctions des artérioles, comme la
contractilité des vaisseaux ; il admet, en conséquence, l'influence des nerfs vaso-moteurs sur les
capillaires, et c'est ce que nous ne saurions admettre
puisque le microscope, manié par tous les auteurs
autres que Robin, sans parti pris, sans idée préconçue, démontre l'absence absolue des fibres musculaires sur les parois des capillaires.

Fort, dans son excellent traité d'histologie (2),
auquel nous empruntons la plupart de ces détails,
conclut ce débat en exprimant l'opinion de tous les
auteurs connus, hormis Robin, et il l'exprime en

(1) A. Fort. *Anatomie*, t. I, p. 301.
(2) Fort. *Traité élémentaire d'histologie*, 1873. Paris, Delahaye, édit., p. 277.

ces termes : *Les capillaires ne sont pas contractiles*,
ils sont seulement élastiques.

Vulpian, dans ses leçons de physiologie, dit fort
bien que les vrais capillaires ne se contractent pas,
et l'on ne devrait entendre par capillaires que les
plus petits vaisseaux formés d'une seule membrane
anhiste contenant des noyaux longitudinaux dans
son épaisseur. Ces vaisseaux présentent une certaine élasticité, mais ils ne contiennent aucun élément contractile ; les nerfs vaso-moteurs n'ont sur
eux aucune influence directe (1).

Donc, si les nerfs ne sont pas faits pour agir sur
les fibres musculaires des canaux excréteurs des
glandes, puisque ceux qui les admettent déclarent
même qu'ils sont en très-petite quantité, puisqu'ils
ne sauraient, en aucune manière, agir sur les capillaires dont l'élément musculaire n'existe absolument
pas, il faut bien admettre, encore une fois, qu'ils
n'agissent là que comme conducteurs d'un courant
électrique qui puise à travers la paroi extrêmement
mince des capillaires, soit l'acide soit l'alcali nécessaire à la confection du liquide sécrété.

On pourra répondre que l'endosmose suffirait à
expliquer cette transsudation à travers les parois des
capillaires ; mais nous répondrons que là aussi les
nerfs seraient très-inutiles puisque, dans nos laboratoires, nous pouvons produire ce phénomène avec
un morceau de baudruche lié au bout d'un tube

(1) Fort. *Anatomie*, édit. 1868, t. I, p. 260.

plongeant dans un liquide contenu dans un vase quelconque, et, s'il en est encore besoin pour bien faire comprendre notre pensée, nous dirons que l'endosmose ne saurait expliquer, en aucune façon, la transformation de la salive tantôt épaisse, tantôt limpide, pas plus que du sang, tantôt noir, tantôt rutilant, selon que l'on excite le bout central du facial ou du grand sympathique.

D'ailleurs, l'endosmose, fût-elle aidée de contractions musculaires, ne pourrait parvenir à faire comprendre la transformation opérée dans le sein des glandes.

Si l'on peut bien admettre, ce qui ne répugne pas à notre théorie, que le plasma du sang suinte à travers les parois du capillaire pour se rendre dans les culs-de-sac glandulaires, il reste toujours à expliquer comment ce plasma n'est pas chassé de la glande en nature, et sous l'influence de quelle action il est transformé en produits différents suivant les organes qu'il traverse.

Nous n'avons pas la prétention d'expliquer pourquoi le plasma est transformé en larmes dans la glande lacrymale, pourquoi il est transformé en salive dans la glande salivaire. Ceci nous échappe et nous échappera encore longtemps peut-être ; ce que nous voulons dire, ce que nous espérons prouver, c'est que les deux nerfs différents, au contact desquels se trouve ce plasma, ont pour rôle essentiel de séparer l'alcali de l'acide et d'aider ainsi à la transformation, ou, pour mieux dire, au dédoublement du liquide.

Dans un alinéa, ayant pour titre : *Du rôle des glandes,* (1) nous trouvons les lignes suivantes qui nous indiquent parfaitement le rôle de ces organes, tout en restant muettes, il est vrai, sur le pourquoi et le comment : « Le sang passe des artères dans les capillaires des glandes, circule sur la paroi des éléments glandulaires avant de revenir par les veines, il est très-probable, et cela a été démontré pour quelques glandes, que le sang en retour n'a pas la même composition que celui qui est porté par l'artère. Pendant que le liquide nourricier circule dans les capillaires de la glande, il se produit un phénomène particulier : la partie liquide du sang, ou plasma, sort par exhalation à travers la paroi des capillaires et traverse la paroi propre de l'élément glandulaire pour se mettre en contact avec l'épithélium qui tapisse cet élément.

En traversant la paroi glandulaire et la couche épithéliale, le plasma du sang a subi une transformation : ici il est changé en salive, là il forme la bile ; parmi les matériaux qui entrent dans la composition du liquide sécrété, il en est qui viennent incontestablement du sang, de sorte qu'on est obligé de douer le tissu glandulaire de la propriété particulière de choisir dans le sang les éléments qui conviennent au produit de sa sécrétion.

(1) Fort. *Anatomie,* t. I, p. 123.

Quelques travaux entrepris dans le but d'établir expérimentalement le rôle de l'électricité dans les secrétions, nous ont montré en même temps le mécanisme de cette fonction et l'influence constante de la composition chimique des liquides sur la marche du phénomène.

Nous avons construit une *glande schématique* en nous appuyant sur les données suivantes :

En principe, un cul-de-sac glandulaire, est ainsi que son nom l'indique, un sac fermé d'un côté et ouvert de l'autre.

Le fond du cul-de-sac est baigné au-dehors par le sang dans lequel la glande doit puiser un produit de secrétion quelconque qui entre dans sa cavité, et se trouve ensuite versé au dehors par son extrémité ouverte et terminée par un tube fin nommé canal excréteur.

On a invoqué pour expliquer le mécanisme de la secrétion, tantôt l'endosmose, tantôt la simple imbibition, ou la diffusion des liquides; l'endosmose seule peut être considérée comme une force capable de produire ce phénomène ; la diffusion qui consiste en un simple mélange de liquides de densité différente comme l'eau et le vin n'a rien à voir dans les sécrétions, et l'imbibition qui fait jouer aux tissus le rôle de simples éponges est suffisamment combattue par les recherches anatomiques et physiologiques pour ne pas être prise au sérieux.

Conçoit-on en effet que des glandes simples ou composées aient été répandues à profusion dans

l'économie, aient été pourvues d'épithélium, de nerfs
et de tout ce qui constitue en un mot ces organes
admirables pour jouer le rôle de tubes capillaires,
faisant progresser un liquide dans leur lumière sans
plus de difficulté que ne le ferait un tube de verre
plongé dans l'eau.

Mais s'il en est ainsi, pourquoi cette glande puise-
t-elle la salive, pourquoi cette autre prend-elle le suc
pancréatique, pourquoi un nerf coupé a-t-il cette influence constante sur la composition du liquide
sécrété ?

L'influence nerveuse est donc pour quelque chose
dans la sécrétion ; cette fonction n'est donc pas
soumise à une simple force physique, et elle doit
compter avec l'électricité nerveuse, avec la vie, sans
doute.

Donc, nous pouvons établir comme il suit les
définitions de la composition schématique d'une
glande :

Une glande est un sac membraneux, pourvu de
nerfs et d'un canal excréteur et qui puise dans le
sang, au niveau des capillaires, les éléments nécessaires à la confection de son liquide propre. Un épithélium qui tapisse l'intérieur de la glande et dif-
férent pour chacune d'elles, donne au liquide sécrété
ses propriétés particulières.

Ce que nous ne saurions expliquer, bien entendu,
c'est le rôle de cet épithélium. Ce que nous voulons
démontrer, c'est comment un liquide peut sortir du
sang, pénétrer dans la glande et être versé au dehors,

et surtout l'influence des alcalins sur le mécanisme
et la nature des sécrétions.

Pour représenter le nerf pneumogastrique par exemple, ou pôle négatif, prenons un fil de platine; le
tissu de la glande sera un morceau de baudruche ;
un tube de verre capillaire formera le canal excréteur
et un autre fil de platine remplacera le grand sympathique ou pôle positif. Un liquide légèrement alcalin, maintenu à la température de 38°, tiendra lieu
de sang.

Voici maintenant comment notre expérience a été
instituée.

L'un des fils de platine est contourné plusieurs fois
sur lui-même à l'une de ses extrémités, et forme
ainsi un ressort à boudin. On enveloppe cette partie
avec la baudruche, et l'on introduit dans l'ouverture du sac ainsi formé un tube de verre capillaire,
de 25 centimètres de long. La baudruche est liée
fortement à la fois sur le tube et sur le fil de platine,
immédiatement au-dessus de la partie contournée
en spirale.

Le petit appareil prend ainsi la forme d'un sac
fermé (cul-de-sac glandulaire), d'où émergent un fil
(nerf pneumogastrique, nerf centripète, pôle négatif)
et un tube (canal excréteur).

On voit qu'il ne s'agit ici, ni de fibres musculaires, ni de contraction, puisque la baudruche re-
tenue par son armature intérieure en platine, peut
à peine revenir sur elle-même.

Ici l'endosmose, jointe à la capillarité et à l'imbibition, peuvent peut-être introduire dans cet appareil inerte une petite quantité de liquide, mais à coup sûr, aucune de ces forces ne sera capable de faire progresser le liquide jusqu'à l'extrémité de ce tube long de 25 centimètres.

Nous introduisons de l'eau alcalisée avec du bicarbonate de soude dans un tube en U, et dans l'une des branches, nous glissons notre glande qui se trouve ainsi relativement immobilisée, ne pouvant que dans des limites étroites augmenter ou diminuer de capacité.

Le tube en U lui-même repose dans un vase plus large contenant de l'eau maintenue entre 37 et 38°. Dans la deuxième branche du tube, nous glissons simplement l'autre fil de platine et nous le rapprochons du fond du petit sac, sans cependant le faire toucher.

Ceci installé, nous attendons pendant quatre heures qu'un résultat quelconque donne raison à l'imbibition à l'endosmose, à la capillarité, mais aucun phénomène ne s'étant produit, nous nous décidons à faire intervenir les nerfs, c'est-à-dire à faire passer un courant électrique faible.

Un seul élément Leclanché est mis en contact; le pôle négatif avec le fil de platine situé à l'intérieur de la baudruche, et le pôle positif avec le fil situé extérieurement et directement en contact avec le liquide.

Presque aussitôt, une colonne de liquide se montre dans le tube capillaire qu'elle parcourt dans toute

sa longueur en 2 secondes environ ; au bout d'un
instant une autre la suit poussée par quelques bulles
de gaz, qui remplacent admirablement les fibres
musculaires et la contraction, dont il ne saurait être
question ici, c'est le *vis a tergo* ; mais tandis qu'il
est fort difficile pour ne pas dire impossible, de comprendre comment une molécule de liquide rentré
dans le cul-de-sac glandulaire serait assez puissante
pour faire équilibre à une colonne de liquide considérable, contenue dans les canaux excréteurs, et pour
les chasser devant elle, ainsi que l'admettent les
auteurs ; ici nous voyons dans toute sa simplicité ce
mécanisme admirable qui fait jouer aux gaz du sang
le rôle de propulseur des liquides dans les canaux, et
qui explique en même temps comment des gaz
peuvent s'accumuler en proportions souvent si considérables dans l'estomac, les intestins, en un mot
partout où il y a un grand nombre de glandes secrétantes.

Dans le cours de notre expérience, nous avons vu
plusieurs bulles de 8 et 10 centimètres de long,
poussées par une colonne gazeuse, traverser notre
tube avec autant de rapidité que les plus petites,
mesurant 2 et même 1 millimètre.

Encouragé par ce premier résultat, l'idée nous
vint de recueillir le liquide ainsi sécrété. Il suffit de
recourber à la lampe le long tube capillaire et d'en
faire plonger l'extrémité ouverte dans un petit réci-
pient formé lui-même d'un tube plus large fermé à
un bout ; il nous fut ainsi possible de recueillir en

une heure, 2 grammes d'un liquide alcalin, légèrement visqueux, transparent.

2 gouttes de ce liquide ayant été versées dans un
tube à urines, contenant 2 centimètres cubes d'huile
d'œillette et 2 centimètres cubes d'eau, le tout fut
agité un instant et produisit une émulsion parfaite.

Nous avons varié l'expérience en faisant plonger
le canal excréteur directement dans le tube contenant 5 grammes d'eau recouverte de 5 centimètres
cubes d'huile, et ayant laissé passer un certain nombre
de colonnes de liquide pouvant représenter trois ou
quatre gouttes, il nous a suffi ensuite de boucher l'o-
rifice du tube contenant l'eau et l'huile, et de le retourner sans lui imprimer aucune secousse, pour obtenir une émulsion magnifique que nous avons trouvée
environ une heure après n'étant pas dissociée, conservant son aspect laiteux, à peine un peu jaunâtre
dans la couche supérieure.

Si maintenant l'on supprime le courant, tout s'arrête, le liquide ne monte plus dans le tube capillaire,
l'endosmose est toujours impuissante à le faire progresser, la capillarité obéit à ses lois et ne lui laisse
pas dépasser la hauteur normale en rapport avec la
densité du liquide et le diamètre du tube.

Si l'on introduit dans la courbure du tube en U
un petit tampon d'amiante qui permet au courant de
passer, mais qui empêche les liquides contenus
dans les deux branches de se mélanger, et si l'on
remplit les deux branches avec le même liquide alcalin, coloré en bleu avec la teinture de tournesol;

on observe le même phénomène, un liquide *transparent* alcalin doué des mêmes propriétés que dans la première expérience, sera sécrété de la même manière, mais, en même temps, tandis que le liquide restera bleu dans la branche négative où plonge la glande, il devient rouge, c'est-à-dire acide dans la branche positive ; donc, le courant va bien de l'acide à l'alcali, du pôle positif au pôle négatif, la désassimilation se fait au grand sympathique, l'assimilation au pneumogastrique.

Ceci constaté nous transposons les pôles : si nous mettons la glande au pôle positif et si le pôle négatif plonge dans le liquide, il est impossible, aussi longtemps que dure l'expérience, de constater la plus petite trace de liquide dans ce tube capillaire ; le pôle positif ne prend rien, il n'assimile pas, il désassimile.

Restait un point important, le point capital pour nous : *le rôle des alcalins dans les sécrétions.*

Si nous remettons les choses en état comme dans la première expérience, même disposition, mêmes précautions, mais que nous remplacions le liquide alcalin par de l'eau aiguisée d'un peu d'acide chlorhydrique ; la glande étant au pôle négatif, nous ne constatons le passage d'aucune trace de liquide ; mais si l'on fait plonger l'extrémité du tube capillaire dans une couche d'eau, on voit se dégager régulièrement de grosses bulles de gaz. C'est la dyspepsie flatulente prise sur le vif, c'est la mauvaise digestion, les sécrétions languissantes ou interrompues, et remplacées par l'accumulation de gaz dans toutes les parties du canal digestif.

Si nous transposons les pôles, mettant la glande au pôle positif, il passe une plus grande quantité de gaz accompagné de loin en loin d'une goutte de liquide acide, qui recueilli dans une émulsion d'huile en accélère le dédoublement.

Si dans le même liquide nous mettons à la fois une goutte de soude caustique hydratée, et une goutte d'acide chlorhydrique, acétique, sulfurique ou nitrique, il arrive que par le passage du courant, le sel formé au sein du liquide se dédouble, et que le petit appareil placé au pôle négatif sécrète admirablement, la soude se portant de son côté, et l'acide allant au pôle positif.

D'où il résulte que pour l'accomplissement normal dans les meilleures conditions possibles de cette fonction primordiale, la *sécrétion*, la présence des alcalins est indispensable, que la présence de l'acide seul s'oppose absolument à la production du phénomène, que dans ce cas c'est la désassimilation qui marche, tandis que l'assimilation est nulle.

Il est clair que l'endosmose, l'imbibition, la diffusion, la capillarité, le *vis a tergo* ne sauraient expliquer la progression du liquide sécrété dans les canaux excréteurs des glandes, que la production d'un courant électrique allant du pôle positif au pôle négatif, de la désassimilation à l'assimilation, est seule capable de favoriser cette progression, parce qu'en même temps que le courant dédouble

les sels, porte l'alcalin au pôle négatif, et l'acide au
pôle positif, il transporte les gaz puisés dans le sang
ou dans les liquides contenus dans le tube intestinal, et que ces gaz agissent mécaniquement, d'a-
bord en poussant devant eux les colonnes de liquide
sécrété; ensuite, soit en se répandant dans le tube
digestif où leur utilité est indiscutable, ou en se dissolvant dans le sang où leur présence est constante,
et où ils doivent, ainsi que nous l'avons vu , former
de nouveau avec les globules rouges des piles capables de renouveler sans cesse l'influx nerveux,
c'est-à-dire l'électricité animale.

Cette expérience nous montre encore, comment
l'action des alcalins peut se faire sentir partout,
quoiqu'ils ne soient en contact direct qu'avec les
muqueuses stomacale et intestinale aussitôt après
leur absorption.

En effet, les alcalins absorbés par les villosités
intestinales, rentrent dans le torrent de la circulation ; le sang est alcalin, et nous avons vu que
partout, au niveau des capillaires, l'élément alcalin
remplace la molécule acide désassimilée, mais il y a
plus.

Au niveau des glandes salivaires, des glandes à
pepsine, du pancréas, cet alcali est repris dans le
sang en plus grande quantité par les milliers de culs-
de-sac dont se composent ces glandes, et se déverse
de nouveau sur les aliments , où accompagné des
débris épithéliaux de ces glandes qui donnent aux
différents produits une propriété différente, il peut

être de nouveau absorbé plus loin par les villosités intestinales, car les alcalins ne sont pas
excrémentitiels, et tous les liquides dans lesquels
la réaction alcaline est constatée, rentrent dans
l'économie, ils sont recrémentitiels.

C'est ainsi que nous avons vu, dans notre expérience, le liquide alcalin donner lieu au pôle négatif
à une sécrétion alcaline capable d'émulsionner les
graisses, et un phénomène identique se passe dans
notre organisme, au niveau du pancréas.

Le rôle de l'électricité animale, son mode de formation par le double courant assimilateur et désassimilateur, le rôle des acides dans la désassimilation,
celui plus important des alcalins dans l'assimilation ;
l'action inséparable des nerfs et des alcalins sur les
sécrétions normales sont désormais pour nous des
faits bien établis, indéniables, et sur lesquels nous
pouvons solidement baser l'étude des fonctions de
nutrition, la partie la plus importante de la physiologie.

Nous comprendrons nettement le résultat des
lésions nerveuses sur la qualité et la quantité des
liquides sécrétés, et peu à peu nous pourrons sans
doute expliquer le mode d'invasion de quelques-unes
des maladies du tube digestif et de ses annexes, maladies qui sont certainement le point de départ de
la plus grande partie des autres, et nous pourrons
peut-être trouver par cela même quelle est l'action
véritable des alcalins sur certaines affections qu'ils
soulagent ou qu'ils guérissent.

On peut voir qu'il n'est point question d'excitation, de désacidification, et que les théories émises
sur le mode d'action des alcalins, et que nous examinerons plus tard sont loin de s'accorder avec la
logique et l'observation.

Mais n'anticipons pas, et voyons ce que l'on sait
encore du rôle du système nerveux dans les sécrétions et dans la production des gaz intestinaux.

« Ces gaz, dit le professeur Küss (1), sont surtout
de l'acide carbonique et de l'azote ; ils ne proviennent donc pas toujours de la fermentation des
ingesta ; mais bien du sang. »

M. Cl. Bernard (2) dit à ce propos : « Dans le
poumon et à la surface cutanée, les gaz peuvent être
exhalés par un simple fait d'échange entre le milieu
extérieur et le milieu intérieur ; mais dans l'intestin
où il n'y a normalement pas d'air, l'exhalation gazeuse doit se faire en vertu d'un autre mécanisme.

Il est probable que le système nerveux a une influence sur la production de ces gaz, car je les ai
vus se produire en grande quantité à la suite d'opé-
rations pratiquées sur la moelle épinière.

« Les substances gazeuses qui sont éliminées sont
en général celles qui peuvent être absorbées. Cependant, l'*hydrogène* qui n'est pas sensiblement absorbé
est parfois en plus ou moins forte proportion, ainsi

---

(1) Küss. *Loc. cit.*, p. 294.
(2) Cl. Bernard. *De la physiologie générale*. Notes, p. 290,
1857.

que cela résulte des expériences de Regnault et Reiset. »

Nous savons bien maintenant en vertu de quelle force, par quel mécanisme les gaz sont sécrétés ainsi dans le tube intestinal et l'estomac, et la présence de l'hydrogène lui-même nous paraît très-normale, puisqu'il provient nécessairement de l'électrolyse des liquides, quels qu'ils soient, sang ou matières alimentaires qui en contiennent nécessairement de grandes quantités, puisque l'eau y est en abondance, et que d'ailleurs, les sécrétions se faisant au pôle négatif, on n'a pas oublié que dans la décomposition de l'eau par la pile, l'hydrogène se rend au pôle négatif.

L'influence du système nerveux sur certaines sécrétions est facilement observable. En effet, « l'observation de tous les jours a depuis longtemps révélé cette influence sur la production des liquides intestinaux. Tout le monde connait le retentissement que certaines impressions morales exercent sur le fonctionnement du tube intestinal et l'affluence fâcheuse de produits liquides par laquelle se traduit parfois le sentiment trop vif du danger, la peur. »

La secrétion du pancréas est d'ordinaire très-faible et ne devient considérable qu'au moment où le produit stomacal arrive dans l'intestin, c'est-à-dire lorsque la circulation locale est augmentée, et l'on a remarqué en outre que la section des pneumogastriques arrête la sécrétion du suc pancréatique.

Là du moins le rôle du pôle négatif comme pré-

sidant à la sécrétion est nettement établi et la réalité
de l'exagération des circulations locales est formulée
en même temps dans les lignes suivantes : (1) « Si
l'on examine le cadavre d'un homme mort en bonne
santé et en bonne digestion, on trouve dans le canal
intestinal, à des distances assez rapprochées, des
ondées de matières alimentaires qui ont déterminé
des plaques rouges sur la muqueuse, laquelle est
restée pâle dans les intervalles. Cet état de congestion est en rapport avec la sécrétion plus active qui
se fait en ces points, et le pancréas lui-même se
congestionne vivement pendant qu'il sécrète. »

Une des expériences les plus remarquables sur
le rôle du système nerveux dans les sécrétions est
celle qui a rapport à la production du diabète.

Nous la rappellerons ici en peu de mots.

Cl. Bernard a découvert que, si on pratique sur
un animal une piqûre sur le plancher du 4e ventricule, entre les racines des nerfs acoustiques et celle
des nerfs pneumogastriques, on trouve au bout de
peu de temps du sucre dans les urines de l'animal ;
une piqûre pratiquée plus haut produit de la glycosurie accompagnée de polyurie, et un peu plus
haut encore elle produit de l'albuminurie.

Cette glycosurie paraît due au foie ; cependant
nous verrons que souvent aucune lésion appréciable
de cet organe ne coïncide avec le diabète.

Mais ce qui est plus certain, c'est que la voie ner-

_____

(1) Küss et Duval. *Loc. cit.*, p. 309.

veuse qui relie le 4° ventricule au foie, n'est pas le
pneumogastrique que nous considérons comme pôle
négatif et pôle assimilateur, mais bien le grand sympathique, qui est pour nous le pôle positif ou désassimilateur.

Cl. Bernard avait soupçonné le grand sympathique d'être le nerf lésé dans la piqûre du plancher
du 4° ventricule ; Schiff et Moos l'ont prouvé directement.

Ce dernier a particulièrement montré que, si on
lie sur une grenouille tous les nerfs sympathiques
qui vont au foie, on ne peut plus produire chez cet
animal ainsi préparé le diabète, soit par la piqûre
du 4° ventricule, soit par l'excitation électrique de
la moelle épinière. « Dans tous les cas (1) une *forte
hyperémie* du foie paraît être la condition de l'exaltation de ses fonctions glycogéniques, et en effet si
on lie sur une grenouille la veine cave inférieure au-
dessous du foie, on amène une circulation plus considérable dans la veine porte, et par suite le diabète. »

Ceci, on le remarquera, donne dans une certaine
limite raison à notre théorie, qui fait de l'exagération des circulations locales la condition *sine qua non*
de la production du courant nerveux ; et si l'on
veut jeter un rapide coup d'œil sur les lésions consécutives aux 3 piqûres du 4° ventricule, glycosurie,
polyurie, albuminurie, on verra que ces 3 symptômes

(1) Küss et Duval. *Loc. cit*, p. 333.

ne sont en résumé que des degrés de plus en plus
avancés de la désassimilation, et si l'on rapproche
ensuite de ces faits la connaissance de la réaction
acide de la salive chez le diabétique, pour ne pas
entrer dans plus de détails inutiles à cette place, on
pourra voir encore que nous avons parfaitement raison d'associer la désassimilation à la production
de l'élément acide, et de faire du grand sympathique
le pôle désassimilateur ; d'où il résulte que le diabète est une exagération de la désassimilation consécutive à une irritation du grand sympathique, ou,
ce qui revient au même, et ce qui existe le plus souvent, à l'acidification des liquides normalement
alcalins, ou bien encore à la lésion du pneumogastrique, nerf assimilateur, qui entraîne la prépondé-
rance de l'action du grand sympathique.

C'est pourquoi nous pourrons en quelques lignes
dans cet ouvrage, et d'une manière plus étendue
dans un traité spécial du *diabète* établir, non-seulement ses causes, mais encore le rôle, bien clair,
des alcalins dans le soulagement ou la guérison de
cette maladie, et l'on remarquera d'ailleurs que le
mode d'action des alcalins pour contrebalancer la
désassimilation ressort nettement de notre théorie
sur les secrétions, l'électricité animale, en un mot,
de tout ce que nous avons exposé jusqu'ici, et que
désormais l'étiologie du diabète et l'action des alcalins ne sont que les deux termes d'un même problème.

13

Nous avons fait de nombreuses expériences pour trouver l'action de l'électricité sur la production du sucre, et nous pouvons en citer ici quelques-unes qui prouveront que nous ne nous appuyons pas seulement sur des hypothèses pour parler du diabète.

Si dans un tube en U séparé en 2 compartiments par un tampon d'amiante qui permet au courant de passer, tout en empêchant les liquides de se mélanger, on fait plonger dans chacune des branches un fil de platine communiquant avec une pile en activité, et si l'on verse dans chacune de ces branches une solution de sucre de canne alcaline, et ne contenant pas trace de glycose, et que l'on fasse passer le courant pendant une demi-heure, voici ce que l'on constate :

Au bout de ce temps, la liqueur contenue dans la branche *positive* essayée à la liqueur de Fehling ne contient que des traces insignifiantes de sucre, tandis que la branche *négative* en contient des quantités énormes ; d'où on peut conclure que le sucre de canne s'est transformé en sucre de raisin.

On savait que cette transformation est nécessaire dans l'organisme — nous voyons maintenant comment elle se fait — et en outre que l'*assimilation* s'est emparée de ce sucre, qu'il sera digéré, et qu'on n'en trouvera que des traces insignifiantes dans les liquides qui servent de décharge aux éléments désassimilés.

Si, maintenant nous remplaçons la liqueur sucrée

alcaline par une liqueur sucrée *acide*, ne contenant
pas trace de glycose, et que nous fassions passer le
courant pendant une demi-heure, nous remarquerons que le liquide situé dans la branche *positive*
essayé à la liqueur cupro-potassique contiendra
beaucoup de sucre, et que la branche *négative* en
donnera une quantité bien moins grande. Cette fois,
il y aura bien un peu de sucre assimilé puisque le
nerf négatif, le pneumogastrique en a pris pour le
verser dans la circulation, mais le nerf grand sympathique, positif, acide, désassimilateur en aura
absorbé beaucoup plus, et le versera dans les urines
en nature où il sera facile de le retrouver.

Le courant, ayant passé dans une liqueur *neutre*
pendant le même laps de temps, ne donne que des
traces de sucre au pôle positif et *rien* au pôle négatif.
Ici, l'action de chaque nerf étant à peu près contre-
balancée, la transformation du sucre de canne en
glycose n'a même eu lieu que dans des proportions
insignifiantes.

La dextrine nous a donné les mêmes résultats.

Une certaine quantité d'eau, 150 grammes environ, contenant de l'amidon soluble et dans lequel
nous avons fait passer un courant électrique pendant
4 heures, ne contenait pas trace de sucre.

Nous avons dissous 0 gr. 10 c. de bicarbonate de
soude dans 10 grammes de cette solution qui fut
soumise dans le tube en U au courant électrique
pendant une demi-heure.

Au bout de ce temps, le liquide de la branche

positive ne contenait pas traces de sucre, tandis que dans la branche *négative* la réaction fut très-nette.

Nous arrêterons là le compte-rendu de ces expériences qui seront mieux placées dans notre *Traité spécial du diabète*; nous en retiendrons seulement ceci :

L'assimilation et la désassimilation du sucre dans l'économie sont soumises directement à l'action des nerfs ; son assimilation est favorisée par l'alcalinité du sang et des sécrétions, ou, ce qui signifie la même chose, par l'intégrité du pôle négatif ou nerf pneumogastrique.

La désassimilation du sucre en nature et son passage direct dans les urines qui constitue la glycosurie ou diabète est favorisée, au contraire, par l'acidité du sang ou des sécrétions capables de transformer le sucre de canne, la dextrine, l'amidon, etc. en sucre de raisin, ou, ce qui revient au même, par l'excès d'action du pôle positif ou grand sympathique, excès d'action qui résulte ou de l'irritation directe de ce nerf, ou de la lésion de son antagoniste, le pneumogastrique.

D'où l'on peut tirer les conclusions suivantes que l'observation viendra confirmer.

Le diabète n'est pas nécessairement consécutif à une affection du foie, il est déterminé en principe par une lésion du nerf grand sympathique, que cette lésion siége à la racine du nerf comme dans les cas de diabète déterminé par une chûte sur la tête, ou, ce qui est le plus commun, par une lésion siégeant

aux extrémités périphériques de ce nerf, que ces
extrémités soient celles qui se trouvent dans le foie
ou dans une région quelconque du tube digestif.
En un mot, le diabète est une exagération de la
désassimilation en présence de sécrétions acides.

CHAPITRE VI

Réfutation des théories anciennes sur le mode d'action des alcalins, et principalement de la théorie de l'excitation.

D'après ce qui précède, il est clair que nous n'admettons, en aucune façon, que les alcalins soient excitants, hypersthénisants ou hyposthénisants.

Les alcalins, nous l'avons vu, et nous ne saurions trop le répéter, jouent dans l'économie un rôle beaucoup plus élevé que celui de simple régulateur des fonctions d'une glande, ou des vaisseaux artériels, veineux, ou capillaires ; on ne peut pas dire des alcalins qu'ils jouissent d'une action stimulante ou calmante sur telle partie de l'organisme ; on doit dire qu'ils sont un des éléments constituants de nos tissus, et le plus important, qu'ils représentent, à eux seuls l'assimilation, soit par leur action spéciale et générale sur les *nerfs négatifs*, soit par leur action locale qui, partout où ils se rencontrent, se traduit par le fonctionnement normal de l'organe, de l'appareil avec lequel ils sont en contact, par la composition normale des liquides dans lesquels ils sont dissous.

Si nous disons que les alcalins *jouent un rôle tout puissant dans les fonctions de nutrition*, c'est parce que nous entendons débuter par le commencement et donner aux fonctions de nutrition ce qui leur revient, c'est-à-dire le premier rang dans tous les phénomènes d'ordre vital et physiologique ; c'est encore parce que la voie d'introduction des alcalins est dans l'estomac, ce vestibule où s'entassent pêle-mêle toutes les substances alimentaires ou non, que leur réaction soit acide ou alcaline, laissant aux nerfs le soin de les trier, de les choisir, de les classer et de les faire entrer dans le long couloir de l'appareil digestif.

C'est là que tous ces matériaux sont élaborés, absorbés, assimilés, s'ils passent avec les alcalins, éliminés s'ils passent avec les acides.

C'est là, en effet, que les alcalins font sentir leur présence, font pressentir leur utilité et regretter leur absence. En un mot, les *alcalins sont l'élément indispensable*, et il n'est pas aisé de dire si leur action est stimulante ou calmante ; elle est tout simplement liée à la conservation de l'individu au même titre que la respiration, et elle ne doit pas entrer en même ligne de compte que les médicaments.

Sans les alcalins la pile ne marche pas, leur absence cède la place aux acides qui parviennent à établir un courant aux dépens des matériaux alcalins contenus normalement dans nos tissus, soit solides, soit liquides, à défaut d'alcalins introduits du dehors dans l'estomac ; l'élément électro-positif est pris dans les liquides d'abord ; le suc pancréatique donne son alcali et l'amaigrissement arrive, et les matières grasses sont mal émulsionnées ; la bile se transforme, cède ses matériaux alcalins et précipite des calculs ; le suc intestinal se désalcalise, et les aliments n'étant plus élaborés par lui fermentent dans l'intestin, mais ne sont pas digérés ; le foie s'engorge, il ne peut plus élaborer le sang qui afflue sans cesse dans son tissu ; le sucre, il ne peut rien en faire et le laisse passer en nature dans l'économie ; ce sucre, qui devait être élaboré et servir à la nutrition, les acides le prennent et en font un élément qui sert au fonctionnement de la pile, il devient l'un des matériaux de l'élimination, de la désassimilation, et le voilà bientôt dans les urines.

La salive cède son alcali, elle devient acide, et les stomatites se succèdent et les dents se déchaussent, et les digestions sont impossibles ; la synovie cède son alcali pour parer au fonctionnement déplorable de la machine, et des concrétions tophacées se déposent dans les articulations et la goutte se déclare.

Bientôt tous les alcalis de l'organisme étant éliminés, l'albumine du sang étant elle-même diminuée, le sang devenant épais, la désassimilation n'ayant plus d'alcalins à prendre pour fonctionner, les acides se mettent en leur lieu et place ; les liquides acidulés deviennent de plus en plus conducteurs, et l'eau elle-même se dédouble, les acides eux-mêmes se dédoublent, tout se désagrége, tout se dissocie, tout se décompose.

Si, à ce moment, on amène quelques alcalins dans l'économie, si tout rentre petit à petit dans l'ordre, si la désassimilation des tissus et des liquides s'arrête, si l'*autophagisme* est supprimé, si le sang redevient liquide, si la production anormale de gaz ne se fait plus, si la formation des calculs est enrayée, si les liquides physiologiquement alcalins, et devenus pathologiquement acides, reprennent leur alcalinité normale, si l'appétit revient, si l'embonpoint revient, si la santé revient, si la vie, près de s'échapper, revient à la suite, pourra-t-on dire que c'est par une *excitation*, par un stimulus spécial dû à l'action des alcalins ?

Quoi ! Vous parlez d'excitation favorable dans un organisme enfiévré, vous parlez de stimulant réparateur dans un organisme brûlé par les acides, délabré, usé par les excès de table, par des pseudo-digestions qui n'étaient que de la fermentation ? Quoi ! Vous croyez guérir en excitant un organisme brisé de fatigue et qui demande grâce ? Mettons alors que les alcalins sont des *calmants*, des *hyposthénisants*.

Calmants de quoi ? Hyposthénisants de quelle fonction ? Mais ce malade n'en peut plus, il ne saurait ni marcher, ni manger, ni penser, ne parle plus qu'à peine, est épuisé par le manque de nourriture, il ne mange plus depuis longtemps, ne se nourrit que de sa propre substance, et vous voulez encore l'hyposthéniser ! En vérité, vous n'y pensez guère.

Les alcalins font bien autre chose que de calmer ou d'exciter, ils ne sont pas plus stimulants que sédatifs, pas plus hyposthénisants qu'ils ne sont hypersthénisants.

Les alcalins sont *réparateurs*, rien de plus, rien de moins ; ils sont réparateurs au même titre qu'un verre d'eau donné au malheureux qui meurt de soif, ils sont réparateurs à la manière d'une bouchée de pain donnée à l'homme épuisé qui meurt de faim.

L'eau, le pain, sont-ils excitants, sont-ils calmants ? Oui, ils calment la faim, ils calment la soif, mais à moins d'ergoter sur les mots, on n'admettra jamais qu'ils soient *calmants* dans le sens thérapeutique. L'eau et le pain, les aliments et les boissons viennent combler une lacune, satisfaire un besoin, rendre la vie ; les alcalins ne font rien autre chose.

Dans un organisme acidifié, qui se désassimile, qui souffre, qui périt, les alcalins sont la goutte de liquide qui étanche la soif, l'aliment qui apaise la faim, qui ramène la santé.

Notre pensée serait singulièrement dénaturée si l'on voulait nous faire dire que les alcalins sont une panacée, un remède à tous les maux, et qu'il suffit de s'alcaliser pour être à l'abri de tous les accidents ; nous allons moins loin pour rester dans le domaine des choses sensées, mais nous affirmons que dans un grand nombre d'affections, l'action des alcalins est héroïque, et si ce n'est celle des alcalins pris en nature, au moins est-ce celle des agents alcalinisants, c'est-à-dire capables de rendre aux nerfs électro-positifs endormis leur énergie, de diminuer la fibrine, d'augmenter l'albumine, soit dans tout l'organisme, soit plus spécialement dans un appareil malade ; c'est alors seulement que l'on peut qualifier les agents alcalinisants d'hyposthénisants ou d'hypersthénisants de l'appareil sur lequel ils agissent plus spécialement.

Si l'on veut considérer le point de départ des maladies, on reconnaîtra que les troubles des fonctions de nutrition entrent, pour la plus large part, dans leur étiologie.

Les affections de l'estomac, la simple dyspepsie retentissent avec une énergie remarquable sur toutes les fonctions, et il est si vrai que les centres nerveux ne sont que les appareils condensateurs qui reçoivent l'électricité élaborée dans l'appareil digestif entre autres, que les idées deviennent moins nettes, que le caractère devient mauvais, que tout travail intellectuel est fatigant, insupportable, nous voyons souvent l'hypochondrie, la pensée du suicide, la folie succéder symptomatiquement aux lésions primitives d'une partie de l'appareil digestif.

Tout le monde connaît bien l'influence d'une mauvaise digestion sur toutes les fonctions de l'économie : fièvre, céphalalgie, courbature, insomnie, douleurs dans l'estomac et dans l'abdomen, urines rouges, sédimenteuses, et un grand nombre de praticiens savent bien aussi qu'il suffit, dans la majorité des cas, d'administrer un sel de soude plus énergique que le bicarbonate, le sulfate, pour amener rapidement dans l'économie assez d'alcali pour faire sécréter les glandes intestinales outre mesure, et déterminer une purgation

A ce propos pourra-t-on soutenir avec quelque apparence de raison que le sulfate de soude en particulier, et les purgatifs en général, sont des excitants, des stimulants, des hypersthénisants sous prétexte qu'ils augmentent la sécrétion intestinale ? S'il en était ainsi, s'il y avait là la plus légère excitation, comment se guériraient l'indigestion, la diarrhée, la fièvre typhoïde, la dysentérie, maladies inflammatoires, s'il en fût, par l'administration des purgatifs ? A moins d'être homœopathe, ce qui mettrait immédiatement un terme à la discussion, on n'admettra jamais qu'une excitation soit capable de soulager une phlegmasie ; ou si l'on croit à cette erreur, il est bien plus simple d'administrer au malade des médicaments franchement stimulants : vin, alcool, ammoniaque, éther; les insuccès auront bien vite fait rejeter cette médication excitante.

Cependant tous les auteurs qui parlent de l'action des alcalins les donnent comme *excitants*, s'appuient sur la prétendue *excitation* due à leur présence pour rendre compte de leur action. Si l'on a bien compris notre pensée, on saura ce qu'il faut entendre par l'excitation des alcalins, et quel sens il faudra donner à ce mot partout où on le rencontrera.

Dans son dernier travail sur les alcalins, (1)

(1) *Nouvelles recherches sur le rôle des alcalins dans l'économie animale.* (*Bulletins de l'Académie de médecine,* séance du 9 octobre 1877, p. 1401 et seq.)

M. Mialhe a parfaitement vu leur rôle : « Il existe un certain nombre de corps inorganiques qui, bien qu'ils soient administrés à titre de médicaments, appartiennent réellement à la classe des substances alimentaires ; et, en effet, tout composé qui devient partie intégrante de l'organisme doit être compris au nombre des aliments. Ainsi, le fer, qui est un des éléments du sang, constitue un aliment véritable ; le phosphate de chaux, qui entre dans la composition des matières albuminoïdes et de la charpente osseuse est aussi un aliment; les bicarbonates alcalins qui font partie intégrante de ces mêmes matières et qui, de plus, participent à l'oxydation vitale, appartiennent de même à la classe des aliments. Je dirai, avec la conviction la plus profonde, que *les alcalins constituent un élément vital constant et nécessaire du sang et de l'économie tout entière.*

» Il ne faut pas croire, écrit-il encore, que l'alcalinité de l'urine (qui se montre, avons-nous dit, dans quelques cas) soit due à un phénomène d'élimination semblable à celui que l'on observe pour les substances alimentaires, médicamenteuses ou toxiques et que les bicarbonates alcalins soient pour nos organes des corps étrangers dont ils ont hâte de se débarrasser.

« Les bicarbonates alcalins ne peuvent être considérés comme des corps étrangers non assimilables pour l'économie ; ils font, au contraire, partie des principes immédiats qui concourent à la formation et à l'entretien de notre organisme. Ils doivent donc demeurer en *quantité suffisante pour l'équilibre des réactions* chimiques ; leur proportion ne peut varier sans donner lieu à de graves désordres ; mais l'augmentation serait moins funeste que la diminution, parce que les effets de l'augmentation pourraient être balancés par l'abondance des sécrétions, tandis que les effets de la diminution ne trouveraient dans l'économie même aucune compensation » (1).

En effet, l'étude des maladies qui se développent à la suite de l'insuffisance des alcalins dans les organes de la digestion nous prouve que la désassimilation elle-même, quelle que soit son énergie, ne saurait trouver dans toute l'économie assez d'alcalins pour maintenir pendant longtemps l'intégrité des courants névro-électriques.

En 1847, M. Mialhe, pressentant déjà le but des alcalins dans les fonctions vitales, mais ne leur accordant, comme il le fait encore aujourd'hui, qu'une action chimique, de contact, sans s'inquiéter de l'élément nerveux dans les fonctions de quelque nature qu'elles soient, écrivait ceci (2) :

« Dans l'état physiologique, les principales humeurs de l'économie animale, le chyle, la lymphe, le sang sont tous alcalins, leur somme de base alcaline est beaucoup plus considérable que la somme d'acide contenue dans les autres humeurs du corps humain.

« C'est dans un milieu alcalin que s'accom-

(1) Mialhe. *Loc. cit.*
(2) *Union médicale*, 1847.

plissent les *réactions chimiques* qui président aux phénomènes les plus importants de l'existence : digestion, absorption, sécrétion, oxygénation, etc. Cet ordre de choses peut changer sous l'influence de l'alimentation, des habitudes, des maladies, des médicaments. Les sécrétions naturellement alca-lines peuvent devenir neutres et même acides ; par ces transformations, elles indiquent la nature chimique du milieu dans lequel elles puisent. »

Cela n'est pas absolument vrai, car il est de fait que les lésions nerveuses d'un appareil font changer la nature de ses sécrétions, et l'on sait fort bien entre autres preuves à l'appui que la piqûre du plancher du quatrième ventricule fait apparaître le sucre dans les urines de l'animal auquel on fait subir cette mutilation, quel que soit le milieu dans lequel le foie puise, ce milieu fût-il encore plus alcalin.

Etant donnée l'intégrité des nerfs, M. Mialhe a raison d'ajouter que ce milieu alcalin ne peut changer sans déterminer de graves désordres dans l'économie, et qu'il est d'une grande importance de maintenir et de ramener les humeurs vitales à leur état normalement chimique.

« Les alcalins, dit-il encore, en raison de leur importance dans les phénomènes naturels d'absorption, d'oxydation des substances sucrées et amy-loïdes, des substances grasses, des matières rési-neuses, sont en tête des médicaments les plus utiles et les plus usités. »

Assurément leur utilité est incontestable, et nous aurions bien garde de dire le contraire, mais voilà bien des choses à leur actif en vertu d'une simple réaction chimique : absorption, oxydation des sucres, des graisses, des matières albuminoïdes, des résines, sans parler des autres ; il est bien certain que les alcalins ne font pas tout cela par leur simple contact.

« Ils maintiennent le sang dans le degré de viscosité nécessaire, activent la circulation, dissolvent l'albumine et la fibrine qui forment la base des principaux engorgements, fluidifient les éléments de la bile, les empêchent de s'épaissir, de se concréter, de former des calculs, raniment et régularisent les digestions intestinales, facilitent les sécrétions, saturent les acides qui, prenant naissance dans l'économie, pourraient par leur excès occasionner des maladies telles que le pyrosis, la goutte, le rhumatisme, etc., ou des dépôts insolubles, tels que les calculs urinaires, les maladies tophacées, etc. »

Et tout cela, par leur simple contact, par le seul fait de leur présence, ils arrivent et dissolvent par ci, déposent par là, excitent à un endroit, calment à une autre place? Cela est difficile à croire.

Des expériences ont été faites dans les laboratoires et on a vu toutes ces transformations s'opérer ! d'accord, mais en présence d'une température très-élevée, incompatible avec la vie des tissus et avec

l'expérience journalière qui nous montre la température animale invariable.

Nous ne pouvons pas dire que les alcalins n'exercent pas une action locale, mais elle est très-limitée,
et si dans le pyrosis, par exemple, ils paraissent
agir immédiatement en neutralisant l'acide contenu
dans l'estomac, ce dont on peut se rendre un compte
exact en appliquant l'oreille à la région épigas-
trique d'un individu atteint de pyrosis qui vient
d'absorber une certaine dose de bicarbonate de
soude; si dans le pyrosis, disons-nous, les alcalins
neutralisent les acides en laissant dégager une
grande quantité d'acide carbonique avec un bruit
très-appréciable et semblable à celui qui se produirait dans un vase de nos laboratoires; c'est un fait
exceptionnel, et les conditions dans lesquelles se
sécrétent les liquides de l'estomac sont toutes particulières : ainsi le mucus acide se produit facilement
dans un estomac à jeun et fatigué ou sous l'influence
d'un corps étranger non alimentaire; c'est ainsi
qu'une éponge introduite dans l'estomac s'infiltre
d'un mucus quelquefois très-acide (suc gastrique
sans pepsine) qu'il ne faut pas confondre avec le
véritable suc gastrique, comme on le faisait autrefois (1).

Si les alcalins administrés en bains et en douches
peuvent dissoudre les matières grasses qui obs-
truent l'ouverture des glandes sudoripares, il n'en

(1) Küss, p. 295

14

est pas moins vrai que cette action mécanico-chi-mique n'est qu'un des éléments, et le plus faible, de leur action, et qu'il faut chercher le secret de leur action dynamique.

M. Mialhe, avec toute la compétence, toute la science qu'il a apportée et qu'il ne cesse d'apporter dans l'étude des alcalins, nous donne bien les résultats de leur emploi avec une exactitude remarquable, mais le *pourquoi* de tous ces phénomènes lui échappe absolument, nous regrettons de le dire.

Sa théorie est simple et séduisante ; mais combien elle comporte de contradictions ! D'une part, le bicarbonate de soude *alcalise* le suc gastrique trop abondant et trop acide, et augmente l'alcalinité du sang d'où provient le suc en question, et cependant il est acquis par des expériences sur les chiens que le suc gastrique est acide, mais les alcalins ne neutralisent pas cette acidité comme on a pu le croire ; plus on donne d'alcalins à un animal, plus la quantité de suc gastrique augmente (1).

Les alcalins arrivés dans l'estomac, quand ils ont été administrés à petite dose et avant le repas, développent l'appétit, appellent le suc gastrique en plus grande quantité (2).

Le véritable suc gastrique (3) n'est sécrété que

(1) Morel. *De l'action des alcalins dans le traitement des maladies*, 1866, p. 9.

(2) Quenouille. *Considérations générales sur l'action physiologique et thérapeutique des alcalins*, 1864, p. 12.

(3) Küss et Duval. *Physiologie*, p. 295.

par l'influence d'un excitant d'une nature particulière, d'une matière alimentaire; ou, en d'autres
termes, cette sécrétion a surtout lieu si l'aliment
est un albuminoïde (chair musculaire, fibrine, blanc-
d'œuf), c'est-à-dire un aliment qui réclame essentiellement l'action du suc gastrique.

Conçoit-on que les alcalins, dont on connaît les
bienfaits dans les digestions difficiles, aient pour
mission de neutraliser le suc gastrique lorsque,
d'autre part, on affirme (ce qui est absolument
vrai) que le suc gastrique est indispensable à la
digestion des matières albuminoïdes !

N'est-il pas plus raisonnable de penser que les
alcalins introduits dans l'estomac appellent l'acide,
en vertu d'une action névro-électrique, que l'alcali
se rendant au pôle négatif détermine l'affluence
de l'acide au pôle positif? Dans cette théorie, qui est
la nôtre, nous ne faisons au moins pas jouer aux
alcalins un double rôle incompatible et difficile
à admettre : celui d'excitateur et de neutralisateur
de la même sécrétion à la fois, au même moment,
dans le même organe.

On nous accordera que là encore nous ne sommes pas en contradiction avec les faits, et que rien
ne s'oppose dans notre manière de voir à la succession des phénomènes physiologiques de la digestion.

D'ailleurs, on s'est beaucoup exagéré la saveur et
la réaction du suc gastrique (1). « Dans les cas

(1) Küss. P. 294.

pathologiques, cette acidité augmente ; mais à l'état
normal, elle est peu prononcée et insensible au goût ;
l'odeur acide des matières vomies provient de la
décomposition du contenu stomacal, et, en effet,
des acides gras, volatils comme l'acide butyrique,
peuvent se former dans ces circonstances. On voit,
d'après ces propriétés, que le suc gastrique ne
constitue pas une glaire très-acide, mais un liquide
particulier analogue et très-comparable à la salive,
sauf sa réaction acide normale. Il n'est donc pas
étonnant que le bicarbonate de soude déjà combiné
à un acide, assez instable, il est vrai, ait peu d'affinité pour l'acide faible du suc gastrique et ne soit pas
appelé à le décomposer, comme on l'a cru et comme
on le professe encore.

D'après les auteurs déjà cités, et surtout d'après
M. Mialhe, les eaux alcalines sont efficaces dans
la gravelle et dans la goutte ; c'est en *neutralisant*
l'acide urique qui forme le plus souvent les graviers
de la première et qui, dans la seconde, va contribuer
à former les concrétions d'urates qui se déposent en
certains points de l'organisme ; elles font disparaître
l'obésité, c'est en *saponifiant* la graisse ; elles guérissent les engorgements chroniques du foie, de la
rate, des ganglions mésentériques, des ovaires, de
l'utérus et les épaississements des membranes,
c'est en *dissolvant* les dépôts fibrineux ou albu-
mino-fibrineux qui accompagnent ces engorgements ; elles triomphent des coliques hépatiques,
c'est en *fluidifiant* la bile qui, en ce cas, laisse

mieux glisser les calculs biliaires dans les canaux biliaires (1).

Mais d'où vient, répond M. Durand (de Lunel), que si les engorgements divers doivent leur résolution à l'action chimique dissolvante des alcalins et du bicarbonate de soude en particulier, d'où vient que l'albumine et la fibrine du sang ne sont pas en pareil cas fluidifiés au point de nuire à la nutrition des tissus, et que, au contraire, à mesure que les engorgements entrent en résolution, les forces et l'embonpoint renaissent.

D'ailleurs, nous avons vu, en étudiant la composition pathologique des liquides de l'organisme, que l'albumine et la fibrine sont toujours dans le sang en proportion inverse, et que l'une augmentant, l'autre diminue de la même quantité ; il ne peut donc pas se faire que les alcalins dissolvent en même temps l'albumine et la fibrine, puisque nous avons établi que l'usage des alcalins avait pour résultat final l'augmentation de l'albumine et que la fibrine, la chair musculaire réclamaient l'action du suc gastrique, suc acide, pour se dissoudre.

On voit que les théories fournies par les auteurs les plus autorisés fourmillent de contradictions, d'explications inacceptables, et qu'il est extrêmement difficile de débrouiller ce chaos dans lequel on se repose, on se complait depuis si longtemps.

Si les alcalins dissolvent l'albumine et la fibrine,

(1) Durand (de Lunel), *ouvrage cité*, p. 441.

d'où vient encore que les organes de l'économie, formés en grande partie d'albumine et de fibrine, ne sont pas dissous en même temps que l'est la matière albumino-fibrineuse ou fibrineuse des engorgements? Comment se fait-il alors que les muscles des hommes étiolés et amaigris, qui boivent les eaux de Vichy, se restaurent au lieu de se dissoudre à mesure que se trouve atteinte par elles la cause de leur étiolement et de leur maigreur.?

Des auteurs ont affirmé que les eaux alcalines guérissent la gravelle en dissolvant les graviers, et pour preuve ils ont fait dissoudre des calculs plus ou moins volumineux dans des vases remplis d'eau de Vichy, de Contrexéville, de Pougues, et ils ont vu disparaître les calculs; cependant l'ingestion des eaux alcalines n'ayant jamais donné d'aussi beaux résultats, on s'est décidé à faire directement dans la vessie des injections alcalines; et cependant (1), lorsqu'un calcul monolithe se trouve d'un volume trop considérable pour franchir le col de la vessie, l'eau est le plus ordinairement impuissante à en délivrer les malades, et malgré l'injection directe de l'eau alcaline dans la vessie avec la sonde à double courant de Cloquet, il détermine de vives douleurs et force les malades à recourir à la lithotritie.

Les expériences faites depuis quarante ans par les médecins et les chimistes, dans l'espoir de dissoudre

(1) Coïon. *Considérations sur les eaux minérales de Contrexéville*, 1851, p. 29.

dès calculs par des boissons et des médicaments pris
à l'intérieur, n'ont pas été suivies d'un progrès mar-
quant dans cette partie du traitement de l'affection
calculeuse (1), et les dissolvants employés en injections dans la vessie, et placés de cette manière plus
directement en contact avec les calculs, n'ont pas
donné de résultats beaucoup plus sensibles que les
dissolvants pris comme médicaments à l'intérieur,
ne faisant par conséquent sentir qu'indirectement
leur action.

Mais laissons les calculs et parlons de la gravelle;
en supposant que les graviers qui ont été expulsés des
reins après quelques jours de l'usage des eaux aient
commencé à être dissous, ce qui a pu les atténuer
et par conséquent permettre leur expulsion (2), comment se fait-il que les graviers de la gravelle blanche
qui, eux, sont insolubles dans les alcalis soient,
d'après les observations de M. Cas. Daumas, expulsés aussi?

Dira-t-on à cet égard qu'ils glissent mieux dans
une urine alcalisée, ainsi qu'on l'a avancé à propos
des calculs biliaires? mais l'urine n'est pas comme
la bile, un liquide plus ou moins visqueux suivant
les circonstances.

Vous triomphez de l'obésité par l'emploi de l'eau
de Vichy, parce que les alcalins *saponifient* les graisses et en même temps par l'usage de la même eau,

(1) Leroy d'Etiolles, 1869, p. 140. *Résumé du traité pratique sur la gravelle et la pierre.*
(2) Durand (de Lunel), *ouvrage cité*, p. 442.

vous restituez l'embonpoint aux hommes amaigris,
dit Durand-Fardel; est-ce que les alcalins seraient
aussi capricieux que cela, est-ce qu'ils choisiraient
leurs sujets et ne *dissoudraient*, ne *saponiferaient*,
n'*émulsionneraient* les graisses que chez les individus
qui leur conviendraient le mieux, se réservant de ne
plus rien saponifier du tout chez les autres?

M. Durand-Fardel fait encore observer que si
l'eau de Vichy dissolvait les graisses, les hyper-
plasies viscérales, les indurations cardiaques, les
calculs dans la vésicule-biliaire et dans les reins, il
est à présumer qu'elle ne respecterait pas les tissus
physiologiques, car les actions chimiques sont essentiellement aveugles, et il faudrait avoir, pour se soumettre à un tel traitement, l'assurance qu'une pareille enveloppe serait au moins inattaquable par
l'eau de Vichy. »

Je suis tout aussi éloigné, dit M. Mialhe citant
ces paroles (1), je suis tout aussi éloigné de croire
que l'eau de Vichy, sans laisser aucune trace de son
passage dans les vaisseaux sanguins, puisse aller
effectuer son action curative à l'adresse qui lui est
assignée par tel ou tel pathologiste; mais, néan-
moins, je pense que cette eau, comme du reste toutes
les eaux bicarbonatées sodiques est douée d'une
action *fluidifiante*, *fondante* et *désobstruante* non incontestable, qui est la cause de son intervention chimique dans le grand acte de la nutrition. »

(1) *Bulletins de l'Académie de médecine*, 9 octobre 1877,
p. 1055.

Voilà de grands mots et nous en rencontrerons ainsi bien d'autres qui n'expliquent rien du tout; mais en admettant avec M. Mialhe l'action *fluidifiante, désobstruante* des eaux alcalines, nous ne saurions dire avec lui que cette action soit la *cause*, mais bien l'*effet* de son intervention chimique ou névro-électrique dans les fonctions de nutrition.

M. Mialhe tient une réponse toute prête aux objections que de concert avec les Drs Durand de Lunel et Durand-Fardel, nous faisions tout à l'heure à sa théorie : La réponse est tout entière dans l'opinion de Golding Bird à laquelle il se range absolument.

« On ne peut, dit Golding Bird, mettre en doute que la puissance vitale soit toujours agissante pour s'opposer aux changements chimiques auxquels les structures vivantes sont prédestinées, il est exact de prétendre que cette résistance augmentera en raison des propriétés vitales, ou en d'autres termes, que les éléments de nos tissus résistent aux influences chimiques en raison de leur vitalité. Il s'ensuivrait que les constituants, dont l'économie doit se débarrasser dans l'état normal, seraient justement ceux qui présenteraient le moins de vitalité. »

Cette théorie qui tend à expliquer quelque chose est peu claire, et c'est pour s'être perdu dans le vague, dans les nuages de l'action vitale et autres conceptions abstraites de même nature, que l'on n'a rien prouvé et que l'on ne prouvera jamais rien si l'on ne se débarrasse au plus vite de ces ténèbres douces, tranquilles pour beaucoup, mais insupportables pour quelques autres.

En deux mots, qu'est-ce que la prétendue action vitale, et comment la présence des alcalins dans l'estomac, et plus tard dans tout l'appareil digestif et ses annexes, s'oppose-t-elle à la désassimilation des tissus ? La chose est très simple, c'est de la galvanoplastie toute pure et le traité de la dorure et argenture sur métaux de l'Encyclopédie Roret peut nous donner la clef du mystère.

On donne en galvanoplastie, le nom de *catode* au pôle qui reçoit l'objet à métalliser, et celui d'*anode* au pôle opposé. Lorsqu'on veut épuiser un vieux bain d'or ou d'argent, on fait un anode en platine qui est insoluble et le métal dissous dans le bain se portant sans cesse au catode, il vient un moment où il est totalement extrait du sein du liquide, mais (1) la découverte faite par M. Jacobi, des *anodes solubles* qui présentent un si grand avantage dans les expériences électro-métallurgiques est basée sur le principe suivant :

Si dans une solution métallique en communication avec les deux pôles d'une pile galvanique, on plonge une plaque de même métal que celui en dissolution, attachée à un fil au pôle négatif de la pile, cette plaque métallique qui joue le rôle d'anode est dissoute à peu près en raison directe du métal revivifié au catode, nous disons à *peu près* parce que

(1) Encyclopédie Roret, *ouvrage cité*, p. 130.

l'expérience a démontré que l'anode perd toujours
un peu moins que ne gagne le catode. On comprend facilement qu'en employant un anode soluble
de même nature que le métal à réduire, la saturation est constamment entretenue aux dépens de
l'anode qui se dissout. Dès lors, le même bain métallique pourrait servir indéfiniment pour une foule
d'expériences consécutives.

Voilà la propriété vitale que Golding Bird n'a pas
vue et que nous allons exposer en peu de mots, comme
si les quelques lignes de MM. Ol. Mathey et W.
Maigne que nous venons de citer, ne suffisaient pas
à faire largement comprendre notre pensée :

La digestion est la galvanoplastie de nos tissus.
Dans l'estomac, nous introduisons les aliments que
le courant électrique va décomposer, comme dans
la cuve à décomposition le doreur introduit une solution aurique.

Le sang, la plupart de nos liquides et par conséquent de nos tissus étant alcalins, notre estomac
devra être rempli d'une substance identique ; il faut
des alcalins en dissolution pour reconstituer des alcalins, de même qu'il faut au doreur une dissolution
d'or pour déposer de l'or sur le catode, rien n'est
plus clair.

Il faut avouer tout d'abord que dans l'économie
animale, les choses que nous réduisons à leur plus
simple expression pour les faire saisir plus facilement ne se passent pas avec cette simplicité élémentaire. La réaction, le courant ne se font pas dans

l'estomac comme dans un vase inerte. Les acides et
les alcalis sont tout d'abord absorbés, puis les acides
sont rejetés par les excrétions, les alcalins sont
versés dans le torrent circulatoire, d'où ils sont repris pour être versés de nouveau par les sécrétions
sur les matières alimentaires de la digestion suivante, où ils peuvent remplacer dans une certaine
mesure, et pendant quelque temps seulement, les
alcalins que l'on aurait négligé d'introduire dans le
canal digestif.

C'est une succession non interrompue d'assimilation et de désassimilation, dans laquelle le sang est
constamment appauvri, sans cesse renouvelé.

Or, en dernière analyse, le sang, au niveau des
glandes qui président aux fonctions de nutrition
cède son alcali qui se porte sur les matériaux assimilables et là, il est évident qu'il s'appauvrit et finira
par être désalcalisé, s'il n'y a pas quelque part au
sein de la solution, au sein du bain, un anode soluble qui remplacera à *peu près* l'alcali dépensé,
déposé au catode.

Or, ce sont les alcalins introduits dans l'estomac
qui servent d'anode soluble, ce sont eux qui entre-
tiennent la saturation alcaline constante du sang et
l'on conçoit comment une diminution dans cette saturation détériore le sang ; l'*action vitale* continuant
à faire acte de présence pour M. Golding Bird, et
pour nous *la pile continuant à fonctionner.*

On a pu voir aussi comment la présence d'un
anode soluble, autrement dit comment la saturation

alcaline pouvait entraîner l'augmentation de poids
et de volume des tissus : « l'expérience a démontré
que l'anode perd toujours un peu moins que ne
gagne le catode. » Ou en d'autres termes, pour
parler en français et être bien compris de tous, au
sein d'un organisme saturé, le sang perd moins
dans sa décomposition qu'il ne gagne dans sa reconstitution; ce qui revient à dire qu'en présence des
alcalins, en vertu de la loi qui préside aux phénomènes électriques en général et galvanoplastiques
en particulier, l'assimilation est toujours supérieure
à la désassimilation.

Ce que l'on a imaginé de théories sur le mode
d'action des eaux alcalines est incroyable : aussi,
quelques auteurs se sont-ils laissés aller au découragement, et, en regardant de près, on voit qu'il n'y
avait assurément pas de quoi désespérer, attendu
que l'explication du mode d'action des eaux de
Vichy, donnée par les différents auteurs, consiste à
constater des résultats sans indiquer la cause; c'est
l'éternelle farce de Molière : l'*opium fait dormir parce
qu'il a une vertu dormitive*, poussée plus loin ; c'est
l'absence absolue de réponse à la demande; c'est un
simple exposé de résultats, un compte-rendu; ici,
l'opium fait dormir et voilà tout, ne demandez pas
pourquoi; le fait est que l'opium procure le sommeil.

Qu'on nous permette de citer à ce propos une
page curieuse d'un de nos confrères, l'homme le
plus découragé du monde si on veut bien le croire,

mais qui au fond invente lui-même sa petite théorie, quoiqu'il s'en défende, tant est naturel le besoin de s'expliquer le pourquoi des choses. Or, il est bien entendu que la théorie en question vient de la même école, et qu'elle consiste en une simple énumération des phénomènes que l'auteur a cru constater.

« C'est sur cette question (le mode d'action des eaux) (1) qu'on a vu naître, depuis une vingtaine d'années, ces nombreuses théories médicales dont le moindre inconvénient est d'être aussi aventurées qu'inutiles, et dont le tort le plus grave a été de devenir l'écueil de toute bonne pratique à Vichy.

« Nous nous abstiendrons de donner dans ces imaginations.

« Un bon motif est, qu'on ne réussit pas toujours à sauver sa raison, et à se garder de l'absurde quand on se livre à un pareil travail. »

Notons, en passant, que la phrase ne respire pas la plus parfaite politesse, et passons. « Nous avons lu dans les diverses pages d'un livre publié sur la matière, que les eaux de Vichy ont, sur notre organisation malade, une action *spécifique, altérante, dépurative, dissolvante, reconstituante, tonique, hyposthénisante, excitante, sédative, contro-stimulante, antiphlogistique, plastique, antiplastique,* qu'elles *lessivent* le sang, *ramollissent* les tissus, les *nettoient*, les *lavent*, etc....

(1) *Les eaux minérales de Vichy,* Cas. Daumas, 1866, p. 229-231.

Voilà, en effet, bien des vertus et bien des contradictions ; gardons-nous bien de tomber dans le
même travers ! Voyons la suite :

« Les eaux de Vichy, abstraction faite de leur
composition chimique, qui ne leur donne aucune
vertu spécifique, ont une triple action bien caractérisée et à peu près constante sur toutes les personnes qui en font usage. »

Quoi ! la composition chimique des eaux de Vichy
n'est pour rien dans leur action ? Quoi, les alcalins
inutiles, l'acide carbonique embarrassant, l'eau
seule, l'eau simple, et c'est bien suffisant. — Si
nous continuons de la sorte, tout à l'heure nous
allons *donner dans les imaginations.* Et, de fait, c'est
ce qui arrive.

« Prises en bains, continue l'auteur cité, les eaux
de Vichy *excitent* la surface cutanée et réveillent, en
les *stimulant,* les fonctions de la peau ; à l'intérieur,
elles produisent un effet pareil sur la muqueuse gas-
tro-intestinale et sur les fonctions *digestives,* qui se
régularisent sous leur influence. Elles *activent* fortement la sécrétion urinaire, et elles favorisent la
transpiration. C'est-à-dire qu'elles agissent directement, pour accroître leur énergie, sur l'ensemble
des facultés nutritives : faculté d'assimilation et
faculté d'élimination ; et, à ce titre, elles doivent
être admises comme un des plus puissants modificateurs de l'économie. — Cela suffit, croyons-nous,
pour permettre de comprendre, au moins d'une manière générale, qu'elles soient très-salutaires contre

la plupart des maladies chroniques, dans lesquelles les fonctions dont nous parlons sont presque toujours éteintes ou perverties. »

La chose n'est pas plus difficile que cela. En vérité, cette école est fort commode. Un malade prend de l'eau de Vichy : il transpire ; donc les alcalins sont *excitants, stimulants, diaphorétiques*. Le malade constate un peu d'appétit ; les alcalins sont *excitants* de l'appareil gastro-intestinal ; ils sont *digestifs* ; ils sont *régularisateurs* des fonctions digestives. Le malade urine ; les alcalins sont *diurétiques, éliminateurs, assimilateurs*, et, en résumé, pour dire tout cela en un seul mot, un seul, mais qui fasse de l'effet, les alcalins sont des *modificateurs puissants*. — De quoi ? De qui ? Pourquoi ? N'importe ; ils sont *modificateurs* !

Durand (de Lunel) (1) nous parle, à son tour, de l'*excitement* thermo-minéral et de l'*action stimulante* des alcalins, qui est aussi *altérante* ; des alcalins qui, plus tard, deviennent *fluidifiants* et *dissolvants*, et ultérieurement *toniques*. C'est probablement contre ce déluge d'actions successives, que M. Cas. Daumas s'est élevé avec tant de vigueur, et tout en lui laissant la responsabilité de ses expressions peu parlementaires, nous avouons avec lui que rien n'est plus déplorable que cette manie d'accumulation.

Eh oui, les alcalins sont tout cela ; ils engraissent, ils dégraissent, ils fondent, ils dissolvent, ils

(1) *Des incidents du traitement de Vichy*, 1864, p. 4.

excitent, ils calment, ils tonifient, ils stimulent, ils altèrent; mais nous croyons avoir bien néttement établi ce qu'il fallait entendre par là, lorsque nous avons dit que les alcalins sont nécessaires, indispensables à la vie au même titre que l'eau et le pain.

En somme, les alcalins *font vivre*, et si l'on a du temps à perdre, on peut l'employer à passer en revue tous les phénomènes d'ordre vital; on trouvera ainsi aux alcalins qui les favorisent tous, qui les rappellent tous lorsqu'ils sont anormalement disparus, des modes d'action qui se compteront à la douzaine; chose bien inutile quand on songe qu'il suffit de si peu de mots pour caractériser leur rôle dans l'économie.

Les *alcalins font vivre*, ils président à toutes nos fonctions, surtout aux fonctions de nutrition qui sont sinon des fonctions de premier ordre, puisqu'elles sont subordonnées à la circulation et à la respiration, au moins celles dont les lésions retentissent avec le plus de force et de rapidité sur tout l'organisme. Et, comme il ne suffit pas de dire cela, et, ce que nous reprochons aux auteurs, de nous borner à constater des résultats, nous cherchons de plus le pourquoi et le comment, et nous venons dire ce que nous avons trouvé.

Quelques auteurs, il est vrai, ont été théoriquement plus prudents, ce qui ne les a pas empêchés d'ailleurs, à un moment donné, d'inventer à leur tour une explication qui ne répond pas à tous les cas,

15

loin de là, ou de se rallier à une école quelconque.

Toutes les fois que l'on quitte le terrain de la pratique pour celui de la théorie, et que l'on cherche à expliquer l'action d'un médicament dont on a constaté cliniquement l'efficacité, on s'expose à des interprétations fausses. Il est tout au moins difficile pour ne pas dire impossible de démontrer la vérité des explications qu'an se hasarde à donner. C'est ce qui est arrivé pour la médication thermale de Vichy.

Tout le monde est à peu près d'accord sur les résultats, mais les différentes interprétations se sont remplacées sans que la question ait fait de grands progrès. Dire que l'eau de Vichy agit comme *fondant et délayant*, ce n'est point donner une explication de son action. Admettra-t-on que l'alcalinisation des liquides de l'économie empêche la prétendue acidité de la bile, prétendue cause de la formation des calculs biliaires ? Admettra-t-on encore que l'eau de Vichy dissout ou désagrège les calculs hépatiques, ou que cette eau sollicite les canaux biliaires à se débarrasser des calculs biliaires qui y sont contenus (1). Tout cela est plus que problématique et n'explique rien. Nous ne tenterons pas à notre tour de formuler une théorie qui aurait grande chance d'être tout auss peu acceptable. »

Telle est la conclusion prudente et sage de M. Sénac, ce qui ne l'empêche pas quelques lignes plus loin de sacrifier au monstre quelques lignes tremblantes

(1) Petit. P. 122.

dans lesquelles les eaux de Vichy sont traitées de *résolutives*, et *décongestionnantes* ! Voyez plutôt (1).

« Nous avons dit que des hyperhémies actives se produisant sous l'influence des eaux de Vichy, avaient pour siége les organes atteints d'engorgement chronique. Ces *congestions provoquées*, ou plutôt la stimulation du système circulatoire nous paraissent avoir une grande part à la résolution des engorgements anciens par la suractivité imprimée à la circulation capillaire et consécutivement à la circulation veineuse. Pour résumer ce qui précéde sur le mode d'action du traitement thermal, d'une manière générale, nous dirons que l'eau de Vichy agit principalement en *décongestionnant* les organes malades. Comment cet effet s'obtient-il ? Y a-t-il modification du sang ? quelle est cette modification et comment se produit-elle ? Le système nerveux est-il impressionné par le médicament ou n'est-ce qu'à un effet tonique qu'est dû le résultat obtenu ? Nous ne répondrons à ces questions que par l'aveu de notre insuffisance, lorsqu'il s'agit d'un problème qui n'est encore résolu pour aucun médicament. »

Et l'auteur fait sagement à notre avis de se retirer de la lutte, car à sa place nous serions fort embarrassé d'expliquer en vertu de quel principe une substance alcaline, *provoquant des congestions*, peut par le même fait devenir *décongestionnante*. Non, il vaut mieux laisser absolument dans l'oubli toutes

(1) Sénac. *Loc. cit.*, 217.

ces théories surannées qui rompent si facilement
avec la logique, l'observation et la saine interprétation des faits.

La routine est partout détestable et le progrès,
même en thérapeutique étant désirable et possible,
allons de l'avant, laissons les mots pour ce qu'ils
valent, les théories pour ce qu'elles pèsent et sachons
voir clair, penser juste, marcher droit au lieu de
tourner irrésistiblement dans le même cercle.

Est-il cependant rien de plus simple, je le demande
à tout lecteur sérieux? La vie ! mais la vie se compose d'une infinité de phénomènes et nous n'aurons
garde de les passer tous en revue ici ; congestion,
décongestion, hypersthénie, hyposthénie, veille,
sommeil, mouvement, repos, augmentation de volume, perte de poids, rougeur, pâleur, chaud, froid.
Comme tout cela est compliqué, immense, incompré-
hensible ? point du tout. Tout cela se passe à la fois
dans un organisme vivant et bien portant; c'est l'assimilation et la désassimilation, c'est la pile qui
fonctionne, c'est l'*anode* qui se dissout, c'est le *catode*
qui augmente, c'est le pôle positif et le pôle négatif,
c'est l'acide et l'alcali en présence, le premier qui
préside à la désassimilation, l'autre à l'assimilation,
l'acide se renouvelant sans cesse par la respiration,
le mouvement, les décompositions, l'usure des solides, des liquides, des gaz ; l'alcali venant du dehors
avec les aliments.

Si les alcalins viennent à manquer par notre négligence, la vie est arrêtée à moitié; nous n'observons

plus que la fatigue, la somnolence, la congestion et tout le cortége de l'état morbide. Si les alcalins sont introduits dans la machine, nous constatons le retour de tous les phénomènes disparus, et la décongestion, et l'appétit et la gaîté et le courage, et le sommeil réparateur, en un mot tout l'appareil de la santé, c'est fort bien ; mais n'allons pas nous renfermer dans une observation mesquine, ouvrons largement notre intelligence, généralisons hardiment, gardons-nous d'analyser, de chercher comme l'on dit vulgairement *la petite bête*, et de nous embarrasser mal à propos de théories seulement soutenues par de grands mots, déclarons simplement ceci : c'est que les alcalins ont dix, vingt, cinquante modes d'action si vous voulez, mais que leur but est aussi simple que primoridial ; les alcalins font vivre, ils sont la moitié de notre existence, et la meilleure.

Les alcalins sont l'élément indispensable ; ils traduisent leur présence, leur activité, leur utilité par tous les phénomènes inhérents à la vie, rien de plus, rien de moins. Pourquoi donc marchander parcimonieusement leur grandeur, est-ce qu'il vous déplait de devoir la vie à quelques grammes de bi-carbonate de soude, et croyez-vous qu'un médicament quelconque ferait mieux votre affaire ?

Les alcalins ont même cela de remarquable et qui doit les élever encore à nos yeux, c'est qu'il était donné à la sagacité humaine de les découvrir, de les prendre, de se les approprier ; il sont tellement précieux, que la nature a pris soin de les semer en abondance partout, de les répandre dans des sources inépuisables, mais en même temps de cacher leurs propriétés admirables aux observateurs superficiels; tant pis pour l'ignorant qui les considère comme un accessoire et qui s'en passe, tant pis pour le routinier qui voulant un *calmant* de ses douleurs est assez simple pour croire qu'ils sont *excitants* et les refuse; que ceux-là soient punis par où ils ont péché.

Reprenons avec les auteurs l'étude des alcalins et voyons les résultats de leurs observations. M. Sénac, tout en annonçant que rien n'est impossible aux progrès de la science (1), qu'un jour viendra peut-être où l'on connaîtra non-seulement les effets des médicaments, mais le mécanisme intime de cette action sur l'économie du corps humain, ne semble pas disposé à donner aux progrès de la science le contingent de ses efforts; car après avoir accusé les alcalins d'être *décongestionnants*, il donne comme contre-indication au traitement par les alcalins « la tendance, déjà manifestée, ou seulement indiquée à des *affections congestives* occupant des organes importants » (2). Tant il est difficile de s'accorder soi-même sur cette action des alcalins dont tant d'auteurs ont parlé et parleront encore.

Pour M. Zenon Pupier (3), les alcalins interviennent comme *stimulants* de l'action circulatoire.

(1) *Traitement des coliques hépatiques*, p. 224.
(2) *Loc. cit.*, p. 225.
(3) *Action des eaux de Vichy sur la composition du sang*, 1875, p. 6.

Pour Trousseau (1), cité par M. Pupier « les eaux alcalines sont toutes *diurétiques*, elles augmentent la quantité des urines ; leur action sur le sang actuellement alcalin est de le rendre plus alcalin encore ; les sécrétions normalement acides, urines et sueurs, sont influencées, l'acide urique diminue; la salive, le suc pancréatique, la bile sont modifiés et consécutivement toutes les substances digestives. En définitive, le sang est modifié dans sa composition même. La graisse du sang est brûlée dans la respiration, on sait que les alcalins favorisent cette combustion, que la graisse diminue et qu'il en résulte un amaigrissement. »

Pour nous l'autorité d'un grand nom ne faisant rien à la chose, on nous permettra de ne pas être absolument admirateur des paroles du maître. Nous assistons encore au défilé des résultats et encore l'exactitude n'est-elle pas la règle fondamentale de cette exhibition.

Est-il vrai que les alcalins rendent le sang plus alcalin qu'il ne l'est naturellement ? c'est peu probable. Que le sang modifié pathologiquement s'alcalise de nouveau par l'usage du bi-carbonate de soude, rien n'est plus juste, mais il y a une limite à l'alcalinité nouvelle du sang; nous savons bien que Trousseau a dit cela pour poser un jalon sur la route qui devait le mener à l'anémie alcaline, mais cela n'était pas une raison pour dire à coté du vrai.

(1) *Cours de thérapeutique*, semestre d'été, 1852.

Que les secrétions et consécutivement les fonctions digestives soient modifiées, cela est évident, mais pourquoi ? comment ? par quel mécanisme cet opium fait-il dormir ? parce que la graisse du sang est brûlée dans la respiration nous répond-on gravement, et que les alcalins favorisent cette combustion. En vertu de quelle force, s'il vous plaît ?-il fait donc bien chaud dans l'organisme ? 37 ou 38 degrés centigrades au plus, c'est bien peu de chose, et cela suffit tout juste à maintenir la graisse à l'état liquide ; je ne vois pas là trace de *combustion* ; ne serait-ce pas plutôt une réaction chimique ? Oui c'est cela, répondent un grand nombre d'auteurs heureux de se raccrocher à cette branche, et l'on se représente le terrible laboratoire dans lequel les graisses soumises à l'action d'acides énergiques d'alcool, d'éther, de térébenthine bouillants vont se transformer en glycérine, stéarine, margarine et le reste.

Y pensez-vous sérieusement et croyez-vous que nous soyons encore à l'époque où l'on puisse raconter ces belles histoires. Non il n'y a rien de tout cela. Notre organisme, en quelque partie qu'on l'étudie, est une pile galvanique dont un pôle assimile, dont l'autre désassimile, et le courant produit donne de la chaleur, apporte, enlève, décompose, dédouble mais sans bruit, sans *combustion*, sans fourneaux, sans cornues, tantôt rapidement, tantôt lentement sans qu'il soit besoin de faire intervenir l'acide chlorhydrique, sulfurique ou azotique, les températures de plus de

50 degrés et le reste pour expliquer son action, et surtout sans qu'il soit nécessaire de se contredire à tout instant.

Car enfin Trousseau lui-même eût-il pu nous faire comprendre comment « les alcalins favorisent la combustion de la graisse, font diminuer cette graisse, d'où résulte un amaigrissement »; comment il arrive que par l'usage de ces mêmes alcalins, l'appétit renaît, la *graisse s'accumule*, l'embonpoint augmente ? Est-ce, on me répondra, que « cette action des alcalins sur la nutrition se trouve compensée d'autre part à l'aide du régime, de l'exercice musculaire qui stimulent l'appétit » ?

Qu'est-ce que cela veut bien dire? Comment c'est l'exercice musculaire et le régime qui stimulent l'appétit? Quoi! les alcalins ne sont là que pour brûler les graisses que l'exercice musculaire et l'appétit ont eu le talent d'emmagasiner? Nous avions toujours cru le contraire et cela en présence d'une expérience journalière; nous avions pensé, nous autres, que l'augmentation de l'appétit, que la possibilité de se livrer à un exercice musculaire étaient consécutifs à l'absorption des alcalins chez les sujets qui, avant l'usage du bicarbonate de soude, ne pouvaient ni manger, ni faire le plus petit effort; nous avions cru penser juste et observer sagement, quand nous étions persuadé que l'exercice musculaire, loin d'augmenter la graisse, la diminuait notablement, attendu que dans l'économie tout exercice, tout travail se soldent par une perte, qu'une perte est une désassimilation, et qu'une substance désassimilée est éliminée et non accumulée.

D'où il résulte que Trousseau ne nous eût que médiocrement convaincu, et nous eût laissé avec notre théorie intacte, qui fait jouer aux alcalins un rôle bien plus important et plus vrai, celui de remettre les fonctions désorganisées dans leur état normal, parce qu'ils font partie intégrante de nos tissus, que nous ne pouvons vivre sans leur présence.

Nous disons que l'usage des alcalins fait tantôt disparaître la graisse et tantôt la fait apparaître. Ce rôle double et contradictoire, au premier abord, nous semble unique et logique.

Premier cas. Les digestions, la désassimilation surtout se faisaient mal, là graisse s'accumulait dans le tissu cellulaire d'un sujet, comme résidu et non comme provision ; c'était ce que les gens du peuple appellent avec beaucoup de bon sens *de la mauvaise graisse* et non pas de l'embonpoint, et la preuve c'est que l'obésité de notre individu constituait un état morbide, il était en même temps goutteux, graveleux, dyspeptique et le reste. L'usage des alcalins rétablit le courant qui marchait mal, la digestion reprend son cours normal, la desassimilation interrompue se fait aujourd'hui normalement, les résidus sont éliminés, le sujet maigrit.

Deuxième cas. Les digestions se faisaient mal, l'assimilation était impossible, l'appétit nul ne permettant même plus aux aliments de s'introduire dans l'estomac, le sujet était maigre, faible, étiolé. Aussitôt après l'usage des alcalins, le courant arrêté se met en marche, et de suite les fonctions se régularisent, l'appétit revient, l'exercice musculaire est possible sans fatigue, la santé, c'est-à-dire le mouvement, l'activité se rétablissent dans cet organisme qui était malade, c'est-à-dire au repos, et qui se rouillait ; l'embonpoint se montre, la graisse, la *bonne graisse*, la provision pour l'avenir et non plus la balayure s'emmagasine, et tout cela sans combustion, sans décomposition chimique, sans fracas, simplement.

Représentez-vous un instant l'économie animale sous l'aspect d'une usine dans laquelle tout marche par le moyen d'une machine à vapeur. On fait dans cette usine un grand nombre de travaux, on y trouve des machines à percer, à raboter, à fraiser, à découper, des scies mécaniques, des marteaux. Le travail marchait à merveille lorsque survient un ralentissement ; puis tout s'arrête. Pourquoi ? il est arrivé une chose bien simple, tous les outils sont en bon état, à la machine il ne manque aucune pièce, le feu est grand, mais l'eau a baissé, puis elle manque, le sifflet se fait entendre, c'est l'organisme qui se plaint, qui souffre. Qu'allons-nous faire ? rien que de bien naturel ; faisons rentrer une provision d'eau dans la chaudière ; et de fait peu de temps après tout a repris son aspect accoutumé dans l'usine, les outils frappent, tournent, scient, rabotent, découpent comme autrefois.

Allons-nous inventer quelques expressions extra-médicales pour donner une explication sensée de l'action merveilleuse de l'eau qui vient de tout sauver? dirons-nous que l'eau est *perçante, rabotante, découpante, sciante,* etc. On croirait que nous voulons plaisanter et l'on n'aurait pas tort.

Tout le monde conviendra avec nous que l'eau a fait marcher la machine, et voilà tout. L'eau était indispensable au premier chef, et, dès qu'elle est arrivée, toutes les fonctions sont rentrées dans l'ordre; elle s'est vaporisée, la vapeur a poussé le piston qui a entraîné la bielle, le volant a tourné, l'arbre de couche a suivi, et les outils ont été entraînés dans le mouvement. Comme tout cela est simple, facile à constater, facile à dire, facile à comprendre; et je me demande avec l'étonnement le plus profond pourquoi tant de savants n'ont pas voulu descendre de leurs théories élevées pour voir en notre organisme des choses identiques!

Aussi est-il résulté de toutes leurs théories des discussions interminables dont n'a pas jailli la lumière. M. Mialhe (1) pense que les alcalins sont des agents puissants d'oxydation, qu'ils augmentent l'urée, l'acide carbonique et activent la circulation.

Erreur, déclare M. Rabuteau, les effets sont tout différents; ils éliminent l'urée, abaissent la température, ralentissent la circulation (2).

(1) *Chimie appliquée à la physiologie et à la thérapeutique,* 1856.
(2) Z. Pupier. *Loc. cit.*, p. 14.

D'après Virchow (1), le bicarbonate de soude exerce sur l'épithelium vibratile une excitation remarquable et ranime les mouvements de ces petits appendices, lorsqu'ils paraissent éteints sans retour. Enfin, dans l'intestin, il sert avec les sucs pancréatique et biliaire à émulsionner les matières grasses.

La théorie de l'excitation est présentée par un grand nombre d'auteurs, et leur thèse est en général développée, il faut bien le dire, dans un langage scientifique très-brillant, très entraînant, mais au fond duquel on ne trouve guère que pétitions de principes délayées dans de grandes phrases, et dans lesquelles ils finissent par se perdre tellement qu'ils sont forcés le plus souvent ou de se contredire, ou de s'appuyer sur des *distinguo* de la plus haute fantaisie.

Voici en quels termes Durand de Lunel établit cette excitation (2). « Une excitation générale est le résultat de l'administration des alcalins; cela est incontestable. »

Voilà un mot plus facile à dire qu'à prouver.

Ce n'est plus une excitation violente, pyrétique; c'est une excitation ou plutôt une hypersthénie qui conduit à la tonicité organique. Ainsi voilà une excitation qui n'en est pas une : *distinguo*, il y a excitation et excitation, nous savons tout cela, et cette excitation d'une nouvelle espèce conduit à une

(1) *Commentaires thérapeutiques*, Gubler.
(2) *Loc. cit.*, p. 447.

tonicité organique ; il est difficile d'être moins clair,
et en même temps d'être mieux dans le ton des
écoles qui se disputent et discutent sur l'action des
alcalins en particulier, et des médicaments en général.

Les fonctions de la vie organique en état de perturbation se trouvent bientôt régularisées comme
les organes lésés se trouvent bientôt restaurés. Cela
est vrai, mais montrez-nous la cause: et si l'excitation
fait tout cela, nous nous rangerons volontiers à votre
théorie. Mais comment admettre qu'une excitation
fasse rentrer dans l'ordre tout ce qu'une excitation
précédente avait jeté dans le désordre? A moins de
supposer que cette excitation n'en soit pas une,
comme l'a dit Durand de Lunel.

« Les actions seules de la vie animale, dit-il encore,
sont peut-être déprimées, ainsi que tendent à le prouver la paresse nerveuse et la somnolence que les
médecins ont observées pendant le cours du traitement; mais cette dépression est très-physiologique
et découle directement de la loi du balancement nerveux. Aussi dirai-je que l'effet des eaux de Vichy
se caractérise par l'*hypersthénie* de l'appareil nerveux
de la vie organique, et par l'*hyposthénie* de l'appareil
nerveux de la vie animale. »

Mais en admettant même ces conclusions sans les
discuter, nous nous apercevons que tout ceci est un
résultat et non pas un *mode d'action*, il n'y a dans tous
ces mots aucune donnée physiologique, et le malade
lui-même, fût-il absolument illettré pourrait répondre

tout aussi bien : « j'ai pris des eaux de Vichy, j'ai
mieux digéré, mangé davantage, mais j'ai éprouvé de
la fatigue et des envies de dormir. »

La physiologie ne procède pas de cette façon
quelque peu élémentaire, et quand il s'agit de rendre
compte d'un mode d'action, il faut entrer plus avant
au cœur du sujet. Que, par exemple, l'on demande
qu'est-ce-que la *marche* au point de vue physiologique, répondra-t-on que la marche est un acte par
lequel on peut aller d'un point à un autre sur les
jambes? La réponse qui paraît bizarre ne le serait
pas plus que celles dont nous nous occupons au
point de vue de l'action des alcalins.

Ici un vrai physiologiste ferait intervenir la pesanteur, le centre de gravité, le levier, l'extension, la
flexion, les muscles qui président à ces deux ordres
de mouvements, et, quand il nous aurait bien exposé
tout le mécanisme de la progression, il pourrait conclure en disant : et voilà pourquoi vous allez d'un
point à un autre sur vos jambes.

Eh bien, pour les alcalins, il devrait en être de
même, et avant de parler de l'excitation qui peut
en fin de compte apparaître comme résultat, il serait
utile de nous exposer le pourquoi et le comment,
le mécanisme de la digestion, des fonctions de nutrition, ou plus largement encore, le mécanisme de
la vie organique.

« Si l'on ne peut contester la portée de la doctrine
de l'excitation, pas plus qu'il n'est possible de contester celle de l'alcalisation, peut-on concevoir du

moins l'espoir de les concilier? « Les deux théories, dit
M. Finot (1), arrivent en définitive au même but par
des voies diverses, mais plutôt parallèles qu'opposées,
ce qui fait pressentir la possibilité de pouvoir un jour
les accorder. »

L'observation est curieuse ; les eaux alcalines arrivent évidemment au même but, quelles que soient
les théories dont on les honore ; voilà qui est véritablement incontestable, et il ne tient pas aux partisans
de l'excitation que les alcalins n'alcalisent pas le
sang, pas plus qu'il n'est donné aux défenseurs de
l'alcalisation de faire que les alcalins ne produisent
pas l'excitation s'il est dans leur nature de la produire;
mais en ce qui touche l'accord entre ces deux camps,
rien n'est plus facile ; ils s'accorderont du jour où ils
s'apercevront qu'ils commencent par la fin, qu'ils
prennent l'effet pour la cause, ils s'accorderont à l'instant où quelqu'un leur donnera raison autant à
l'un qu'à l'autre, et leur dira : oui les alcalins alcalisent le sang ; oui, les alcalins excitent si vous le
voulez bien, oui ils désobstruent, ils dégraissent, ils
engraissent, ils font tout ce que vous voudrez, mais
seulement remarquez donc que vous vous occupez
uniquement des résultats, des effets; mais vous igno-
rez absolument la cause et vous ne faites aucun effort pour la découvrir.

(1) *Observations sur l'action thérapeutique des eaux de
Vichy, dans le Recueil des mémoires de médecine militaire*,
2ᵉ série, t. V.

(2) *Loc. cit.*, p. 448.

Nous désirons de toutes nos forces que l'entente se fasse, trop heureux si nous avons pu seulement tracer la route qui mène à la cause première, et donner le signal des recherches en commun *où il faut* qu'elles se fassent.

« Une telle question, dit un auteur souvent cité, est liée, on le sent bien, non pas seulement à un simple problème de chimie, mais encore à un problème de haute physiologie. Qu'est-ce donc que l'hypersthénie organique, si ce n'est au fond l'exagération de l'impression sanguine sur l'appareil nerveux qu'elle intéresse directement, c'est-à-dire les extrémités nerveuses qui aboutissent aux capillaires généraux ? Le problème se réduit donc à savoir si le principe dominant dans les eaux de Vichy se trouve, en même temps qu'il est alcalin, susceptible de surexciter l'impression sanguine ?

Ici, nous ne chicanerons pas sur les mots : le problème dans sa forme était admirablement posé, et, il faut bien le dire, poser ainsi la question c'était la résoudre; il n'a manqué à son auteur qu'un peu de hardiesse; il conserve son hyposthénie, son excitation « *non éclatante, mais tonique.* » Il va même jusqu'à considérer à un plus haut degré l'action des alcalins comme franchement *stimulante*, et nous avons prouvé d'une part qu'il n'y a rien à faire avec la routine et, d'autre part, qu'il ne faut jamais commencer par la fin.

Loin d'admettre cette excitation, d'autres auteurs

16

parlent d'*hyposthénie* (1). L'eau alcaline ralentit la circulation ; il résulte d'observations bien faites que le pouls devient de moins en moins nombreux. Avant l'usage des alcalins le pouls chez un malade battait 76 fois par minute ; huit jours après il était tombé à 70, puis il descendit les jours suivants à 64, 60, 56.

Il est juste de faire remarquer que l'auteur, fort embarrassé d'expliquer l'action des alcalins, tombe en plein dans les théories de l'excitation à quelques pages de là, ce qui ne surprendra personne, connaissant le vertige qui s'empare des partisans d'une théorie incomplète qui a la prétention de faire face à tout.

« Les résultats heureux de l'usage des alcalins dans la gastro-entérite ne surprendront point ceux qui auront présente à l'esprit l'action physiologique des eaux ; ils concevront facilement que l'estomac languissant se relève sous l'excitation du liquide minéral ! (2) »

Comment l'auteur a-t-il pu dire que l'estomac est languissant dans la gastro-entérite ? A-t-il oublié de quelles lésions il est le siége, et ne sait-il pas qu'il est dans un état d'inflammation telle que la moindre *excitation* est funeste ? Mais la gastro-enté-

---

(1) Coïon. *Considérations sur les eaux minérales de Contrexéville,* 1851, p. 15.

(2) Coïon, p. 38.

rite est l'inflammation simultanée de la muqueuse intestinale et stomacale (1).

Dans l'estomac, les lésions anatomiques sont les suivantes (2) : « On trouve les parois de l'estomac épaisses et ramollies, la membrane muqueuse boursouflée, friable, parsemée de points rouges ou brunâtres, et dans certains endroits de véritables ecchymoses ; enfin, dans quelques cas, du pus formant une couche infiltrée dans le tissu cellulaire sous-muqueux. Un traitement antiphlogistique très-énergique serait seul capable d'enrayer la marche de la maladie. » Allez donc parler sérieusement d'excitation après cela.

Un auteur plus prudent (3), après avoir examiné l'état des sécrétions acides et le suc gastrique en particulier, conclut en ces termes : « Dans les dyspepsies acides, les alcalins sont favorables, mais ils n'agissent pas, comme on l'a dit, en neutralisant l'acide, mais en produisant une réaction que nous ne connaissons pas. »

Cette réaction, nous la connaissons maintenant ; les acides étaient emprisonnés dans le sang, et aucune force n'était capable de les transporter au delà de la muqueuse stomacale ; l'entrée des alcalins dans l'économie a suffi pour déterminer la formation d'un courant, et désormais ils se rendront

(1) Robin et Littré. *Dictionnaire de médecine*, Gastro-entérite.
(2) Tardieu. *Pathologie et clinique médicale*, p. 305.
(3) Juzanx, 1866. *Des eaux minérales*, p. 23.

au pôle qui leur convient et seront éliminés par la
sueur et les urines, et si les alcalins en neutralisent une certaine quantité, cette quantité sera
minime, relativement à celle qui sera élaborée;
l'action mécanique et chimique ne doit pas nous
faire perdre de vue l'action dynamique, physiologique, l'action électrique, la vraie, la seule importante.

Dans une thèse remarquable sur l'action des
alcalins (1), nous trouvons une seule protestation
nettement formulée contre les théories existantes.
« Plus tard, les thérapeutistes établirent une théorie
relative à l'action des alcalins. D'après cette théorie,
qui n'était basée sur aucune expérience scientifique
faite sur l'homme ou les animaux, les alcalins
devaient être des agents puissants d'oxydation; ils
devaient augmenter l'urée et l'acide carbonique et
activer la *circulation*. Telle est l'opinion erronée qui
existe encore dans la science, bien que les résultats
thérapeutiques lui soient contraires..... J'ai noté, à
la suite de l'usage des alcalins, une diminution de
l'urée et du côté de la circulation un ralentissement
des battements cardiaques; le pouls est tombé de
70 à 72 à 66 et 60; la température n'a pas été
élevée; faiblesse, pâleur, vertiges, amaigrissement,
épistaxis. »

Il y a loin de cet état nettement observé à l'excita-

(1) Constant. *Action physiologique des alcalins*, 1870, p. 14
et seq.

tion théorique qui est tellement peu sérieuse qu'elle n'en est pas *éclatante*, de l'avis même de ses défenseurs.

On connaît la théorie de M. Ch. Petit, qui a fait école (1). Les eaux de Vichy exercent d'abord sur la vitalité de nos organes des effets qui tiennent à la température plus ou moins élevée à laquelle on les emploie, peut-être même à la nature particulière de cette température et à l'impression plus ou moins vive que produisent sur les membranes muqueuses et sur la peau les principes qui la minéralisent, d'où il résulte une *excitation* qui se propage par de nombreuses sympathies aux organes affectés et ensuite une réaction nécessaire à la résolution des affections chroniques. Cette action est proportionnée à la quantité que les malades en boivent, à l'étendue des surfaces sur lesquelles elles sont appliquées, à la durée des bains et à l'activité plus ou moins grande d'absorption de chaque individu. »

Dans cette théorie célèbre, qui a fait de nombreux adeptes, a-t-on compté le nombre des hypothèses sur lesquelles son auteur a été obligé de l'équilibrer pour la faire accepter. D'abord, l'action de la température sur la vitalité de nos organes, qui entre là en première ligne, est importante à coup sûr, et nous en parlerons dans un autre chapitre; mais si cette température est un adjuvant utile, nous

(1) Ch. Petit. *Mode d'action des eaux de Vichy*, 1850, p. 7.

connaissons bon nombre de sujets qui retirent d'excellents effets du bicarbonate de soude en nature dissous dans une certaine quantité d'eau froide. Mais voyons ensuite : l'impression sur les muqueuses et sur la peau, chose vague, indéterminée, c'est une impression et voilà tout, et cette impression, pourquoi et comment se produit-elle ? Il en résulte une excitation, le grand mot est lâché, et nous savons ce qu'il faut lui accorder de confiance ; mais cette excitation même ne suffit pas, elle a besoin d'être aidée par de nombreuses sympathies, qui elles-mêmes sont insuffisantes, et demandent à une réaction tous les bénéfices du traitement.

Donnez de l'eau de rivière chaude, vous aurez la température demandée, qui donnera lieu à une réaction, et les alcalins seront bien inutiles.

Que de termes abstraits, quel chapelet d'idées essayant de se soutenir, de se compléter l'une l'autre pour arriver à ne rien prouver ?

Admettons la sympathie, admettons encore l'influence de la température ; donnons droit de cité aux réactions ; nous n'en serons pas plus avancés, car après avoir enregistré tous ces résultats, nous demanderons encore la cause : il ne manque que ce petit point-là pour donner à la théorie en question une valeur réellement scientifique ; mais ce point-là c'est la clef de voûte, et sans lui rien ne tient d'aplomb.

Quelques auteurs ont apporté dans le débat des

éléments au moins extraordinaires; c'est ainsi que
l'on a fait jouer aux acides le principal rôle dans
l'économie. Noblet (1) attribue la plupart des fièvres
continues aux causes suivantes : excès de travail en
face d'une alimentation mauvaise ou insuffisante,
inertie des organes digestifs, ébranlement de la
molécule organisée, et, par suite, absence de matières albumineuses assez parfaites pour servir à la
confection des acides du poumon et de la bile, d'où
abondance des combinaisons sodiques excrémentitielles dans tout le système circulatoire et, en général, dans tous les liquides de l'économie. Dans une
organisation ainsi préparée, une meilleure alimentation peut survenir sans produire de résultats d'assimilation convenables; en effet, unie à d'autres
substances que des matières albuminoïdes parfaites, la soude, au lieu de rester localisée dans le
système porte, dans les organes digestifs et les
organes respiratoires passe d'un côté dans la circulation générale sous forme de carbonate, et sort de
l'économie avec les matières excrémentitielles.

Il est à peine besoin de faire ressortir combien
tout cela est faux et inexact, d'autant plus que l'auteur lui-même est obligé de se contredire et d'écrire
ce qui suit :

« C'est aux sels de soude que la salive doit principalement son alcalinité, et elle devient de plus en

___

(1) L. Noblet. *Du rôle des composés sodiques dans l'économie*, 1863, p. 40.

plus acide dans la période d'état et dans la période
d'augment de la fièvre typhoïde, ce qui tend à prouver
la déperdition d'alcali dans cette maladie. »

Pourquoi donc est-il venu nous parler précédemment de l'impossibilité pour l'organisme de fabriquer
des acides du poumon et de la bile, et pourquoi,
dit-il encore, ce qui est vrai et ce qui infirme sa
première assertion : « Les phlegmasies sont une conséquence de l'exaltation nutritive dans un appareil
déterminé. Cet excès de travail donne naissance à la
fibrine? » C'est pour en arriver à cette théorie étonnante : « Les eaux alcalines sont *excitantes* de la sécrétion gastrique et des fonctions de la peau ! » (1)

Il faut avouer que la théorie de l'excitation s'appuie sur de singuliers arguments. Quenouille (2) affirme que tous les alcalins déterminent une excitation
vive, une accélération du pouls, la peau se couvre
de sueurs, les sécrétions muqueuse et urinaire sont
plus abondantes, les phénomènes chimiques de la
respiration sont activés, puis vient une longue énumération des effets constatés au milieu de laquelle
la cause est encore introuvable. « Ils ont une action
directe sur la digestion des matières grasses ; en
augmentant l'alcalinité de la bile, ils favorisent leur
saponification et leur émulsion. Les sécrétions intestinales, qui sont alcalines, aident d'une manière
très-marquée la diffusion des graisses à travers les

(1) Noblet. *Loc. cit.*, p. 70.
(2) *Considérations générales sur l'action physiologique et
thérapeutique des alcalins.*

tissus organisés, favorisent l'imbibition des parois
intestinales et expliquent leur absorption dans toute
la longueur du tube digestif; ils donnent une assimilation plus complète et plus rapide, » et, après avoir
dit qu'ils rendent plus abondantes les sécrétions
muqueuses, il est forcé d'avouer qu'ils constipent.

Supprimez les filets nerveux et, par conséquent,
le courant électrique développé par les alcalins au
pôle négatif dans les nerfs assimilateurs, et vous
viendrez après nous dire si, par sa seule présence, le
bicarbonate de soude a donné tous ces beaux résultats.

Après l'ingestion des alcalins, les matières albuminoïdes sont *brûlées* et se transforment en urée.

Mais ce n'est pas assez de brûler ; « les alcalins
jouent le rôle important de présider à *l'assimilation*
et à la *désassimilation* des matières hydrocarburées
et amyloïdes ; ils conservent au sang sa viscosité et
en facilitent la circulation. »

En attribuant aux alcalins l'assimilation et la désassimilation tout à la fois, c'est aller beaucoup trop
loin à notre avis, et l'on sait fort bien que jamais
la désassimilation ne se fait avec plus de rapidité
qu'en leur absence. Il suffit de se rendre compte de
leur manière d'agir pour comprendre que ce résultat
ne doit en aucune façon leur être imputé.

Qu'ils exercent une influence considérable sur ce
phénomène en le régularisant, rien n'est plus évident, et nous avons à plusieurs reprises insisté sur
cette action consécutive à l'usage des alcalins, mais

le mécanisme de la désassimilation étant bien compris, il est facile de voir qu'il est régi par les acides et non par les alcalins, que ceux-ci augmentent l'assimilation dans la mesure la plus large et qu'ils diminuent d'autant le phénomène antagoniste. A défaut de l'expérience journalière, la logique serait là pour le prouver.

D'ailleurs, la désassimilation se fait toujours en présence d'une circulation rapide; quand elle n'est pas contre-balancée par une assimilation réparatrice elle donne lieu au marasme, à la *fièvre hectique* (1), caractérisée par une fièvre ordinairement continue avec exacerbation le soir, ou rémittente et affectant le type quotidien ou tierce, accompagnée d'amaigrissement progressif, de flaccidité générale, de sécheresse à la gorge, de fréquence du pouls, de chaleur à la peau, de sueurs, etc., et l'usage des alcalins, loin de donner lieu à un semblable état, se fait remarquer, nous l'avons déjà signalé, par un abaissement considérable dans le nombre des pulsations artérielles.

Dans une expérience rapportée par Laigniez (2), le pouls, à la suite d'un traitement alcalin, tomba de 120 à 95, le lendemain à 71 et le surlendemain à 63. Il y a loin de là à l'excitation et à la désassimilation. On ne voit dans ce résultat ni combus-

---

(1) Robin et Littré. *Hectique*.
(2) Laigniez, *Etude sur l'emploi du bicarbonate de soude dans l'angine couenneuse*, 1856, p. 29.

tion, ni accélération d'aucune sorte. D'ailleurs, il est une chose digne de remarque, c'est que (1): « moins les eaux de Vichy déterminent d'actions physiologiques appréciables et plus leurs effets thérapeutiques sont tranchés: »

Tampier (2) accorde au bicarbonate de soude la propriété de « promptement alcaliniser les humeurs, le sang et les sécrétions; celles-ci sont en même temps augmentées, le sang diminue de plasticité, et il est en outre neutralisateur des acides. A dose faible, le premier phénomène est une excitation de l'estomac, de la première partie de l'intestin et des annexes du tube digestif; le suc gastrique, la bile et le suc pancréatique sont sécrétés avec plus d'abondance et, de ces effets, résulte une plus grande activité dans la digestion. »

Dans cet aperçu rapide, rien ne manque de ce que nous avons coutume de rencontrer sur la prétendue action des alcalins, c'est-à-dire des mots, des résulats plus ou moins exacts, l'excitation, et c'est tout. Rien qui puisse faire entrevoir le *cur* et le *quomodo*.

« Pendant une longue série de siècles, l'action des médicaments sur l'organisme s'explique par une modification organique ou vitale imprimée par les agents médicamentaux, et dont le mécanisme reste

(1) Durand-Fardel. *Traité thérapeutique des eaux minérales*, 2° édition, p. 190.
(2) *Des eaux alcalines dans le traitement des maladies*, 1853, p. 9.

parfaitement inconnu(1). » Nous demanderons à l'auteur de cette remarque ce qu'il y a de changé de nos jours, et si lui-même, dans son appréciation de l'action des alcalins, a fait autre chose que de méconnaître le mécanisme en vertu duquel les eaux alcalines agissent sur l'économie.

L'excitation tient une très-large place dans sa théorie et nous avons vu déjà quelle confiance on doit accorder à l'école excitative. « L'action des eaux alcalines, dit le Dr Roubaud, se fait d'abord à l'estomac; elle a pour effet en excitant la muqueuse d'éveiller l'appétit et de rendre la digestion facile. » Mais, encore une fois, pourquoi ne demandez-vous pas à un excitant, à un stimulant, comme le vin, l'alcool, l'éther, le café, le thé, le bénéfice de cette excitation? Parce que vous savez bien que l'appétit ne reviendra pas, bien au contraire, sous l'influence de cette excitation-là qui n'est probablement pas la même que l'autre, ainsi que l'a avancé un de vos confrères. Ne parlez donc jamais d'excitation bienfaisante dans un estomac usé par les mauvaises digestions, épuisé par une nourriture trop succulente, et constamment irrité par la présence d'acides dus à la fermentation des mucus et des aliments.

« Comme conséquence du même mode d'action sur toutes les parties des voies digestives, les eaux

(1) Félix Roubaud. *Pougues, ses eaux minérales*, p. 31 et seq.

alcalines en desséchant la muqueuse sollicitent la soif. » Que les partisans de *l'excitation* nous permettent de leur demander ce qu'ils entendent par ce mot, et ils nous répondront le plus naturellement du monde : Nous entendons par excitation « l'état d'accélération du mode d'exercice habituel des fonctions, manifesté (lorsque l'excitation est générale) par la célérité plus grande de la circulation, le pouls plus fort, plus vif, plus fréquent, la respiration plus élevée, la chaleur animale plus développée, etc. *L'excitation locale*, c'est-à-dire celle qui ne porte que sur un système d'organes, se manifeste seulement par un surcroît de vitalité dans le lieu qui en est le siége » (1).

Quel est donc l'état normal des muqueuses ? est-ce la sécheresse ou l'humidité ? « A l'état normal les muqueuses sont toujours humectées d'un fluide muqueux » (2). La conclusion est facile à tirer : si les muqueuses sont habituellement humides, si elles renferment des glandes secrétant du mucus, leur excitation, c'est-à-dire l'exagération, l'accélération du mode habituel de leur fonction aura pour résultat de leur faire sécréter une plus grande quantité de mucus et de les rendre plus humides. On nous dira sans doute que nous confondons l'excitation avec l'irritation. En aucune façon : « L'irritation est le plus haut degré de l'excitation » (3).

(1) Robin et Littré. *Excitation.*
(2) Id. *Muqueuse.*
(3) Id. *Excitation.*

Un dictionnaire suffit à renverser toute cette belle théorie sur laquelle le Dr Roubaud continue à s'appesantir et dont nous continuerons, à notre tour, à démontrer les erreurs.

« Cette excitation (dont nous venons d'infirmer les premiers résultats), ne reste pas localisée dans les voies digestives (1). Bientôt cette excitation se généralise et porte plus spécialement son action sur les organes du bas-ventre, mais tandis que cette excitation est salutaire pour les organes situés dans l'abdomen, elle devient funeste pour les organes malades placés dans la poitrine. »

Tous les partisans de l'excitation sont d'accord sur ce point, et nous pouvons leur affirmer qu'ils se trompent, et que, partant d'un principe faux, ils se croient obligés de conclure contre l'observation. C'est une grave erreur de croire que l'usage des alcalins soit contre-indiqué par des affections du poumon et surtout du cœur ; personne n'ignore les bienfaits des alcalins employés à haute dose dans l'endocardite idiopathique ou symptomatique du rhumatisme articulaire aigu.

« Dans le rhumatisme articulaire aigu généralisé, il est de règle de voir apparaître dès le troisième ou le quatrième jour, quelquefois plus tôt, rarement plus tard, les signes d'une endocardite, et moins fréquemment d'une péricardite, qui marchent et se développent concurremment avec la phlegmasie ar-

---

(1) Félix Roubaud. *Op. cit.*, p. 38 et seq.

thritique. D'autres complications inflammatoires peuvent survenir encore soit du côté de la plèvre, soit du
côté des membranes du cerveau ou de la moelle. Les
accidents cérébraux qui peuvent survenir dans le cours
du rhumatisme articulaire aigu et qui consistent dans
le délire, le coma, les convulsions, l'aliénation men-
tale (Mesnet) et présentant trop souvent une redoutable gravité, ont été réunis sous le nom de rhumatisme cérébral, et ont été depuis quelques années
l'objet de nombreux travaux. Ils peuvent coincider
avec de violentes manifestations articulaires ou
alterner avec elles. Ils se traduisent à l'autopsie par
de la congestion ou des altérations inflammatoires
plus caractéristiques » (1).

Voilà donc une affection présentant à la fois des
complications cardiaques, « compagnes insépara-
bles du rhumatisme articulaire aigu généralisé »
(Bouillaud), des complications du côté des plèvres,
du cerveau, de la moelle et des méninges. C'est bien
là l'appareil le plus formidable, le plus capable de
faire reculer les adeptes de la théorie de l'excitation,
c'est la contre-indication la plus formelle de l'usage
des alcalins.

Parmi les maladies qui « contre-indiquent formellement et absolument l'usage des alcalins, M. Sénac (2) note les affections cérébrales graves, les
affections aiguës ou chroniques de l'organe central

(1) Tardieu. *Pathologie et clinique médicales*, p. 212.
(2) *Du traitement des coliques hépatiques*, 1870, p. 232.

de la circulation, et parmi les maladies qui doivent être « prises en considération » dans l'institution du traitement alcalin, l'auteur cite certaines manifestations de l'arthritis, le rhumatisme, par exemple, et il ajoute : « Dans la première catégorie (des maladies qui contre-indiquent l'usage des alcalins) on trouve d'abord les affections cardiaques, si communes chez les arthritiques, et si nous donnons à ces affections la première place, c'est que nous n'en connaissons pas où la contre-indication soit plus formelle, même dans les cas où la lésion cardiaque est ancienne et où, suivant l'expression de Stokes, ce n'est plus que la cicatrice d'une blessure, le traitement thermal offre les plus graves inconvénients.

On a imprimé que le traitement alcalin pouvait guérir ces désordres irréparables en dissolvant les obstacles, en ramollissant les tissus fibreux, etc., tout cela ne mérite pas d'être discuté. »

M. Sénac nous permettra de le prendre d'un peu moins haut que lui et de considérer toutes les opinions comme méritant d'être discutées, et si le Dr Nicolas, qui a défendu énergiquement l'utilité des alcalins dans le traitement du rhumatisme, malgré l'existence de lésions cardiaques, s'est trompé sur le mécanisme de l'action des alcalins, au moins était-il dans le vrai quant au résultat final, ce qui manque absolument à M. Sénac, nous allons le prouver tout à l'heure.

Nous continuons donc à citer l'opinion de notre honorable confrère, et nous trouvons encore ces lignes : « C'est à l'excitation de la circulation qu'on doit, sans doute, attribuer les accidents produits par l'eau de Vichy. Dans les affections cardiaques, valvulaires ou musculaires en voie d'évolution, le travail de nature inflammatoire s'aggraverait au grand détriment des malades. Lorsqu'on n'a plus affaire, au contraire, qu'à des lésions stationnaires, et dont la marche s'est arrêtée (si tant est que cette marche s'arrête jamais complètement) on risque de déterminer une nouvelle poussée fluxionnaire dans un organe disposé à se congestionner.... Notre conviction à cet égard est très-arrêtée..... » (1)

Nous opposerons tout d'abord à la conviction présente l'opinion d'un homme dont il est impossible de récuser l'autorité, et dont il est absolument inutile de faire l'éloge, nous voulons dire M. Charcot.

Eh bien, M. Charcot dit à la page 634 de ses annotations sur la goutte, de Garrod : « Des observations cliniques assez nombreuses m'ont démontré que l'emploi des alcalins à haute dose n'est pas applicable seulement à la forme aiguë du rhumatisme articulaire. J'ai vu souvent l'administration journalière de 25 à 30 grammes de bicarbonate de soude, maintenue pendant plusieurs semaines dans la forme subaiguë de la maladie et aussi dans sa forme généralisée, au moment de ses exacerbations, marquées par un appareil fébrile assez prononcé

(1) Sénac. *Loc. cit.*; p. 234.

qui semblent indiquer une tendance vers l'état
aigu. Même dans le cas du dernier genre, malgré l'administration du bicarbonate de soude à doses
aussi élevées et aussi longtemps maintenues, je n'ai
jamais vu survenir d'accidents capables d'inspirer
la moindre inquiétude.... »

Entre une théorie qui se brouille souvent avec la
logique, et parfois avec l'urbanité, et une affirmation
aussi précise que celle d'un homme aussi savant et
consciencieux que l'est M. Charcot, l'hésitation
n'est pas possible. M. Z. Pupier, après avoir cité
cette note, ajoute : « Depuis que ces lignes ont été
écrites, l'emploi des alcalins à haute dose dans le
traitement des affections rhumatismales aiguës est
une méthode adoptée par la plupart des médecins
anglais. » (1)

D'où il résulte que l'emploi des alcalins à très-
hautes doses, longtemps maintenues, n'ayant aucune
action fâcheuse sur les complications cérébrales et
cardiaques qui accompagnent constamment le rhumatisme articulaire, aigu ou généralisé, il n'est pas
juste de dire que ces affections soient des contre-
indications formelles au traitement alcalin, et nous
en concluons en outre que c'est formuler une erreur
que de dire : « Les alcalins sont des excitants. » Car
il est constant que l'usage d'un médicament véritablement productif d'excitation; vin, alcool, café,

(1) Z. Pupier. *Action des eaux de Vichy sur la composition
du sang*, 1875, p. 8.

éther, etc., donnerait des résultats désastreux ; il
est aussi d'expérience journalière que c'est la méthode dite antiphlogistique, celle des saignées abondantes et répétées qui constitue le meilleur traitement du rhumatisme articulaire et de ses complications.

Donc si l'on voulait attribuer aux alcalins une
épithète rappelant le résultat auquel donne lieu leur
administration dans cette maladie, il faudrait dire,
pour être logique, que les alcalins sont calmants
sédatifs, hyposthénisants, antiphlogistiques. L'excitation n'a rien à faire ici. Nous nous empressons
d'ajouter que nous n'acceptons pas davantage tous
ces adjectifs, comme indiquant l'*action* des alcalins
et que nous ne les employons que pour faire comprendre quel est le but atteint, le résultat acquis.

Revenons à l'excitation causée par l'emploi des
alcalins, et voyons encore ce qu'elle donne entre les
mains de ses partisans.

Pour le Dr Roubaud (1), « si des calculs sont engagés dans les canaux biliaires, leur expulsion est
singulièrement facilitée par l'excitation dont nous
parlons, à ce point (notez bien ceci), que les coliques hépatiques, dues à la présence de ces graviers, sont, sous l'influence d'une eau alcaline, ou
nulles, ou diminuées tout à la fois de durée et d'intensité ! »

Il est bien difficile d'admettre une *excitation* qui a

(1) Pougues. *Loc. cit.*, p. 40.

pour effet de *calmer* ou de faire cesser absolument une douleur. De plus « cette excitation est facilement notée chez les femmes par la fonction menstruelle dont l'époque est avancée et l'abondance accrue. »

Nous ne voulons pas entamer ici une discussion qui à elle seule formerait un volume, mais nous affirmons que la suppression du sang menstruel reconnaît le plus généralement pour causes des phlegmasies diverses; que dans la plupart des cas l'usage de la *saignée* et des médicaments les plus incontestablement hyposthénisants est suivi du retour des règles, et que là encore la théorie de l'excitation est en contradiction flagrante avec les faits.

D'ailleurs cette façon d'expliquer le mode d'action des eaux alcalines est tellement peu claire, satisfait si peu le véritable observateur que nous voyons un de ses plus chauds partisans, Durand (de Lunel) lui-même, sur le point de l'abandonner pour cause d'insuffisance. (1)

« A côté de l'excitation générale, il y a dans l'action même des eaux de Vichy des conditions *spéciales* en vertu desquelles les maladies traitées dans cette dernière station sont guéries par ces eaux, et ne le sont pas par d'autres thermes, où cependant se font remarquer les mêmes phénomènes d'excitation. »

(1) Durand (de Lunel). *Indications et contre-indications des eaux de Vichy*, 1872.

Que déduire de là, ajoute-t-il, sinon qu'il y a autre chose que l'excitation dans le mode d'action des eaux de Vichy, quelque chose que l'école clinique n'a pas vu ou n'a pas voulu expliquer, car nous croyons qu'elle a fermé les yeux, et qui dès lors l'a trouvée insuffisante.

Nous déduirons de là à notre tour que l'auteur a eu grand tort de ne pas se contenter de cette action excitante qui ne dit rien, ou de la renier absolument, qu'il a eu bien plus de torts que l'école iatro-clinique, c'est ainsi qu'il l'appelle, en inventant à son tour une action « beaucoup plus importante, » l'action *tonique*.

« Elle est rendue évidente par les résultats mêmes de la médication, à la suite de laquelle le teint s'est coloré, le pouls est devenu plus ferme et plus régulier, les traits se sont épanouis et la transpiration cutanée a pris un nouvel essor, à la suite de laquelle enfin les forces se sont accrues et le bien-être général s'est rétabli. Ne sont-ce pas là, s'écrie-t-il les signes de la tonicité ?

D'accord, mais en vertu de quel mécanisme cette tonicité est-elle apparue ?

Rien de plus facile à expliquer, dit l'auteur : « Il faut les rapporter à la guérison progressive de la maladie. » Ceci est un résultat et non une cause ; à « l'action reconstituante » autre résultat ; d'autre part à l'action ici stimulante et là tonique proprement dite, car nous tenons les eaux de Vichy pour primitivement *stimulantes,* progressivement *alté-*

rantes, et ultérieurement *reconstituantes* *et toni-*
ques.

Après cela, nous déclarons n'avoir plus rien à
dire, nous avouons n'y plus rien comprendre, d'autant plus que tout à l'heure cette eau alcaline « pour
être reconstituante n'en aura pas moins un pouvoir
fluidifiant et dissolvant. » (1)

Nous croyons en avoir assez dit sur la valeur de
toutes les théories émises sur l'action des alcalins
en général, et des eaux de Vichy en particulier ;
nous espérons avoir été suffisamment clair, et nous
comptons bien que la théorie de l'excitation aura
désormais fait son temps.

(1) Durand (de Lunel). *Loc. cit.*, p. 34-35.

DEUXIÈME PARTIE

APPLICATIONS THÉRAPEUTIQUES DES ALCALINS
ET EN PARTICULIER
DU BICARBONATE DE SOUDE ET DES EAUX DE VICHY

CHAPITRE PREMIER

De l'emploi des alcalins dans les maladies dépendant d'un
trouble des fonctions de nutrition. — Énoncé des affections traitées avec succès à Vichy. — De la dyspepsie. —
Du rôle vrai des alcalins dans son traitement, tiré de leur
action physiologique. — Du suc gastrique. — Son rôle dans
l'économie. — Réfutation de quelques théories sur la
dyspepsie et en particulier de son traitement par les
acides.

Si nous prenons comme type des eaux alcalines
les eaux bicarbonatées sodiques de Vichy, et comme
type des affections justiciables des alcalins les maladies que l'on traite avec succès dans cette station
thermale, nous trouvons que les maladies les plus
généralement traitées par les alcalins sont : les
maladies chroniques de l'estomac, ou mieux, la dyspepsie ; les affections chroniques et non organiques
des intestins ; les affections du foie, telles que l'hyperémie, l'ictère et les coliques hépatiques dépendant de la stase biliaire ; enfin, les calculs biliaires,
les engorgements de la rate, le diabète ou glycosurie, la gravelle, les calculs urinaires, les coliques

néphrétiques et le catarrhe vésical; la goutte; quelques maladies de la matrice et l'engorgement des ovaires; et, enfin, la chlorose.

———

Nous nous efforcerons d'appliquer ce que nous savons maintenant de l'action physiologique des alcalins à cette étude, et nous verrons que les alcalins n'agissent ni en excitant, ni en calmant; que ce n'est pas en hyposthénisant, ni en hypersthénisant, en désobstruant, en tonifiant, qu'ils régularisent les fonctions; nous les verrons sans cesse agir sur les nerfs placés au pôle négatif, de manière tantôt à favoriser directement l'assimilation qui languit, et tantôt à agir indirectement sur une désassimilation qui se fait trop rapidement, ou au contraire, qui ne se fait plus que très-mal, en permettant au courant nerveux interrompu de se rétablir en présence d'éléments alcalins, c'est-à-dire capables de rendre aux tissus solides ou liquides leur composition normale, par un mécanisme en tout semblable à la galvanoplastie.

Sans doute, quelques maladies qui doivent leur guérison à l'usage des alcalins paraissent être influencées par leur action chimique plus que par leur action dynamique. Le pyrosis cède évidemment à la neutralisation directe par l'alcali des acides développés dans le mucus altéré de l'estomac, sous l'influence de la décomposition, de la fermentation de quelques aliments qu'une digestion défectueuse n'a pas pu entamer; mais, ici, nous avons affaire à un cas spécial, et il est incontestable, d'ailleurs, que les alcalins, qui n'ont pas participé à la neutralisation des acides qui donnent naissance au pyrosis, continuent leur chemin dans l'organisme où ils sont élaborés, absorbés, et où désormais ils pourront agir en régularisant l'assimilation pendant la digestion suivante, et en s'opposant par cela même au développement du pyrosis pendant un certain temps.

— C'est encore sous l'influence de l'action chimique des alcalins que le bicarbonate de soude semble, au premier abord, être d'un emploi avantageux dans le traitement de l'angine pseudo-membraneuse, puisque, d'une part, on a remarqué que les fausses membranes sont toujours acides, et, d'autre part, on les a vues être très-solubles dans une solution alcaline, même peu concentrée; mais c'est à dessein que nous avons signalé cette action comme paraissant la véritable *au premier abord.* Elle ne l'est pas, en effet, puisque l'auteur, dont nous avons l'ouvrage sous les yeux (1), dit plus loin que : « alors qu'on emploie la médication alcaline, c'est seulement quand l'économie paraît saturée par les alcalins, c'est-à-dire quand on trouve les sécrétions, ordinairement neutres ou acides, devenues alcalines, que les fausses membranes disparaissent définitivement; de telle sorte que l'état acide pa-

(1) Laigniez. *Etude sur l'emploi du bicarbonate de soude dans l'angine couenneuse,* 1856, p. 22.

raît être une des conditions les plus nécessaires à leur existence. »

DE LA DYSPEPSIE

Dans un de nos précédents ouvrages (1), nous disions ceci : « Je me suis demandé quelles sont les lésions proprement dites de l'estomac qui peuvent être indiquées comme aptes à être traitées par les eaux de Vichy.

Évidemment ce ne sont par les hémorrhagies, car on comprendrait difficilement que les eaux de Vichy pussent arrêter une hémorrhagie si faible qu'elle soit.

Ce n'est pas non plus contre le rétrécissement de l'estomac, ni contre son hypertrophie, ni contre sa perforation, soit par une tumeur cancéreuse ou autre, qu'il faut songer à agir, ni même contre les inflammations diphthéritiques ou celles qui siégent dans le tissu sous-muqueux.

L'eau de Vichy peut être, au contraire, salutaire dans les cas de mauvaises digestions, de gastralgies, surtout quand celles-ci sont occasionnées par la présence de gaz ou de l'air dans l'estomac, par la présence d'acides dans ce viscère, etc.; en un mot, contre le symptôme général *dyspepsie*, mot qui annonce un trouble de la digestion qui se pré-

(1) *Du diagnostic des maladies traitées par les eaux thermales de Vichy*. L. Souligoux, 1872, p. 92.

sente en dehors de toute modification de structure de l'estomac.

On a beau ranger en deux catégories les diffé- rentes formes de dyspepsie produite soit par le fait d'une altération du suc gastrique, soit par le fait d'un affaiblissement des mouvements de l'estomac ayant, pour conséquence, un mélange incomplet des ingesta avec le suc gastrique, on ne comprend guère la signification spéciale du mot *dyspepsie.*

Dyspepsie signifie difficulté à digérer, et voilà tout ; par conséquent, pour être vrai, faut-il élimi- ner d'abord les maladies dynamiques ou autres qui ne peuvent plus être traitées de la même manière.

Il faut rechercher plutôt les causes de la véritable dyspepsie, et c'est de cette façon que nous compren- drons mieux le traitement rationnel, soit par l'eau de Vichy ou autres, qu'il faudra employer pour chercher à guérir ou à soulager les malades qui seront atteints d'un trouble dans la fonction diges- tive. »

Nous pressentions, à cette époque, l'importance capitale de cette étude préalable ; mais, ce qui n'é- tait alors qu'un *desideratum*, devient aujourd'hui un fait accompli ; nous pouvons aborder de front la recherche des causes de la dyspepsie, et indiquer sûrement pourquoi et comment les alcalins en gé- néral, et l'eau de Vichy en particulier, triomphent si merveilleusement de cette affection.

Dire que les alcalins triomphent de la dyspepsie flatulente, c'est-à-dire de l'accumulation des gaz dans l'estomac, parce qu'ils les absorbent, serait une erreur très-grave; mais avancer qu'ils s'opposent à leur renouvellement quand une fois les gaz préexistants ont été résorbés ou rejetés au dehors, est logique, et ressort clairement de ce que nous avons dit précédemment du mécanisme par lequel les gaz sont versés dans les cavités viscérales.

C'est pourquoi, dans les cas de dyspepsie flatulente, la guérison ne se fait pas sentir immédiatement après l'ingestion des alcalins, mais après un temps plus ou moins long, lorsque les fonctions assimilatrices sont régularisées.

En effet, nous avons vu que, dans nos expériences sur le rôle des nerfs dans les sécrétions, les gaz sont produits en grande quantité lorsque les liquides de sécrétion ont une réaction acide, et sont produits *seuls ;* tandis qu'en présence d'un liquide alcalin ces gaz se montrent en quantité normale, nécessaire à un double point de vue : d'abord la progression des liquides dans les canaux glandulaires, et ensuite la distention de l'estomac et des intestins, et la progression des matières alimentaires dans le tube intestinal.

— Or, admettons un instant que nous nous trouvions en présence d'un malade dont les sécrétions auront une réaction acide, dont le sang trop fibrineux, et ne contenant plus assez d'albumine, ne possède plus par conséquent sa réaction alcaline normale, nous voyons de suite ce qui va arriver.

Le sang circule mal, les globules rouges se pré-

sentent moins rapidement, ou, ce qui revient au
même, en moins grande quantité dans un temps
donné aux extrémités nerveuses ; le courant électrique est affaibli, et encore ne peut-il puiser dans
un milieu acidifié qu'une petite quantité d'éléments
alcalins favorables à l'assimilation. — Les sécrétions seront pauvres, peu alcalines, et en même
temps que le liquide sécrété sortira une grande
quantité de gaz, auxquels s'en ajoutera encore une
quantité beaucoup plus considérable provenant de
la décomposition, de la fermentation des aliments
renfermés dans le tube digestif.

Pourquoi ces aliments fermentent-ils et ne sont-
ils pas digérés ? Parce que les sécrétions sont peu
abondantes et pas assez alcalines, quelquefois même
elles sont acides, et que ces aliments qui séjournent
sans être élaborés dans un espace humide, et dont
la température atteint 37 à 38 degrés de chaleur, se
trouvent, on le sait, dans les meilleures conditions
possibles pour se putréfier.

Si maintenant nous administrons des alcalins,
que va-t-il se passer ?

N'allons pas croire un seul instant qu'ils vont agir
directement sur les gaz formés, ni qu'ils opéreront
beaucoup mieux la digestion de ces matériaux dans
lesquels la fermentation a déjà développé l'acide
carbonique, l'acide sulfhydrique, l'azote, gaz auxquels sera mêlée une quantité déjà relativement
considérable d'hydrogène, puisé dans l'eau du sérum
sanguin par le pôle négatif ou nerf pneumogastrique.

D'une part, l'eau de Vichy, déjà saturée d'acide carbonique, n'en prendra aucun atome, et le bicarbonate de soude, introduit avec l'eau thermale dans l'organisme, n'a aucune affinité pour les autres produits gazeux, au moins à la température du corps

Les gaz existant dans le tube intestinal ou dans l'estomac seront purement et simplement évacués ou résorbés sans être influencés en aucune façon par la présence des alcalins; loin de là, si l'on a administré le bicarbonate de soude en nature, il pourra se faire que, partout où le sel alcalin rencontrera un acide libre, acide chlorhydrique, acide acétique, acide lactique, acide butyrique, etc., il se produira un nouveau dégagement d'acide carbonique aux dépens de la neutralisation réciproque de l'acide et de la base.

Mais, voilà où l'action des alcalins devient manifeste :

Partout où sur leur passage, de l'orifice buccal à l'anus, ils se trouveront en présence de culs-de-sac glandulaires, de capillaires, c'est-à-dire partout où ils rencontreront le double élément nerveux, grand sympathique et pneumogastrique, pôle positif et pôle négatif, partout où un courant se manifestera par l'apport incessant de globules rouges, c'est-à-dire en quelque point de l'organisme que ce soit, ils seront élaborés et amèneront dans le sang, molécule à molécule, l'élément essentiel de l'assimilation.

Dans un organisme épuisé, leur rôle se bornera

sans doute, tout d'abord, à réparer les désastres du
sang, de quelques tissus, mais au bout de quelque
temps, les sécrétions deviendront à leur tour tout à
fait normales; elles ne seront plus accompagnées
d'une quantité superflue et nuisible, mais seulement
d'une somme absolument nécessaire et physiologique de gaz, et alors on verra se produire les phénomènes suivants :

Un aliment introduit dans l'estomac rencontrera
une quantité suffisante de suc gastrique, et l'acide
de cette sécrétion ne sera plus mélangé à l'acide
anormal provenant de la décomposition du mucus
stomacal; il subira sa première transformation, sa
chymification dans les meilleures conditions possibles; il franchira le pylore et trouvera le duodénum
modérément distendu par les gaz qui, petit à petit,
bulle par bulle, passeront au-dessus de lui, prendront un point d'appui sur la valvule pylorique
fermée, et le pousseront lentement dans le tube
intestinal; en même temps cet aliment trouvera,
sur son passage, le suc intestinal normalement
composé, le suc pancréatique alcalin, la bile alcaline, sans compter que la salive qu'il aura rencontrée
à son entrée dans la cavité buccale, aura présenté,
elle aussi, une réaction franchement alcaline.

Comment la dyspepsie peut-elle se produire maintenant? Tout s'y oppose : les gaz ne sont plus trop
abondants, les sécrétions sont normales.

Ici, les alcalins n'ont pas agi, il est facile de le
constater, en excitant, ni en calmant quoi que ce

soit; ils sont tout simplement rentrés dans l'organisme d'où ils étaient absents, et ils ont ramené dans
chaque appareil, dans chaque organe, dans chaque
tissu, doucement, lentement, physiologiquement,
l'intégrité du courant nerveux, et tous les résultats
que nous avons constatés viennent d'une seule et
même cause : l'égalité d'action des deux nerfs an-
tagonistes, l'équilibre rétabli entre la désassimilation
et l'assimilation.

Parlerons-nous de la dyspepsie par altération du
suc gastrique, ou pour mieux dire, par absence de
suc gastrique ?

Nous avons insisté précédemment sur le rôle de
l'estomac considéré comme l'appareil au niveau
duquel le sang se débarrasse des acides que l'électrolyse digestive ou la désassimilation des tissus y
ont versé; nous avons vu que ces acides sont encore
appelés à jouer un grand rôle dans l'acte de la digestion, et que ces acides étaient ensuite rejetés
hors de l'économie par la voie urinaire, après avoir
subi une nouvelle transformation.

L'utilité de la sécrétion gastrique ressort de son
double rôle ; rappel du sang à sa composition normale par l'élimination de l'élément acide ; action
consécutive de l'acide éliminé sur les matières albuminoïdes.

Quelques auteurs ont entrevu la véritable fonction
gastrique. « On peut considérer le suc gastrique (1)

(1) De Lorgeril. *Etude de l'alcalinité dans la santé et les
maladies*, 1836; p. 13.

comme une espèce d'exutoire qui débarrasse le sang,
à chaque digestion, d'une certaine quantité de principes acides. On sait de plus que, quand un acide
est introduit dans le sang, on le voit apparaître
dans le suc gastrique avant toute autre voie d'élimination. »

Et ce qui prouve que l'acide contenu dans le suc
gastrique sort du sang directement, sans élaboration
préalable, par une sorte d'exosmose, c'est que « la
saveur du suc gastrique est fade, caractéristique de
l'espèce d'animal d'où il vient, et se rapprochant de
l'odeur du sang » (1) ; caractères qui ne se retrouvent plus aussi nettement tranchés dans les autres
sécrétions, parce que leurs produits ont été soumis
à une série d'élaborations qui manquent pour l'acide
du suc gastrique.

W. Brinton dit encore : « C'est évidemment la
déviation d'un acide des éléments du sérum sanguin
qui explique ce fait remarquable établi par Bence
Jones, à savoir que, pendant la digestion, l'urine
normale perd l'acidité qui lui est propre dans un
autre moment » (2).

Or, nous savons très-bien maintenant quels seront les accidents consécutifs à l'absence plus ou
moins complète de la sécrétion du suc gastrique ;
nous rappellerons en peu de mots le mécanisme de
cette sécrétion, et le rôle des alcalins dans le traite-

---

(1) *Traité des maladies de l'estomac*, de W. Brinton, trad
Riant, 1870, p. 36.
(2) Id. *Loc. cit.*, p. 39.

ment de cette affection sera facile à dégager des
ténèbres dans lesquelles il est resté plongé.

ACCIDENTS CONSÉCUTIFS AUX TROUBLES DE LA SÉCRÉTION DU SUC GASTRIQUE.

Prenons un aliment quelconque à son entrée dans
l'estomac. Si le suc gastrique est sécrété en quantité suffisante, on verra la *pepsine* à laquelle on a
fait jouer le rôle principal transformer les matières
albuminoïdes de cet aliment en *albuminose* ou *peptone*,
c'est-à-dire une forme isomérique d'albumine qui
n'est plus précipitable ni par la chaleur ni par les
acides, et qui est plus facilement absorbable. Mais
il est indispensable de remarquer que cette transformation ne peut se faire qu'en présence d'un
acide.

« Si on veut qu'une solution aqueuse de pepsine
reprenne ses qualités premières, il faut y introduire
artificiellement un acide. . . . la nature de l'acide
semble d'ailleurs être indifférente. » En effet, dans les
digestions stomacales exécutées expérimentalement
in vitro « on a employé avec un égal avantage l'acide
nitrique, phosphorique, sulfurique, chlorhydrique,
acétique et lactique » (1).

On a beaucoup discuté, dit le professeur Küss (2)
pour préciser la nature de cet acide, mais les diges-

(1) *Maladies de l'estomac*, W. Brinton. *Loc. cit.*, p. 42.
(2) Küss et Duval. *Physiologie*, p. 292.

tions artificielles ont prouvé que, quel qu'il soit, l'effet est toujours le même.

Donc, notre aliment à son arrivée dans l'estomac aura pour effet immédiat d'impressionner la muqueuse stomacale de manière à exagérer la circulation locale de ce viscère, et si les choses se passent comme nous le supposons, dans des conditions normales, le suc gastrique sera sécrété puisant dans les capillaires gorgés de sang l'acide quel qu'il soit, qui s'y trouvera; acide chlorhydrique s'il y a eu électrolyse de chlorure de sodium dans l'acte de la digestion, acide acétique s'il en a été absorbé, acide phosphorique s'il s'est rencontré des phosphates etc.

Le premier effet sera donc le retour du sang à sa composition normale, aussitôt après son passage au niveau de l'estomac; de plus, quelle que soit l'action véritable du suc gastrique, action qui n'est pas encore nettement définie, l'aliment sera ou simplement ramolli, ou subira un commencement de dissolution; en un mot, il sera amené de quelque manière au meilleur résultat, c'est-à-dire à une chymification parfaite.

Si, au contraire, la sécrétion gastrique ne se fait pas ou se fait mal, voici comment les choses se passeront:

Le sang, dans lequel auront été versés les acides des digestions précédentes, dans lequel à tout instant la désassimilation des tissus accumulera des résidus à réaction acide deviendra épais, circulera mal dans les capillaires, entraînant par conséquent moins de globules dans un temps donné et alors, non-seulement il ne contiendra plus assez d'éléments alcalins pour reconstituer les tissus organiques qui s'usent, mais le courant nerveux se fera mal partout par le fait de la diminution du chiffre des globules, par celui de l'épaisseur du sang et de la lenteur de la circulation, et enfin, le sang, ne pouvant plus se débarrasser au niveau de l'estomac, sous forme de suc gastrique, des acides nuisibles à la vie organique et utiles à la digestion des albuminoïdes, ces aliments passeront peu ou point digérés dans l'appareil digestif, engendreront par leur fermentation une grande quantité de gaz, et non-seulement le sujet sera exposé à des douleurs atroces causées par l'accumulation de ces produits gazeux, mais encore l'assimilation des aliments réparateurs lui sera désormais difficile, si ce n'est impossible.

Par quoi la sécrétion gastrique aura-t-elle été entravée?

La cause est unique, *l'absence des alcalins*; les résultats sont nombreux, nous en connaissons déjà plusieurs : augmentation de la fibrine dans le sang, ralentissement de la circulation locale; diminution relative du nombre des globules rouges; lésion du courant nerveux; mais il vient encore s'y ajouter deux autres éléments :

L'estomac est distendu par les gaz qui s'opposent par leur force élastique à l'issue des liquides qui devraient être sécrétés par les glandes de l'estomac. Le mécanisme est facile à comprendre; la pression n'a pas besoin d'être bien grande pour faire équilibre à la petite colonne de suc gastrique qui veut s'échapper par l'orifice des glandes stomacales ; mais les gaz n'existeraient pas, ainsi que cela arrive fréquemment, que le suc gastrique acide serait encore arrêté dans sa sécrétion par un autre élément: la réaction acide du mucus stomacal altéré.

En effet, nous avons vu que le courant se dirige toujours de la désassimilation vers l'assimilation, du pôle positif au pôle négatif, de l'acide vers l'alcali. Or, comment le courant peut-il se produire dans l'état actuel? Le sang est acide, mais le mucus stomacal est plus acide que lui; c'est pourquoi les acides chlorhydrique, sulfurique, lactique, etc., resteront dans le liquide nourricier où ils continueront à exercer leurs ravages, tant que les alcalins ne viendront pas rétablir l'assimilation devenue impossible.

Nous avons déjà noté avec Cl. Bernard, dans le cours de cet ouvrage, que l'usage des alcalins avait pour propriété remarquable de solliciter la sécrétion du suc gastrique, que plus on donnait d'alcalins à un animal, et plus la sécrétion était acide et abondante. Nous avons expliqué cette action en disant ceci: Ni l'acide ni l'alcali ne sont neutralisés, mais nous sommes ici en présence de la *chaîne simple à oxygène* de Becquerel; l'acide et l'alcali séparés par une membrane poreuse, la muqueuse stomacale, mis en communication par deux fils, le pneumogastrique et le grand sympathique, produisant un courant électrique puissant, allant de l'acide à l'alcali, c'est-à-dire puisant l'élément acide contenu dans les capillaires sanguins, l'en faisant sortir par transsudation à travers les parois des capillaires, et le versant par les orifices des glandes stomacales à la surface de l'estomac où se trouvent les alcalins.

Le rôle des alcalins dans l'estomac est donc bien net : *Puiser dans le sang les acides qui ne sauraient y séjourner sans compromettre la vie.*

Si nous donnions les alcalins à un sujet atteint de dyspepsie reconnaissant pour cause l'absence plus ou moins complète du suc gastrique, nous ne saurions plus méconnaître un seul des éléments qui entreront dans la guérison de cette affection.

En effet, les alcalins agiront chimiquement d'abord en neutralisant sur place les acides développés dans le mucus stomacal altéré, et cette première action sera traduite à l'instant même par une production et une évacuation plus ou moins abondantes d'acide carbonique.

La réaction de la muqueuse stomacale étant devenue alcaline, le courant pourra se produire de l'acide à l'alcali, et le sang acidifié pourra désormais autant que le lui permettront sa grande quantité de fibrine, sa petite quantité de globules rouges, et le ralentissement de sa circulation, faire passer dans la cavité de l'estomac une somme plus ou moins grande de suc gastrique acide.

Parvenus dans les intestins les alcalins sont absorbés en petite quantité d'abord, et petit à petit, ils rendront au sang son albumine, et sa circulation deviendra plus rapide, les globules rouges se présenteront en plus grande quantité dans un temps donné aux extrémités nerveuses, le courant deviendra de plus en plus rapide, de plus en plus puissant; les sécrétions reprendront leur réaction alcaline normale, et les digestions n'étant plus entravées, l'assimilation sera de nouveau rétablie.

En même temps, le sang, plus limpide, viendra en plus grande quantité à l'estomac, pendant l'absorption des aliments, et si l'on a soin d'administrer les alcalins, on comprend que les acides introduits dans le sang par la digestion précédente, aussi bien que par la désassimilation, ne rencontreront plus aucun obstacle pour en sortir au niveau de la muqueuse stomacale, et former un suc gastrique normal et abondant, puisque le sang circulera facilement, que la digestion se faisant bien, les gaz ne se développeront plus dans l'estomac, au point de refouler le suc gastrique dans ses canaux, et que d'autre part, la réaction alcaline de la cavité stomacale appellera sans cesse l'acide vers cette cavité.

C'est pourquoi nous avons tout lieu de nous étonner, lorsque nous voyons des hommes de grande valeur désespérer de jamais rien comprendre à toutes ces choses et ne pas hésiter à jeter leur découragement dans des pages qui ne devraient que guider, instruire et encourager.

« En supposant, dit le D' Ch. Lasègue (1), que l'influence des alcalins sur les fonctions digestives à l'état de santé soit connue, nous ignorons la déviation que ces fonctions subissent du fait de la maladie, et, dans les affections gastriques les plus élémentaires, le praticien hésite entre les alcalins et les acides jusqu'à ce que l'expérience individuelle l'ait renseigné. Que sera-ce donc, si l'on aborde le traitement des affections secondaires de l'estomac survenant sous la dépendance de la chlorose, de la goutte, etc. ? »

Il en sera, nous l'espérons du moins, ce qu'il en est de la dyspepsie, c'est-à-dire que nous connaîtrons ou que nous nous efforcerons de connaître l'essence même de ces maladies, de la goutte, de la chlorose, etc., et dans tous les cas, nous aurons bien soin de ne pas tomber dans cette erreur qui consiste à considérer certaines affections de l'estomac comme consécutives à l'invasion de la chlorose, de la goutte, du diabète; nous dirons au contraire avec preuves à l'appui que toutes ces maladies sont consécutives à des lésions primitives des fonctions de nutrition, dont le point de départ est presque toujours, sinon toutes les fois, dans le fonctionnement irrégulier, imparfait ou absolument troublé de l'estomac.

Nous dirons encore que, l'influence des alcalins sur les fonctions digestives à l'état de santé, et bien

_____

(1) Ch. Lasègue. *Introduction au traité des maladies de l'estomac*, de W. Brinton, p. 32.

plus, leur influence sur l'assimilation dans toutes les
parties de l'organisme étant connue, il n'est pas
permis d'ignorer la déviation que les fonctions de
nutrition subissent par le fait de l'absence des alcalins ; nous dirons que, dans les affections gastriques
les plus élémentaires, aussi bien que dans la goutte,
le diabète, la chlorose ; en un mot, dans toutes les
affections des fonctions digestives non consécutives à
des lésions organiques, nous devons savoir d'où vient
la maladie, et comment les alcalins la soulagent.

Nous dirons enfin que, si dans ces affections le
praticien hésite entre les alcalins et les acides jusqu'à
ce que l'expérience individuelle l'ait renseigné, le
praticien a grand tort, car l'hésitation n'est pas per-
mise, et les acides n'ont rien à faire, venant du dehors, dans les affections de l'estomac.

Il est certain que l'on donne quelquefois avec un
semblant de succès des acides dans les dyspepsies,
et nous pourrions nous-même citer tel sujet soumis
à ce régime, qui sous l'influence de 2 gouttes d'acide
chlorhydrique prises dans un verre d'eau avant
chaque repas, peut digérer facilement les albuminoïdes ; on obtient ainsi un suc gastrique artificiel
qui aide à la chymification et débarrasse rapidement
l'estomac de son contenu. Mais est-ce bien là le but
à atteindre, et ne croira-t-on pas qu'il serait préférable d'attaquer la dyspepsie dans son essence même
plutôt que de tourner la difficulté et de maintenir
ainsi le malade dans une imminence morbide conti-
nuelle?

Ne sait-on pas à quels résultats désastreux s'exposent les individus qui absorbent les épices et les condiments acides sous le prétexte de réveiller leur appétit languissant? Cette excitation soudaine cache le mal, et loin de le guérir l'aggrave.

Ce qu'il faut contre les affections de l'estomac, le Dr Lasègue le dit lui-même, c'est un traitement prolongé. « Les médications gastriques ne sont pas de celles où le temps ne fait rien à l'affaire ; » et lorsqu'il insiste sur « l'inutilité des cures précipitées » nous trouvons que notre honorable confrère ne va pas assez loin ; il pourrait avec plus de raison insister sur le *danger* de ces cures ; mais, même dans les termes qu'il a choisis, l'auteur se donne grand tort à lui-même.

S'il est une cure *précipitée* des dyspepsies c'est assurément la cure par les acides, qui n'est même pas une cure, puisqu'elle ne donne au malade qu'un bien-être passager et ne lui procure qu'une sensation agréable, suivie d'une apparence de succès, sans jamais hâter la guérison.

Le traitement par les alcalins, le seul raisonnable, parce qu'il est le seul physiologique, est prolongé, mais il est sûr; il n'atténue pas le mal, il le guérit, parce qu'il rend à l'organisme l'élément qui lui manquait. Le traitement par les alcalins, s'il n'apporte pas *immédiatement* l'acide dans l'estomac, fait infiniment mieux, puisqu'il le fait dériver du sang où il est nuisible, et qu'il le fait verser à la surface de la muqueuse stomacale où il est indispensable.

Les alcalins remplissent merveilleusement ces deux conditions à la fois : retour du sang à sa composition alcaline normale, — retour du suc gastrique à sa composition acide normale.

Les acides, au contraire, en rendant au suc gastrique sa réaction caractéristique, chargent incessamment le sang d'un élément acide nouveau, et nous savons pour l'avoir étudié dans toutes les parties de cet ouvrage à quels dangers le sang acidifié expose l'organisme ; nous verrons même dans ce qui va suivre quelles sont les affections qui en découlent le plus directement.

Il est donc absolument impardonnable d'administrer les acides contre les dyspepsies, il faut savoir attendre, savoir administrer les alcalins, doucement, progressivement, et au bout d'un temps relativement long, mais qui ne lassera certainement pas la patience la plus irritable, on verra la guérison s'approcher et se maintenir désormais sans entraves.

Les maladies que l'on appelle chroniques, de l'intestin, ne sont autres que le résultat d'une affection propre de l'estomac. « C'est une faute, dit le Dr Lasègue (1) d'isoler, par une analyse arbitraire, la pathologie gastrique de la pathologie intestinale. » Aussi avons-nous lieu de nous étonner lorsque, quelques lignes plus bas nous rencontrons ces propositions contradictoires :

« Dans un grand nombre de cas, peut-être dans

(1) *Loc. cit.*, p. 51.

le plus grand nombre, les prétendues dyspepsies ne sont que des affections intestinales. La digestion, plutôt précipitée que ralentie, *verse dans l'intestin des produits imparfaitement transformés:* et qui ne sait combien l'intestin est plus irritable que l'estomac, n'étant pas comme lui assujetti au contact de tant de substances à peine élaborées ! »

Comment ! La digestion, plutôt précipitée que ralentie, verse dans l'intestin des produits imparfaitement transformés, et vous ne voyez pas que le point de départ de l'affection réside dans l'estomac ? Est-ce donc l'intestin qui précipite ou ralentit à son gré la digestion stomacale ? est-ce donc l'intestin qui est en cause, si l'estomac verse dans le duodénum des produits imparfaitement transformés ?

Dire que l'intestin est plus irritable que l'estomac, c'est bien, mais si l'estomac n'accuse pas de souffrance, cela n'est pas une raison pour que ses sécrétions ne soient pas plus ou moins profondément atteintes et perverties.

Le symptôme douleur ne suffit pas par sa présence ou son absence pour faire entrer l'estomac en ligne-de compte ou l'en faire éliminer dans l'étude des dyspepsies. S'il arrive souvent que l'intestin seul accuse une sensibilité douloureuse, qu'il soit seul distendu par les gaz, il n'en est pas moins vrai que, placé au dessous de l'estomac, ne recevant le sang de l'aorte qu'après son passage au niveau de ce viscère, alimenté par le chyme qui sort du ventricule plus ou moins bien préparé à une digestion consécutive, il doit absolument son bon ou son mauvais fonctionnement à l'intégrité plus ou moins parfaite de la digestion stomacale, toujours.

Que la sécrétion gastrique se fasse bien, que les acides contenus dans le sang où la désassimilation des tissus et la digestion précédente les aurait versés soient excrétés sur la muqueuse stomacale, il arrivera qu'au bout de quelque temps le sang qui alimentera les intestins placés immédiatement au-dessous de l'estomac aura repris sa composition alcaline normale, et non-seulement alors la circulation sera facile et le courant nerveux suffisamment actif, mais il en résultera que le suc pancréatique élaboré en présence d'un sang alcalin sera alcalin lui-même; que la bile élaborée en présence d'un sang alcalin aura une réaction alcaline; que le suc intestinal dérivant d'un sang alcalin aura son alcalinité physiologique.

Comment la dyspepsie est-elle possible dans de semblables conditions?

Que pendant la digestion intestinale il survienne un refroidissement sur la région abdominale; que les vêtements compriment outre mesure les parois du ventre, il pourra certainement se déclarer des troubles profonds, des borborygmes, de la diarrhée, des vomissements, mais ceci rentre dans la catégorie des accidents, et ne peut en aucune manière être admis dans le cadre des dyspepsies.

En un mot, l'*indigestion* peut prendre son point de départ dans les intestins, la *dyspepsie* jamais.

Nous ne saurions nier la sensibilité de l'intestin, et nous savons bien que l'estomac supporte plus facilement le contact de substances à peine élaborées, mais c'est précisément ce qui peut tromper un observateur superficiel.

Nous ne saurions trop le répéter : Le danger réside dans le trouble de la sécrétion gastrique, puisque, non seulement les aliments ne rencontrent pas le suc normal qui doit réagir sur eux, mais encore le sang reste dans ce cas gorgé de matériaux acides incompatibles avec le fonctionnement régulier de l'organisme, et dans lesquels les glandes salivaires, le foie, le pancréas, et les glandes intestinales ne sauraient puiser l'élément alcalin qui doit donner leur réaction normale à la salive, à la bile, au suc pancréatique et au suc intestinal dont on connaît le rôle dans la digestion.

CHAPITRE II

Nous venons d'étudier la dyspepsie, nous en connaissons les causes, la marche et la guérison, mais nous n'avons encore vu que le cas le moins grave, la dyspepsie simple restant le plus souvent stationnaire et n'ayant aucun retentissement fâcheux sur les organes importants.

Mais il ne faut pas se dissimuler que la dyspepsie, qui peut dans certains cas constituer une espèce morbide particulière, arrive la plupart du temps à n'être plus qu'un symptôme d'une affection consécutive beaucoup plus grave.

Les affections hépatiques sont de ce nombre, et nous verrons comment l'exagération des troubles gastriques amène nécessairement les troubles profonds dans les fonctions du foie.

De même que pour les maladies de l'estomac et

19

des intestins, nous n'entendons pas donner comme justiciables de l'action des alcalins les affections organiques du foie.

Ce n'est évidemment pas dans l'hépatite aigüe ou syphilitique, ni dans les dégénérescences de cet organe (foie gras ou lardacé), ni dans les cas de cirrhose ou d'hydatides du foie que le traitement par les eaux minérales convient. Ce n'est pas non plus contre l'ascite et l'anasarque, affections qui ne sont réellement que les symptômes d'une maladie organique du foie, qu'il faut rechercher comme moyen efficace l'usage de l'eau de Vichy.

Les médecins doivent porter la plus grande attention au diagnostic de ces différentes maladies, ne pas confondre celles qui sont incurables avec celles qui, au contraire, sont susceptibles d'une amélioration presque instantanée, comme par exemple dans les cas d'augmentation considérable du volume de cet organe, et dans les cas d'ictère et de coliques hépatiques, maladies qui sont dépendantes de la stase biliaire.

On a donné comme conditions dans lesquelles se développe l'hyperémie du foie des obstacles survenus dans la circulation artérielle ou veineuse de cet organe, mais, si l'on écarte tout d'abord les obstacles mécaniques dûs à la compression occasionnée par des tumeurs nées en dehors de la veine porte et diminuant le calibre de ce vaisseau, nous remarquerons que la cause la plus générale de la stase du sang dans les vaisseaux de la circulation hépatique est tout entière dans la densité trop considérable du sang.

Il serait inutile de dire comment le liquide nourricier a pu s'épaissir au point de circuler si mal dans les vaisseaux hépatiques, si nous ne tenions avant tout à nous faire bien comprendre, dussions-nous pour arriver à ce but nous répéter vingt fois.

L'augmentation de la fibrine est seule capable de rendre le sang épais, couenneux, et d'opposer un obstacle à sa libre circulation dans les branches artérielles ou veineuses et dans les capillaires, et nous n'ignorons pas de plus que la fibrine se forme toujours aux dépens de l'albumine et que cette albumine se coagule sous l'influence de la chaleur, de l'alcool et des acides.

Ici, il ne saurait être question de la chaleur qui ne monte jamais à 70°, température nécessaire pour produire l'effet dont nous parlons.

Restent l'alcool et les acides.

Tant que l'estomac et les intestins ont assez de vitalité pour supporter l'ingestion des liqueurs alcooliques prises à fortes doses, tant que le courant nerveux peut se maintenir dans des conditions telles que l'électrolyse de l'alcool se fasse et donne comme produits des gaz ou des liquides facilement assimilables, nous ne voyons survenir aucun accident; mais dès que la quantité absorbée dépasse la puissance électrolytique de l'organisme, l'albumine du sang et des tissus est atteinte par l'alcool en nature, elle est coagulée, et la circulation se trouvant

ralentie, l'étourdissement, le sommeil surviennent,
et il est si vrai que tous ces accidents sont dûs à la
coagulation de l'albumine, qu'il n'existe pas de
meilleur remède à cet état d'alourdissement que
l'ingestion de l'alcalin le plus puissant et le plus
rapidement diffusible : l'ammoniaque et ses dérivés.

On sait que les alcalins en général, et l'ammoniaque par-dessus tous jouissent de la propriété de
s'opposer à la coagulation de l'albumine et même
de redissoudre l'albumine déjà coagulée.

Qu'arrive-t-il aux alcooliques, c'est-à-dire aux
individus chez lesquels cette coagulation de l'albumine s'est répétée un grand nombre de fois ? C'est
que le sang circule de plus en plus mal, que l'albumine se concrète dans leurs vaisseaux au point
d'y laisser précipiter des sels, et que non-seulement
leur estomac, absolument incapable désormais de
fournir la plus petite quantité de suc gastrique,
refuse toute espèce d'aliment et de boisson, mais
encore que des ossifications se montrent dans les
valvules du cœur, que des athéromes se rencontrent
sur le trajet de toutes leurs artères, que le sang
traversant avec la plus grande difficulté les vaisseaux
hépatiques y séjourne au point de donner au foie
des dimensions énormes, et laisse là aussi déposer
quelquefois des résidus solides qui constitueront
les calculs hépatiques.

Les choses se passent-elles comme nous venons
de le dire ? La coagulation de l'albumine, l'augmentation du chiffre de la fibrine, le ralentissement de

la circulation du sang, l'impossibilité pour ce liquide devenu demi-solide de rejeter ses acides dans l'estomac, sont-ce bien là les causes de la gastrite, de l'endocardite, de l'hypertrophie du foie, chez les alcooliques? Sans doute, et pour preuve c'est que dans tous ces cas on administre les alcalins avec succès.

L'eau de Vichy introduite dans l'estomac, à petites doses d'abord, puis progressivement jusqu'à des quantités normales, a pour premier effet de neutraliser les acides contenus dans le mucus stomacal corrompu ; par son contact, elle rend aux tissus qu'elle baigne un peu de cette albumine libre que l'alcool avait solidifiée ; dans le tube intestinal elle peut être absorbée en quantité très-faible d'abord ; et dès lors quelques molécules de l'élément alcalin auront pénétré dans le sang où elles commenceront le travail de liquéfaction de l'albumine concrète. Pendant ce temps l'estomac, dont la muqueuse sera moins acide, pourra laisser passer par ses glandes une petite quantité de suc gastrique qui débarrassera d'autant la masse du sang, et ainsi petit à petit, lentement, mais sûrement, la circulation redeviendra normale, les sécrétions alcalines, la digestion des aliments et des boissons possible, et le sang pouvant dorénavant circuler librement à travers la glande hépatique, celle-ci diminuera rapidement de volume en même temps que les calculs que l'on trouve parfois engagés dans les canaux et faiblement sollicités jusque-là par une circulation ralentie, recevront par le fait d'un courant sanguin vigoureux et de la sécrétion biliaire réveillée une impulsion qui leur permettra le plus souvent de franchir rapidement les canaux dans lesquels ils se trouvaient engagés.

Ce que nous venons d'exposer peut paraître de la théorie pure, mais il nous est facile de nous appuyer solidement sur des observations nombreuses, recueillies dans notre pratique, ou fournies par un grand nombre d'auteurs.

Il en est de même de l'action des acides; l'hypertrophie du foie, ou plutôt son hyperémie, la formation des calculs, et par suite les coliques hépatiques peuvent trop souvent atteindre des sujets ayant une vie régulière, ne se livrant à aucun excès.

On a remarqué depuis longtemps la rareté des coliques hépatiques chez les individus appartenant aux classes inférieures de la société. On peut se demander si l'absence de travail musculaire et une alimentation trop substantielle ou trop abondante ne contribuent pas dans une large mesure à déterminer la maladie.

Les causes le plus souvent citées par les auteurs sont: la détention, une vie trop sédentaire, le repos absolu au lit pendant un temps assez long, les travaux littéraires assidus et principalement la grossesse.

Laissant de côté l'abus des alcooliques dont il a déjà été question, nous nous bornerons à rechercher si le repos joint à une alimentation substantielle ou abondante est capable d'agir sur la circulation et d'avoir sur elle une propriété retardatrice.

Beaucoup d'auteurs admettent comme cause essentielle des coliques hépatiques la stagnation de la bile dans la vésicule biliaire. M. Durand-Fardel se range volontiers à cette opinion, mais Frerichs (1) dit avec beaucoup plus de raison : « L'épaississe-ment pur et simple de la bile ne peut pas être con-sidéré comme la cause de la précipitation des matériaux constituant les calculs. » Pour cet auteur l'altération de la bile est la condition indispensable. « C'est la décomposition du cholate de soude, ainsi que le changement de réaction de la bile, devenant acide, d'alcaline qu'elle est normalement, qui entraîne la précipitation de la cholépyrrhine. »

Mais comment la bile peut-elle être retardée dans son cours (nous ne parlons pas des obstacles méca-niques) si la circulation générale ou locale n'est pas en même temps retardée ? Comment la bile peut-elle prendre une réaction acide si le sang lui même n'offre pas la même réaction ?

Rappelons-nous ce que nous avons dit de la dys-pepsie, et, considérant comme un degré plus avancé de cette maladie l'affection du foie consécutive à l'acidification et à l'épaississement de la bile, nous aurons bientôt compris le mécanisme de la lithiase biliaire.

(1) Frerichs. *Traité pratique des maladies du foie et des voies biliaires*, 1866.

Le Dr Willemin (1) a indiqué : « une période prodromique variable, qui est constituée par la dyspepsie, les maux d'estomac plus ou moins répétés, des douleurs vagues dans la région du foie, auxquelles s'associe parfois un ictère passager. »

Le plus grand nombre des malades présentent des troubles divers, et particulièrement des troubles gastriques depuis un laps de temps variable, mais en général assez long. « Beaucoup de ces malades sont envoyés à Vichy pour de la *gastralgie* ou des *crampes d'estomac*. »

Voici comment les choses se passent habituel-lement : les digestions régulières jusque-là, deviennent pénibles et lentes ; au début, il existe de la pesanteur d'estomac après le repas. Ce léger malaise dure pendant deux ou trois heures, puis tout rentre dans l'ordre. Plus tard, à cette sensation d'embarras, se joignent des douleurs épigastriques de plus en plus vives, revenant après les repas et au moment où la digestion est déjà assez avancée.

La constipation est presque constante.

Sur cent observations prises parmi les plus détaillées, et compulsées dans le but de rechercher la fréquence des diverses formes prodromales, nous trouvons 65 cas où les malades n'ont accusé que des accidents gastriques avant l'invasion des coliques hépatiques. Parmi ces malades, beaucoup

(1) Villemin. *Loc. cit.*, p. 52.

avaient été traités pendant de longues années pour de la gastralgie.

Dans une autre forme prodromale, il survient de temps à autre des accidents d'indigestion sans cause appréciable ; puis un jour, la prétendue indigestion revêt la forme d'une véritable crise de coliques hépatiques.

Tous ces détails donnés sur le sujet qui nous occupe par différents auteurs fournissent la preuve de ce que nous avancions au commencement de ce chapitre, à savoir que l'exagération des troubles gastriques amène nécessairement les troubles profonds dans les fonctions du foie.

Est-ce que les fonctions du foie sont liées nécessairement aux fonctions de l'estomac ? Sans doute, dans une certaine mesure. Il est clair que les aliments sortant d'un estomac dans lequel le suc gastrique n'aura pas accompli sa tâche fatigueront les intestins, seront mal digérés, et ne donneront dans le sang du système porte que des matériaux impropres à l'assimilation.

Mais il faut prendre les choses de plus haut et ne pas oublier l'élément principal.

Le sang dans lequel se sont accumulés les matériaux de la désassimilation, dans lequel la fibrine aura augmenté de quantité, dans lequel des acides resteront, ne pouvant être versés dans l'estomac, deviendra épais, impropre à la circulation et à la nutrition.

Comment le sang se comporte-t-il au niveau du tronc cœliaque ?

Nous avons établi nettement ce que l'artère coronaire stomachique vient faire au niveau de l'estomac ; elle amène là le sang artériel qui cède l'acide à la muqueuse stomacale. Eh bien ! n'est-il pas absolument logique de penser que le sang qui s'engage dans le tronc cœliaque avec une composition quelconque, et qui est immédiatement versé à la fois dans la rate par l'artère splénique, dans l'estomac par la coronaire stomachique et dans le foie par l'artère hépatique, doit au niveau de ces trios viscères se purger des matériaux désormais inutiles ?

N'est-il pas juste de penser que l'estomac s'emparant exclusivement des acides, le foie et la rate soient doués de propriétés identiques et soient appelés l'un ou l'autre à absorber les matières colorantes du sang, l'urée, les globules rouges et les globules blancs morts ? Est-il défendu de voir une relation constante entre les affections de ces trois viscères, estomac, foie et rate, et n'est-il pas évident que l'estomac, par exemple, n'accomplissont plus ses fonctions (et c'est lui qui commence toujours, grâce aux imprudences que nous lui faisons commettre) les deux autres organes se trouvent peu à peu lésés dans leurs fonctions, puisqu'ils sont obligés désormais d'élaborer les matériaux pour lesquels ils ne sont pas faits ?

Qu'arrive-t-il pour le foie dont nous nous occupons en ce moment, si le sang de l'artère hépatique arrive à chaque ondée sanguine avec une quantité d'acide toujours plus considérable, alors que le contraire devrait exister?

Le sang de moins en moins albumineux, de plus en plus gorgé de fibrine par conséquent, circule mal dans les vaisseaux hépatiques, et de plus il y amasse des matériaux que la glande ne saurait dissoudre.

Ces matériaux se condensent et bientôt se précipitent. Les calculs biliaires sont nés, et si la bile au lieu d'être alcaline devient acide, n'est-ce pas à cause de la lésion primitive des fonctions gastriques qui ont laissé séjourner dans le sang des éléments acides toujours renouvelés, jamais excrétés?

Nous pouvons affirmer que les choses se passent ainsi, l'anatomie, la physiologie et le bon sens réunis étant nos auxiliaires.

Maintenant, comment la vie sédentaire jointe à une alimentation succulente et abondante peut-elle être une cause prédisposante aux affections hépatiques, tandis que la vie active s'oppose à leur manifestation? La réponse est facile.

L'homme qui prend de l'exercice musculaire, qui travaille au grand air, qui marche, qui dépense, en un mot, ne se tire jamais d'un exercice un peu violent sans exagérer la circulation périphérique, et par conséquent sans amener une transpiration plus ou moins abondante.

Or, le premier effet de la transpiration est de faire rejeter par des millions de glandes sudoripares une quantité considérable d'acide, de cet acide dont l'estomac ne peut plus rien faire, et si le chimiste qui analyse la sueur et qui analyse le suc gastrique ne trouve pas aux acides contenus dans ces deux liquides la même formule et ne leur accorde pas le même nom, c'est que dans le suc gastrique cet acide aurait été trouvé pur, dérivant directement du sang après une seule élaboration, tandis que dans la sueur il a subi un autre genre de transformation qui lui a donné un atome de plus ou de moins d'azote, d'oxygène, de carbone ou d'hydrogène, mais au fond le résultat est le même, *l'élément acide* est excrété, le nom ne fait rien à la chose.

L'homme sédentaire, au contraire, perd le bénéfice de cette excrétion supplémentaire, il ne transpire pas, et conserve dans son organisme le germe des coliques hépatiques, de la goutte, du diabète, etc. Les glandes intestinales ne trouvant plus les matériaux nécessaires à la sécrétion du suc normal alcalin ne donnent plus aucun produit, et la constipation s'ensuit, opiniâtre, résistant à tous les moyens, tant qu'un agent thérapeutique ou plutôt physiologique ne sera pas venu rendre à l'économie qui souffre l'aliment qu'elle réclame.

Aussi est-il de la nécessité la plus urgente pour les hommes de bureau, pour tous ceux qui mènent une vie sédentaire, qui s'étiolent dans une atmosphère confinée, qui ne prennent aucun exercice musculaire, qui ne transpirent pas, qui se nourrissent d'une manière succulente et abondante, de prendre garde, et au premier signe de dyspepsie,

aux premières crampes d'estomac, et surtout dès
l'invasion de la constipation, doivent-ils craindre les
coliques hépatiques, la goutte, le diabète.

L'organisme est envahi, le germe de ces affections
dont là moindre est un supplice est déposé dans le
sang; il faut tuer ce germe au plus vite. Heureusement le remède est prompt, et s'il est sagement
administré, dosé par un médecin qui sache bien
mesurer l'intensité du secours à l'intensité de la
maladie, qui ne dépasse pas le but et ne reste pas
au-dessous de l'effet à produire, la guérison est certaine, à une condition essentielle au moins, c'est
que les désordres ne soient pas assez anciens pour
avoir occasionné des lésions organiques irrémédiables dans tous les cas.

Si la cause intime des affections du foie est restée
jusqu'ici inconnue, il n'en est pas de même des
causes prédisposantes ; et tous les auteurs sont
d'accord sur ce point :

« Les habitants des villes (1) qui prennent peu
d'exercice, mangent beaucoup de viande et peu de
légumes frais, auront de la tendance à une diminution de l'alcalinité du sang : le sang est plus visqueux, circule moins bien, est stagnant dans les
vaisseaux. »

Un ensemble de phénomènes significatifs traduit
au dehors cet état ; il y a un sentiment de lourdeur ;

_____

(1) Quenouille. *Considérations générales sur l'action physiologique et thérapeutique des alcalins*, 1864, p. 17.

de pesanteur dans le corps, tendance au sommeil, douleurs de tête, incapacité au travail, etc. Le même auteur donne même comme causes essentielles du *spleen des Anglais* le climat froid, nébuleux, d'où le peu de transpiration, le tout joint à une alimentation succulente.

Il indique en même temps la fréquence des névralgies chez les femmes qui ne prennent pas d'exercice et se nourrissent bien... Plus loin (1), parlant de la formation des calculs biliaires, Quenouille dit de nouveau « qu'on les voit se développer chez des gens qui ont une nourriture trop animalisée, chez les buveurs d'alcool, les mangeurs de graisse, les gens de bureaux qui prennent peu d'exercice, habitent un endroit confiné. » Il eût pu ajouter : surtout si ces sujets sont nerveux et impressionnables.

Avant d'étudier l'action des alcalins dans le traitement des coliques hépatiques, il est nécessaire de faire la part du symptôme le plus apparent : le symptôme *douleur*.

La douleur est le cri de l'organe qui souffre ; elle est indispensable quand il s'agit de déceler une affection profonde des organes inaccessibles à première vue, mais on ne saurait en aucune façon considérer la guérison de la douleur comme la guérison de l'affection sur la trace de laquelle elle a mis le sujet et le médecin. La douleur calmée, le malade

(1) *Loc. cit.*, p. 24 et seq.

est débarrassé du symptôme le plus incommode, mais la maladie continue son cours.

Ici, la colique hépatique étant reconnue par la douleur caractéristique, horrible qu'elle provoque, il est urgent de la faire cesser au plus vite, mais le sujet et le praticien qui croiraient avoir atteint le but se tromperaient étrangement. Ici l'effet est détruit mais la cause reste, et c'est à la cause qu'il importe de donner des soins éclairés et d'infliger une guérison durable.

Rien n'est capable d'annihiler la douleur dans les crises hépatiques comme l'injection hypodermique au chlorhydrate de morphine, mais rien aussi n'est moins capable de changer de fond en comble la réaction des liquides de l'organisme.

Nous ne rechercherons pas ici, car ce n'est pas le lieu, la cause de cette douleur. Qu'elle soit due à une contraction spasmodique des canaux excréteurs de la bile, ou au frottement des calculs contre la paroi interne de ces canaux, peu nous importe ; nous avons calmé la douleur avec la morphine. Voyons maintenant le rôle des alcalins, les agents thérapeutiques véritables, ceux que rien ne saurait remplacer.

Les alcalins ne sauraient agir directement et immédiatement sur le foie. Anatomiquement et physiologiquement, la chose est impossible.

Si une certaine quantité d'alcali est prise par les villosités intestinales et versée dans le sang de la veine porte, il est évident que le foie en aura sa part,

mais que pourraient ces petites parcelles de soude
absorbée contre la quantité énorme d'acides, de
fibrine que contient en ce moment le sang artériel
de la glande hépatique ?

Puisque le tronc cœliaque est le vaisseau dans lequel après chaque impulsion cardiaque le sang
se précipite pour aller dans trois organes différents se filtrer pour ainsi dire, se purifier, de manière à être propre à l'absorption intestinale, c'est
sur ce tronc cœliaque qu'il faut jeter les yeux.

Quelle est la cause première de l'affection du foie,
de la colique hépatique, de la précipitation des calculs ?

L'inertie de l'estomac, la dyspepsie causée elle-
même par un trouble plus ou moins profond dans la
sécrétion du suc gastrique.

Que résulte-t-il de la suppression de la sécrétion
gastrique ?

Il en résulte que le sang ne s'est pas débarrassé
dans l'estomac de l'élément acide qu'il contenait, et,
de cet état de choses, il vient nécessairement que
le sang, continuant sa circulation, reviendra au
tronc cœliaque une deuxième fois avec une composition encore plus défectueuse ; que le foie, pour ne
parler que de lui, acceptera par l'artère hépatique
un sang très-acidifié, très-fibrineux, épais, et comme
le foie n'est pas l'organe chargé d'éliminer l'élément
acide, de rendre à l'albumine coagulée sa viscosité
normale, il en résultera une fatigue, une sécrétion
de bile épaisse, acide, du sein de laquelle se préci-

piteront les éléments solides qui ne sauraient être
élaborés dans ce laboratoire qui n'a pas été créé
pour cela.

Mais si par un moyen approprié vous rendez à
l'estomac la faculté de sécréter le suc gastrique, si
vous pouvez faire que les acides chlorhydrique, lactique, phosphorique, etc., sortent du sang ainsi
qu'il le faut, non-seulement vous aiderez à la digestion, mais encore, et c'est là le point important,
le liquide sanguin, rendu de moins en moins épais
par la destruction des acides, circulera d'abord beaucoup mieux et, surtout après chaque systole ventri-
culaire, il arrivera au tronc cœliaque avec une
composition de plus en plus normale, et, si l'estomac fonctionne toujours bien, le foie ne recevra
plus qu'un sang de moins en moins acide, et l'alcali
amené dans le sein de ce viscère par la circulation
porte qui le devra à la digestion, suffira alors pour
faire face à l'excès d'acide et pour permettre au foie
d'éliminer l'urée et de sécréter en même temps une
bile alcaline, limpide, ne précipitant aucun élément
solide, ne produisant plus de calculs.

Telle est l'action des alcalins.

Que deviennent les calculs formés ? Les alcalins
amenés dans le sang de la veine porte vont-ils les
dissoudre, les désagréger et agir chimiquement sur
leur composition ? Il n'en est rien.

Rien au monde n'a d'action sur un calcul formé.

Les alcalins en entretenant la dissolution de l'albumine rendent la circulation plus active, parce

20

que le sang plus limpide franchit avec la plus grande
facilité les capillaires du plus petit calibre.

Les alcalins, en permettant aux globules rouges
de circuler rapidement dans un liquide normal, rendent aux extrémités nerveuses du grand sympathique et du pneumo-gastrique l'électricité qui leur
faisait défaut pour venir à bout de l'électrolyse des
liquides ; en un mot, ils rétablissent les sécrétions.

Dans ces conditions, il devient très-probable
qu'un calcul engagé dans un conduit trop étroit,
crispé par l'irritation causée par la présence de
l'élément acide anormal, peu sollicité en avant
par une circulation languissante et baigné par une
bile épaisse, gluante, ait beaucoup de peine à progresser dans le conduit qu'il oblitère ; il est à peu
près certain que l'arrivée des alcalins diminue la
contraction spasmodique de ce canal, doué de fibres
musculaires lisses ; que son calibre se trouvant par
cela même augmenté, le calcul engagé, sollicité en
outre par une circulation plus vigoureuse et baigné
par une bile normale, limpide, alcaline et comme
savonneuse, franchisse rapidement le détroit, mais
c'est tout ce que les alcalins peuvent faire ; la dissolution du calcul est matériellement impossible.

Les alcalins ont une mission beaucoup plus importante, ils font bien plus que de dissoudre un calcul.
Sans doute, s'ils étaient doués de cette propriété,
personne ne songerait à s'en plaindre, mais les regrets sont inutiles et les promesses des charlatans
n'y changeront rien.

Les alcalins rétablissent la composition normale du sang, les fonctions de l'estomac, et, par suite, celles du foie ; ils assurent l'intégrité des fonctions de nutrition, non-seulement dans l'appareil digestif, mais partout, dans tout l'organisme ; en rendant le sang limpide et alcalin ils favorisent la progression des globules rouges, la naissance du courant électrique nerveux qui fait les sécrétions, et ces sécrétions les alcalins les font normales, c'est-à-dire alcalines.

Que peut-on leur demander de plus ?

C'est à nous de bien savoir ces choses, d'être prudents tant que nous avons la santé, et dès que nous la perdons, de demander à ces auxiliaires merveilleux tout ce qu'ils peuvent nous donner, et de nous considérer encore comme trop heureux si nous en sommes quittes pour quelques coliques hépatiques, juste châtiment de notre insouciance.

Aussi, nous ne saurions jamais trop insister sur ce point.

Hommes de bureau, gens sédentaires, inoccupés, engourdis dans une vie calme, qui ne demandez pas à l'exercice musculaire le bénéfice précieux de la transpiration, de la respiration large, de la circulation vigoureuse, défiez-vous des premières douleurs d'estomac, gardez-vous des digestions difficiles, redoutez la constipation, et du jour où vous aurez reconnu chez vous ces premiers symptômes alarmants pour celui qui sait, prenez des alcalins, venez à Vichy si vous le pouvez, et, dans tous les cas,

demandez à un médecin éclairé de vous guider
dans le choix des sources, dans la dose à prendre,
car, avant tout, nous l'avons dit, et nous le répétons,
parce que cela est utile et trop souvent oublié, il
importe, dans cette lutte contre l'invasion de la
maladie, de savoir mesurer ses coups, de frapper
juste, et ne pas rester en deçà ni se perdre au
delà.

CHAPITRE III

De la diathèse urique. — Physiologie de la sécrétion urinaire. — Etiologie de la goutte. — Etiologie de la gravelle.
— De l'acide urique, sa formation, son rôle. — Réfutation
des théories émises sur la production de cette substance
excrémentitielle. — Des dangers de l'intoxication urique.
Formation de la gravelle, des calculs et des tophus dans
l'intoxication urique. — Des causes qui produisent l'intoxication urique. — De l'action du traitement alcalin sur la
marche de la gravelle, de la lithiase et de la goutte. —
Réfutation de la doctrine de la dissolution des calculs. —
Du lavage du rein par les eaux de Contrexéville, de l'insuffisance et du danger de ce mode de traitement. — Quelques conseils aux goutteux et aux graveleux. — Considérations sur le catarrhe vésical et sur le traitement de
quelques maladies par les sources froides et les sources
chaudes de Vichy. — Nécessité du traitement à la source.

Avant d'étudier la diathèse urique, ses causes,
ses effets, c'est-à-dire les affections qui en dérivent :
gravelle, coliques néphrétiques, goutte, avant de
mettre en lumière l'action véritable des alcalins
dans le traitement de ces maladies, effets divers
d'une même cause, il est nécessaire dans une question de cette importance, depuis si longtemps dis-
cutée et non encore élucidée, il est absolument indispensable de jeter un rapide coup d'œil sur les
fonctions du rein et sur la composition des liquides
que cet appareil est chargé d'éliminer, et sur la
production de l'acide urique.

Si l'on n'a pas une idée bien arrêtée, bien nette sur les différents termes de ce problème difficile, il est incontestable que l'on se débattra comme toujours dans un chaos d'interprétations diverses, de contradictions, que nous voulons éviter à tout prix.

Nous sommes autorisé à penser, dit le professeur Küss (1), que le glomérule laisse passer dans le tube urinifère, non de l'eau pure, mais le sérum du sang, sans distinction de ses éléments.

Cette manière de voir est pleinement confirmée par une expérience toute faite que nous présente la pathologie. Lorsqu'un tube urinifère se trouve oblitéré sur un point de son trajet, sa partie initiale continue à recevoir le produit de la filtration glomérulaire, qui s'accumule dans cette portion oblitérée, la dilate, et finit par former un kyste plus ou moins volumineux. Or, en analysant le contenu de kystes semblables, on trouve un liquide identique au sérum sanguin : c'est donc bien du sérum qui filtre au niveau du glomérule.

Voyons comment le produit de la filtration glomérulaire va se transformer en urine : il est évident que cette transformation va se faire dans le trajet sinueux des tubes urinifères que parcourt le liquide filtré, pour se rendre de son point d'origine vers le bassinet.

Les auteurs qui ne voient dans le produit filtré que de l'eau pure, ne peuvent concevoir l'achève-

(1) Küss et Duval. *Physiologie*, p. 565.

ment de l'urine que par une *sécrétion* des parois des canalicules urinifères, sécrétion qui vient *ajouter* à l'eau les matières que l'urine doit contenir.

Mais, comme nous croyons avoir démontré que le produit de la filtration glomérulaire est du sérum sanguin, comme, d'autre part, l'étude comparée de la composition du sérum et de l'urine montre que, d'une manière générale, le *premier liquide ne diffère du second que par de l'albumine en plus*, nous sommes amenés à concevoir l'*achèvement de l'urine par la résorption de cette albumine*, résorption qui se fera nécessairement dans le long circuit des tubes urinifères.

Comme on le voit, la première phase de ce travail est essentiellement mécanique : filtration du sérum sanguin en nature, sans choix dans ses éléments ; la deuxième phase, au contraire, ne peut s'expliquer que par un travail de sélection électrolytique dont nous avons expliqué le mécanisme, les nerfs négatifs s'emparant de l'albumine et la versant à nouveau dans le sang, pendant que les nerfs positifs s'emparent de l'élément acide et le laissent dans l'intérieur des tubes urinifères, d'où il s'écoule au dehors.

Une perturbation dans les fonctions nerveuses du rein, qu'elle tienne à l'excitation du pôle positif ou à l'affaiblissement du pôle négatif, entraîne nécessairement l'albuminurie, puisque l'albumine ne pouvant être résorbée, l'urine contient le sérum sanguin en nature.

Connaissant exactement cette double fonction du rein : filtration et résorption, on conçoit que l'une de ces deux fonctions puisse être troublée seulement ; que la filtration se fasse mal, soit à la suite de lésions organiques des glomérules ; soit encore, et le plus souvent, par suite du ralentissement de la circulation sanguine dépendant de la coagulation plus ou moins complète du sang, et que, par conséquent, le fluide nourricier soit contraint de garder, dans sa composition, des corps étrangers dont le rein ne peut plus le débarrasser.

On conçoit encore que le rein n'offrant aucune lésion glomérulaire, et le sang n'étant pas coagulé outre mesure, la filtration puisse s'opérer assez normalement, mais que cette fonction verse dans les tubes urinifères un sérum plus ou moins altéré, qui irrite directement la paroi interne de ces tubes, et laisse de plus, après la résorption de l'albumine, des corps incompatibles avec les fonctions du rein.

Tout le secret de la goutte est dans le trouble de la filtration rénale en présence d'un sang épais, fibrineux, acide, qui laissera dans la circulation des matériaux incompatibles avec le fonctionnement normal de l'organisme, et qui petit à petit seront déposés sous forme de tophus dans les parties de l'économie où la circulation se fera le moins bien, où par conséquent l'échange résultant du double courant assimilateur et désassimilateur aura la moindre énergie ; nous avons nommé les articulations, les cartilages, les ligaments.

Tout le secret de la gravelle est dans la filtration normalement faite, mais amenant dans les tubes urinifères un sérum chargé de matériaux qui, combinés tout d'abord avec l'albumine, en auront été séparés par le travail électrolytique de la résorption, et qui désormais insolubles dans l'urine, se combineront avec les acides pour former des précipités solides dans les calices, le bassinet, les uretères, la vessie.

Maintenant que nous connaissons les fonctions du rein, voyons quelle est la composition normale du liquide que cet organe doit éliminer, quelle est la formule la plus générale de l'urine.

Sa densité, sa couleur, sa quantité, sont nécessairement en rapport avec ce que l'on est convenu d'appeler « *le tempérament* » de chaque individu.

Il est incontestable que les urines d'un homme pléthorique ne ressembleront en rien, comme aspect physique, à celles d'un sujet nerveux ou lymphatique ; mais il est bon de savoir cependant que l'urine chez l'homme est normalement acide, et que cette acidité est due à deux substances : l'acide urique, quelquefois joint à une petite quantité d'acide hippurique, — et à l'acide lactique.

D'après Lorgeril (1), la quantité d'acide urique excrétée par les urines peut être évaluée à 1 gramme 25 centigrammes par jour. Le chiffre de l'acide lactique ne dépasse guère 1 gramme.

(1) De Lorgeril. *Etude de l'alcalinité dans la santé et la maladie*, 1856.

Cette acidité est due, d'après Rabuteau, au phosphate acide de soude, et, d'après Byasson, à un phosphate urico-sodique. Nous nous rangeons volontiers à cette dernière opinion qui nous semble parfaitement corroborée par l'étude que nous faisons de la diathèse urique.

Donc, l'acidité de l'urine n'est pas due *normalement* à la présence de l'acide urique libre, mais bien à la présence d'une combinaison acide entre l'acide urique et la soude, le plus souvent additionnée d'une certaine quantité d'acide phosphorique provenant de la désassimilation des éléments nerveux, des os, des muscles, du lait, et de la digestion des aliments végétaux et animaux qui en contiennent.

Or, on sait que l'albumine du sang peut être considérée (1) comme un albuminate acide de soude, et cette manière d'envisager la composition de l'albumine est appuyée par sa faculté de se combiner avec tous les alcalins : soude, potasse, chaux, etc., pour former des albuminates de soude, de chaux, de potasse, albuminates dont l'existence, quoique niée par Robin et Littré (2), n'en est pas moins incontestable.

D'autre part, on sait que tous les acides coagulent l'albumine, excepté l'acide phosphorique, qui a la propriété non-seulement de ne pas coaguler

---

(1) Naquet. *Principes de chimie*, t. II, p. 497.
(2) Robin et Littré. *Dictionnaire de médecine*, Albuminate.

l'albumine, mais encore de redissoudre l'albumine coagulée.

D'où il résulte que l'albumine se présente dans le sérum sanguin combinée avec les alcalins, la soude principalement, parce qu'elle est contenue normalement dans le sang et de plus avec l'acide phosphorique, de manière à former le phosphate acide de soude trouvé par Rabuteau, phosphate acide qui est nécessairement isolé dans la deuxième phase de la fonction rénale, lorsque l'albumine est ramenée dans le sang au niveau des tubes urinifères ; phase pendant laquelle il peut entrer en combinaison avec l'acide urique libre s'il est en petite quantité, de manière à donner lieu à la formation du phosphate urico-sodique trouvé par Byasson.

Il nous reste à parler de l'acide urique, de sa formation, de son rôle dans l'économie pour mettre en lumière le mécanisme de la diathèse urique et ses conséquences.

Il n'est pas possible de donner une réponse satisfaisante sans avoir discuté préalablement toutes les opinions qui ont été émises à ce sujet. La formation de l'acide urique, son rôle, son innocuité ou ses dangers, rien de tout cela n'est établi nettement ; les contradictions abondent encore dans l'étude de ce problème, comme dans bien d'autres problèmes physiologiques.

Essayons de dégager la vérité.

« Plus le travail nerveux est intense, et plus les déchets de la transformation des albuminoïdes sont

abondants dans les excrétions, dans l'urine et dans
les produits du foie. Il résulte des recherches de
Byasson (1868), que la quantité d'urée excrétée
par l'homme varie selon que l'activité cérébrale est
nulle, d'intensité moyenne, ou portée au plus haut
degré. Représentée par 20, elle monterait à 22 dans
le second et à 23 dans le troisième cas (1). »

Maintenant, si la production de l'urée en rapport
avec l'activité cérébrale d'un sujet est considérable,
et que l'activité musculaire se trouve tout à coup
réveillée chez lui, si la digestion se fait normalement, activement aussi, nous verrons *l'acide urique*
apparaître dans l'excrétion urinaire.

Voici ce que Becquerel entend par acide urique (2) :

« Pour que les résidus de nos tissus abandonnent
l'organisme sous forme d'urée et en quantité déter-
minée, il faut qu'ils aient été complètement brûlés
par l'oxygène qui circule dans le sang ; c'est là ce
qui arrive dans l'immense majorité des cas, mais il
n'en est pas toujours ainsi, et dans certaines circonstances cet oxygène n'est pas en quantité suffisante pour brûler les tissus qui cessent de faire partie de l'organisme, ou, ce qui revient au même, s'il
est employé à d'autres usages, ou s'il y a excès de
tissus à brûler. Dans ces trois cas, le résultat final
est le même : au lieu d'urée, c'est un produit incom-
plètement brûlé qui en est la conséquence ; c'est en

(1) Küss et Duval. *Physiologie*, p. 27.
(2) Becquerel et Rodier. *Loc. cit.*, p. 281.

particulier de *l'acide urique*. On voit alors se produire l'état général auquel on a donné le nom de diathèse urique. »

Ainsi donc, pour Becquerel, l'acide urique est un produit de combustion incomplète.

Nous ne sommes pas plus partisans de cette manière de voir que de la théorie de la combustion, qui n'a rien de physiologique quoiqu'elle ait abrité sous son drapeau tous les physiologistes, depuis qu'elle a été inventée.

Béclard (1) admet aussi que l'acide urique peut être envisagé comme un produit de combustion des matières azotées moins avancé que l'urée, et cependant la contradiction ne tarde pas à se montrer puisque, quelques lignes plus loin il ajoute : « L'acide urique existe à l'état d'urates alcalins dans les excréments d'un grand nombre d'oiseaux ; il forme la majeure partie du guano. »

Il serait bon de s'entendre une fois pour toutes. Pour répondre à ces erreurs, nous ne pouvons faire mieux que d'admettre un instant par hypothèse la théorie de la combustion et d'en montrer les faiblesses et les contradictions flagrantes.

A la page 398 de son même livre, M. Béclard écrit ceci : « Les oiseaux sont, de tous les animaux à sang chaud, ceux qui ont la chaleur la plus élevée ; leur température moyenne oscille entre 40 et 44 degrés centigrades. »

(1) Béclard. *Physiologie*, p. 455.

Ceci est parfaitement exact, et personne n'ignore en même temps combien les oiseaux ont la respiration rapide, la digestion active, eux qui ne peuvent supporter sans succomber un jeûne de 24 heures; on connaît leur puissance musculaire; on sait quelle activité, quelle somme de forces ils déploient avant de céder à la fatigue, et c'est chez ces animaux chez lesquels la *combustion* est si vigoureuse que l'on rencontre en même temps la plus grande quantité d'acide urique.

Cependant, les physiologistes qui savent tout cela ne craignent pas d'adopter toujours la même explication, et d'affirmer que l'acide urique est un produit d'oxydation incomplète.

L'acide urique (1) provient plutôt d'après Noblet, de la destruction rapide d'éléments protéiques imparfaits que d'une oxydation incomplète de matières albuminoïdes; l'acide urique des excréments des oiseaux qui respirent si activement, est contraire, dit-il, à l'hypothèse d'une oxydation incomplète, et il a grandement raison.

Il est vrai que l'on pourra nous répondre en nous citant l'exemple des tortues et des serpents, animaux à sang froid, dont les excréments sont aussi composés d'acide urique; on pourra nous dire que chez eux l'assimilation est lente puisqu'ils mettent six mois à digérer un repas, que les mouvements sont

(1) Louis Noblet. *Du rôle des composés sodiques dans l'économie*, 1863, p. 41.

lents, que la température est basse, que la respiration est si peu active que même, chez la tortue, elle
se réduit à une simple déglutition de l'air extérieur ;
mais, quoique l'argument perde singulièrement de
sa valeur dès qu'on lui oppose ce qui se passe chez
les oiseaux, les partisans de la combustion seraient
bien embarrassés pour expliquer cette contradiction
de l'ordre naturel et dire nettement par quel mécanisme l'acide urique, *produit de combustion incomplète*, se trouve en énormes quantités aussi bien chez
les animaux à sang chaud que chez les animaux à
sang froid, autant chez les oiseaux dont toutes les
fonctions sont douées d'une énergie prodigieuse que
chez les serpents qui végètent plutôt qu'ils ne
vivent.

Cet acide urique, *produit de combustion incomplète*,
se rencontre ainsi dans les excréments des insec-
tes (1) et pour tous ceux qui connaissent l'activité
vraiment extraordinaire de toutes les fonctions chez
cette classe d'animaux, il sera difficile d'admettre
un seul instant que la *combustion incomplète* des matières alimentaires ou autres, soit la source de cette
substance.

Pour nous, qui n'admettons en aucune façon la
combustion, nous dirons que l'acide urique, produit
de désassimilation des tissus, se forme par l'électrolyse de ces tissus, aux extrémités périphériques des
nerfs, et qu'il se rend au grand sympathique, pôle

(1) Béclard. *Physiologie*, p. 455.

positif qui s'empare des acides ; nous dirons que cet acide urique, versé dans le sang, est éliminé normalement par les urines, que sa formation est en rapport non avec la température, l'oxydation, etc., mais uniquement avec l'activité nerveuse, que cette activité soit mise en jeu par la respiration, la circulation, le travail intellectuel ou le travail musculaire.

Toutes les fois qu'un tissu se désassimile, il y a production d'acide urique qui devient plus abondant s'il y a accroissement dans l'énergie de la désassimilation.

Pourquoi les animaux à sang froid produisent-ils de l'acide urique ? C'est que toutes leurs fonctions, si l'on ne considère que le rôle des nerfs, sont relativement très-énergiques.

Ces animaux digèrent lentement, se meuvent lentement, respirent lentement, mais cette lenteur n'a rien de pathologique, et, alors, il faut bien admettre que leur activité nerveuse est en rapport avec la faible énergie apparente de leurs fonctions.

Un seul élément de pile dont on fera plonger les deux pôles dans de l'eau acidulée, donnera aussi bien de l'oxygène au pôle positif et de l'hydrogène au pôle négatif que dix éléments de la même pile ; la quantité seule différera dans un temps donné ; il en est de même de la production de l'acide urique.

Sans combustion, sans oxydation, les tissus désassimilés, électrolysés, donneront de l'acide urique, la quantité seule différera dans les différents animaux pendant le même temps. L'animal à sang froid en produira 1 gramme en plusieurs jours, l'oiseau en donnera 1 gramme en vingt-quatre heures, mais tous deux par le même mécanisme, *l'électro-lyse*, qui n'engendre pas de contradictions.

Becquerel, après avoir dit à la page 281 de son traité de *Chimie pathologique*, que l'acide urique est le produit d'une combustion incomplète des matières albuminoïdes, écrit à la page 283 les lignes sui-vantes que nous transcrivons fidèlement :

« L'acide urique augmente :

« 1° Dans certaines conditions pathologiques, telles qu'un accès de colère, une émotion vive, un bon repas, un excès de table, l'ivresse, l'usage habituel d'une nourriture abondante, substantielle et exci-tante;

« 2° La fièvre, quelle que soit la cause organique ou fonctionnelle qui lui ait donné naissance et la ma-ladie à laquelle elle soit due. »

L'énumération est grandement suffisante : émo-tions morales vives, fièvres, bon repas ; ces trois causes, capables d'augmenter dans des limites assez étendues l'activité nerveuse, respiratoire et circu-latoire, devraient paraître suffisantes aux partisans de la combustion pour renverser leur théorie qui fait de l'acide urique un produit de combustion in-complète.

Trouve-t-on l'acide urique tout formé dans le sang, en dehors de certaines conditions morbides ? Non, mais on y trouve l'urée qui lui donne nais-

21

sance ; elle n'est pas en grande quantité, mais cependant un grand nombre d'expériences physiologiques peuvent faire admettre sans contestation son existence. En Angleterre, Bostock, Gregory, Christison ; en France, MM. Prévost et Dumas, Rayer, Guibourt, et d'autres expérimentateurs l'ont signalée.

Verdier, cité par Robin et Verdeil (1), en a démontré la présence habituelle dans le sang de l'homme en opérant sur de petites quantités de liquide, 250 à 300 grammes. C'est un produit de désassimilation, c'est un des résidus de la nutrition interstitielle des tissus, et nécessairement l'urée doit exister dans le sang, puisque le sang lui-même et les organes qu'il traverse se détruisent petit à petit, puisque les tissus nerveux et vasculaires, puisque les poumons, le cœur, le cerveau se désagrégent sans cesse, et sont sans cesse remis à neuf par des éléments nouveaux.

L'urée existant normalement dans le sang, et l'acide urique se produisant en plus grande quantité à la suite d'actes augmentant l'énergie de la respiration, on voit donc qu'il y aurait lieu d'admettre que l'acide urique est un produit de suroxydation de l'urée, puisque celle-ci, contenue dans l'ondée sanguine à l'état normal, trouve au niveau du poumon une quantité d'oxygène d'autant plus

(1) Robin et Verdeil. *Chimie anatomique et physiologique*, t. II, p. 516.

grande que l'on respire plus souvent et plus largement, d'où production d'acide urique.

Eh bien, cette explication très-engageante est
absolument fausse.

L'acide urique ne se forme pas dans le poumon
au contact de l'oxygène, puisqu'on n'en trouve pas
normalement dans le sang, en quelque endroit qu'on
le prenne, même au moment où l'urine en contient
le plus.

D'où il faut conclure que l'urée est éliminée par
le foie, et que cette urée parvenue au niveau du
rein est élaborée de manière à former de l'acide
urique. C'est là seulement que l'acide se forme aux
dépens de l'urée ; c'est au moment de son élimination qu'il se fait, c'est avant son entrée dans le
glomérule que le sérum sanguin le contient, et s'il
s'en forme de plus grandes quantités pendant un
excès de travail respiratoire, circulatoire, nerveux
ou musculaire, c'est parce que les tissus étant
désassimilés en plus grande quantité, le foie élimine
davantage d'urée, et que le rein, recevant un surcroît de cette substance par le fait d'une exagération dans la circulation rénale, produit d'autant plus
d'acide urique, puisqu'il est organisé pour cela.

Donc, le danger pour l'organisme n'est pas en
principe dans la formation de l'acide urique, produit normal élaboré par le rein, et immédiatement
éliminé par lui, le danger de l'empoisonnement,
l'imminence de la diathèse urique réside dans
la présence de l'acide urique dans la circula-

tion, dans la résorption d'un produit excrémentitiel devenu poison redoutable pour l'économie, au même titre que la sueur, le pus, etc.

L'acide urique, nous l'avons vu, se rencontre en moyenne à la dose de 1 gramme 25 centigrammes par jour dans les urines.

Il faut bien admettre des variations dans la formation de l'acide urique par excès ou par défaut.

Les variations par défaut ne sauraient être préjudiciables, mais les variations par excès le sont au premier chef.

Comment l'acide urique peut-il se rencontrer dans le sang? De deux manières : ou à la suite d'une altération pathologique ou physiologique du glomérule qui s'oppose à la filtration normale du sérum sanguin contenant l'acide urique et par conséquent à son élimination; ou bien à la suite d'une production considérable d'urée, et plus tard d'acide urique dont la quantité sera supérieure à la faculté excrétoire du rein.

Si le rein excrète en moyenne 1 gramme 25 centigrammes d'acide urique dans les vingt-quatre heures, il est incontestable qu'il ne pourra pas impunément en élaborer et en excréter une quantité de beaucoup supérieure.

Lorsque le rein fonctionnera mal et que la presque totalité de l'acide urique restera dans la circulation, nous aurons affaire à la goutte et à toutes ses manifestations.

Lorsque le rein fonctionnera assez bien pour ne

laisser circuler avec le sang qu'une quantité insignifiante d'acide urique, mais que l'appareil urinaire lui-même se trouvera en présence d'une quantité d'acide à excréter supérieure à sa puissance excrétoire, c'est cet appareil qui sera atteint le premier et qui souffrira de la présence de la gravelle, des calculs, de la pierre.

Il arrivera donc ceci : c'est que des concrétions pourront se former dans les organes urinaires, tantôt sans altération préalable de ces organes, et tantôt par suite d'une maladie dont ils sont le siége et qui aura été amenée par la présence d'une quantité trop considérable d'acide urique.

Les premières seront primitives, les autres seront secondaires.

« Les premières tiennent (1) à certains états généraux de l'organisme qu'on désigne sous le nom de *diathèses*, et les diathèses elles-mêmes dépendent très-probablement d'une composition vicieuse du sang causée par un trouble des fonctions qui concourent à sa formation. »

Ces troubles dans les fonctions portent-ils seulement sur la circulation, la respiration, l'innervation, en un mot sur toutes celles qui ont pour résultat la désassimilation des tissus? Ces troubles peuvent venir des fonctions de nutrition proprement dites, et en particulier d'un dérangement dans les fonctions

---

(1) Mercier. *Traitement préservatif et curatif des sédiments, de la gravelle*, etc., 1872, p. 29.

digestives ; nous verrons plus tard comment les choses se passent dans ces circonstances.

« Ne savons-nous pas, dit le Dr Vial (1), que la goutte ne menace guère ceux à qui une vie active permet d'utiliser sans résidus les aliments ingérés ? Ceux-là n'ont point à craindre, en effet, les productions de tophus et autres concrétions anormales dont il est si difficile de débarrasser les goutteux. »

Ce qui prouve d'ailleurs surabondamment l'influence de la digestion sur la production de la goutte et de la gravelle, c'est que l'on voit l'acidité de l'urine être causée, outre l'acide urique, par plusieurs autres acides, tellement que les chimistes sont loin d'être d'accord sur ce point.

L'acidité de l'urine, attribuée à l'acide lactique par Berzelius, est due à l'acide acétique pour quelques-uns et à l'acide phosphorique suivant d'autres.

Liebig pense que cette acidité est due à des phosphates acides, et d'après Lehmann elle est sous la dépendance de l'acide hippurique et de l'acide lactique tout à la fois.

On a bien encore trouvé dans l'urine des acides benzoïque, rosacique, butyrique, et, en cherchant bien, on en découvrira peut-être encore d'autres.

Comment expliquer ces différences ?

Voici notre opinion : normalement, les tissus désassimilés se transforment, en dernière analyse,

_____

(1) Vial. *De la diathèse urique*, p. 10.

au niveau du rein, en acide urique, et les produits excrémentitiels solubles des aliments en acide lactique. Nous savons que l'urine normale contient ces deux acides et pas d'autres.

Mais si, au lieu de passer par une série de transformations bien définies dans le tube digestif et ses annexes, les acides contenus dans les aliments solides ou liquides échappent à quelqu'une de ces élaborations par défaut d'action de l'un des organes, ils se présentent en nature dans le sang, et sont éliminés sous cette forme dans les urines, de telle sorte que le rein, fatigué, lésé par leur présence, les excrète mal, et les laisse donner lieu aux gravelles oxalique, phosphatique et autres.

Si, en même temps, il se rencontre une quantité exagérée d'acide urique, cet acide ayant une faible réaction par rapport à ses congénères, ceux-ci seront élaborés seuls, et il restera dans la circulation, n'ayant pas une réaction suffisamment énergique pour être repris par l'électrolyse rénale.

Cette manière de voir est confirmée par l'exposé des causes de la diathèse urique.

Mercier insiste sur ce point que tous les graveleux qu'il a vus éprouvaient ou avaient éprouvé antérieurement, et pendant un temps assez long, des troubles des voies digestives.

Desault, de Bordeaux, fait jouer le rôle principal au défaut de perspiration cutanée, et l'on sait que la sueur normale élimine un grand nombre d'acides butyrique, propionique, formique, sudorique, qui sont évidemment des produits de transformation incompatibles avec la fonction rénale et qui ne peuvent dériver que des acides de l'alimentation, puisque la désassimilation des tissus ne produit que l'urée et l'acide urique, suivant l'opinion de Liebig.

Ce qui est certain, c'est que l'influence du genre d'alimentation sur la production de l'acide urique n'est pas encore établie, car, tandis que Philip Wilson attribue sa formation à une nourriture trop exclusivement végétale, Magendie, au contraire, accuse une nourriture trop animale de le produire.

La vérité est que le genre d'alimentation ne signifie rien, que c'est uniquement la mauvaise digestion des aliments, quels qu'ils soient, qui peut en fin de compte entraîner les accidents redoutables de l'urémie, et Mercier a insisté sur ce point (1) que l'acide urique ou des urates apparaissent en très-grande abondance dans l'urine des personnes affectées de dyspepsies acides, de pyrosis et de certaines irritations très-vives de l'estomac.

Sydenham a reconnu que le désordre des voies digestives provenant des causes débilitantes, vieillesse, inaction habituelle, contention trop grande ou trop prolongée de l'esprit, ou au contraire amené par des causes excitantes : gourmandise, trop grande quantité de nourriture jointe aux excès de vins, est une cause fréquente de la diathèse urique.

(1) Mercier. *Mémoire sur les causes de l'uréthrite chronique* (*Union médicale*, 1858).

Nos réserves étant faites sur l'influence directe
de la digestion sur la production de l'acide urique,
nous sommes donc absolument de cet avis, et nous
dirons avec Mercier (1) : « La diathèse urique dépend
d'une élaboration insuffisante des aliments, de
digestions dont les produits ne sont pas assez
complètement transformés pour entrer dans la
composition de nos tissus. »

Comment des digestions pénibles, accompagnées
d'aigreurs d'estomac, de pituites, de développement
de gaz, d'éructations, de borborygmes, de flatuosi-
tés, quelquefois de vomissements, de constipation
opiniâtre ou de diarrhée, donneraient-elles lieu à un
chyme bien élaboré? Comment ce chyme ne devien-
drait-il pas nuisible pour les organes qu'il parcourt,
et pour ceux qui ont avec ces derniers des rapports
de connexion et de sympathies fonctionnelles, telles
que le foie, la rate, le pancréas? Comment de tout
ceci résulterait-il un chyle normal capable de se
convertir lui-même en un sang parfaitement pur?

Or, il est extrêmement rare que l'on n'observe
pas tout ou partie de ces troubles fonctionnels chez
les goutteux ou les graveleux. Le plus souvent, ce
sont les aliments ou les boissons qui pèchent par la
quantité ou la qualité.

Presque toujours les gens affectés de goutte ou de
gravelle mangent beaucoup trop, et il est certain

(1) *Traitement des sédiments et de la gravelle, Loc. cit.,* p. 41
et seq.

que l'acte de la digestion ne peut pas élaborer la
quantité énorme d'acides qui proviennent de l'alimentation, et que ceux-ci passent pour la plupart
en nature dans le sang où ils causent nécessairement des désordres comme tout corps étranger ne
pouvant servir à la reconstitution des tissus. Il
arrive, le plus souvent, que l'on abuse des condiments excitants dont le vinaigre fait presque toujours
la base et qu'une grande partie de cet acide n'est
pas digérée.

Il y a des goutteux et des graveleux qui mangent
trop souvent, et ne donnent à leurs organes digestifs
aucun temps de repos; d'autres mangent beaucoup
trop vite et ne mâchent pas assez leurs aliments, de
sorte que ceux-ci, mal broyés, résistent physique-
ment aux dissolvants gastriques; ils ne sont insalivés
que superficiellement, et encore la plupart du temps
la salive est acide et impropre à réagir chimiquement
sur eux.

Il y a certainement de grands mangeurs qui ne
sont pas goutteux ni graveleux, et ceux qui sont
affectés de ces maladies, goutte et gravelle, pourraient les offrir comme exemple, mais ils se tromperaient grossièrement s'ils voulaient en déduire que
la diathèse urique n'a pas son point de départ dans
la dyspepsie.

La grande question est de digérer ce que l'on
mange; et, si quelques-uns mieux doués peuvent
absorber sans accidents des quantités énormes de
nourriture, c'est qu'ils la digèrent bien, tandis qu'une

infinité d'autres ne pourront même pas ingérer un aliment féculent ou gras, par exemple, sans éprouver tous les inconvénients d'une mauvaise digestion.

« Ce que j'ai dit des causes de la diathèse urique pourrait être, à mon sens, mieux intitulé : *Des causes de la dyspepsie* » (Mercier, *loc. cit.*). Ceci est absolument vrai.

— Les goutteux et les graveleux pourraient s'excuser en affirmant qu'ils ont faim et qu'ils ne mangent que pour satisfaire leur appétit. *Quand on a bon appétit, on n'est pas malade.* C'est la réponse infaillible ; mais c'est formuler une grave erreur que de dire cela, c'est s'exposer aux plus grands dangers que de le croire.

Nous avons dit que, pour nous, le siége de la sensation de la faim réside au niveau de l'estomac, et que cette sensation est pour ainsi dire le cri du sang qui, contenant une quantité anormale d'acide, demande à le verser sur la muqueuse stomacale sous forme de suc gastrique.

Il n'est donc pas étonnant qu'un goutteux ait faim, qu'un graveleux ait bon appétit ; le sang de ces malades contient assez d'acide pour demander à s'en débarrasser au plus vite, et tant que les nerfs chargés de transmettre au cerveau les plaintes du liquide nourricier seront en bon état, la sensation sera perçue ; quelquefois même avec une telle énergie que l'on aura affaire à la *dyspepsie boulimique.*

L'appétit ne se perdra que lorsque le contact des

acides aura lésé les nerfs ou la muqueuse stomacale; ou bien lorsque le sang devenu fibrineux, couenneux, circulera si mal dans les capillaires que les circulations locales seront ralenties, presque supprimées. A ce moment, lorsque des lésions organiques auront éclaté, il est bien tard pour espérer une guérison ou même un soulagement; bien plus, les accidents sont à redouter, quel que soit le traitement, avec quelque prudence qu'il soit administré.

Mais si la faim est si trompeuse, si l'appétit résiste encore malgré l'imminence morbide, n'est-il aucun moyen d'être prévenu? Le malade ne peut-il pas deviner qu'il est malade? Rien n'est plus simple.

Nous répéterons ici ce que nous avons dit à propos des coliques hépatiques.

Il est de la nécessité la plus urgente pour les hommes de bureau, pour tous ceux qui mènent une vie sédentaire, qui s'étiolent dans une atmosphère confinée, qui ne prennent aucun exercice musculaire, qui ne transpirent pas, qui se nourrissent d'une manière succulente et abondante, de prendre garde, et, aux premiers signes de dyspepsie, aux premières crampes d'estomac, et surtout dès l'invasion de la constipation, doivent-ils craindre les coliques hépatiques, la goutte, le diabète, etc.

Mercier (1) est plus explicite encore :

« Quand une personne compte parmi ses parents des goutteux, graveleux ou calculeux, — ou bien

(1) Mercier. *Loc. cit.*, p. 74.

quand, sous l'influence des causes diverses dont il
a été question précédemment, — elle éprouve habituellement des troubles des fonctions digestives, tels
que dyspepsie, gastralgie, rapports nidoreux, éructations acides ou flatulentes, pituites le matin, bal-
lonnement du ventre et besoin de dormir après les
repas ; gargouillements quelque temps après ; constipation habituelle ou diarrhée fréquente ; quand
elle est sujette à des étourdissements, à des battements de cœur, à de l'oppression ; quand, avec un
certain embonpoint, la face est ordinairement très-
rouge, et que la peau est pâle, blafarde, et assez
souvent le siége d'éruptions dartreuses ; quand les
besoins d'uriner sont assez fréquents, que l'urine,
en général peu abondante, mais foncée en couleur,
est très-acide, et donne par le refroidissement des
dépôts rouge ou blanc sale, il est grand temps
d'avoir l'attention éveillée sur l'appareil urinaire.

Les calculs sont fréquents partout où il y a des
gens qui peuvent manger au delà du nécessaire, et
se livrer ensuite à l'oisiveté.

Les professions sédentaires sont, toutes choses
égales d'ailleurs, celles qui sont les plus exposées à
la diathèse urique ; qu'on suppose, en effet, qu'un
homme se livre à un travail de bureau au sortir de
table :

D'abord, la contention d'esprit détournera nécessairement de l'estomac le sang qui lui est alors si
nécessaire. La circulation locale des organes ali-
mentés par le tronc cœliaque étant ralentie au profit

du cerveau, le suc gastrique sera sécrété en moindre quantité, l'urée ne sera plus élaborée par le foie en totalité, et le sang conservera une composition anormale ; toutes les sécrétions destinées à la digestion seront troublées, acidifiées, ralenties, sans compter que les contractions péristaltiques du tube intestinal seront, sans aucun doute, diminuées.

Qu'on joigne à cela l'inclinaison du corps en avant et la compression du ventre qui en résulte, et l'on comprendra combien les matières alimentaires doivent cheminer difficilement.

Toutes ces causes réunies peuvent, non-seulement donner lieu à une production d'acide urique, mais encore, et c'est là le point principal, s'opposer à l'élimination des acides par la sueur qui n'est pas sécrétée dans l'oisiveté, par le suc gastrique, qui n'est pas sécrété pendant les *fausses digestions*, quelquefois par l'urine même si le rein est entravé dans ses fonctions normales.

Petit (1) a donc pu dire avec raison que la cause de la goutte consiste en ce que le sang contient un excès d'acide urique ; que c'est un principe acide qui est la cause déterminante de la goutte.

Nous ne croyons pas, nous l'avons dit déjà, que la présence de l'*acide urique* soit la seule cause de la goutte et des concrétions urinaires. A moins qu'il ne soit formé en quantités énormes, cet acide seul

(1) Ch. Petit. *Du mode d'action des eaux de Vichy*, 1850, p. 326 et seq.

ne produirait que peu d'accidents; la présence anormale des acides amenés par l'alimentation dans le
sang, après une digestion incomplète, nous paraît
être la cause la plus commune et la plus puissante,
la cause déterminante, comme l'on dit, de la *diathèse*
acide.

M. Durand-Fardel nous paraît émettre une erreur
dans les lignes suivantes (1) :

« Au lieu de dire que c'est l'acide urique qui est
la cause de la goutte, ce qui équivaut à dire que les
ganglions tuberculeux sont la cause de la scro-
fule, que l'épanchement est la cause de la pleurésie,
il faut dire, au contraire, que c'est la goutte qui est
la cause, non pas sans doute de l'acide urique, mais
de l'apparition irrégulière ou excessive de l'acide
urique ou de composés uriques dans des conditions
déterminées. »

Nous soutiendrons, jusqu'à preuve du contraire,
que l'on entend par *goutte* l'ensemble des phénomènes morbides causés par la présence de l'acide
urique dans le sang, et que la cause de cette présence anormale est la *dyspepsie* et non pas la
goutte, qui ne saurait être l'effet et la cause tout à
la fois.

M. Durand-Fardel dit encore : « Que nous en-
seigne l'hygiène au sujet de la goutte, ou, si l'on
veut, que nous apprend la physiologie de la goutte ?
C'est qu'un individu chez lequel les fonctions diges-

(1) Durand-Fardel. *De la goutte et de son traitement par les*
eaux minérales, 1861, p. 6.

tive, cutanée et urinaire s'exercent normalement
et avec un certain degré d'activité paraît le plus
possible à l'abri des atteintes de la goutte. Or,
comme ce sont là précisément les fonctions qui sont
le plus directement afférentes à la nutrition, c'est-
à-dire à l'assimilation, il est permis de croire que la
goutte consiste spécialement dans une erreur de la
nutrition, peut-être pourrait-on dire dans une erreur de l'assimilation. »

Il y a un peu de vrai dans ce qui précède, mais
l'auteur confond trop facilement l'assimilation et la
désassimilation.

La physiologie générale nous apprend que la digestion a pour but l'assimilation, et que les fonctions
cutanée et urinaire ont pour but la désassimilation,
et comme la goutte résulte d'un ou de plusieurs
acides, produits-excrémentitiels, il n'est pas vrai de
dire que la goutte consiste dans une erreur de l'assimilation; il est juste de croire, au contraire,
qu'elle consiste dans un trouble de la désassimilation.

Que le point de départ soit le plus souvent dans
les fonctions digestives, cela est incontestable; mais
il ne faut pas perdre de vue que si les acides étaient
éliminés, tout rentrerait dans l'ordre. Donc, tout
l'effort de la thérapeutique doit se porter sur ce
point : l'élimination des acides, — l'intégrité de la
désassimilation. — Le reste viendra de soi.

Nous ne saurions donc trop nous élever contre
cette théorie qui a été résumée ainsi (1) :

(1) Durand-Fardel, *Loc. cit.*, p. 45.

« Ce qu'il nous est permis de saisir dans la pathogénie de la goutte, c'est un trouble profond des phénomènes qui président à l'assimilation, en vertu duquel nous voyons les principes azotés apportés à nos tissus en être éliminés sous une forme anormale. »

L'auteur a mal saisi la pathogénie de la goutte, à notre avis, puisque cette affection vient précisément de ce que les principes désassimilés ne sont pas éliminés du tout.

Sans nous arrêter plus longtemps à ces discussions, nous passons à l'étude du traitement de ces deux affections, goutte et gravelle, toutes deux manifestations d'une même cause que l'on est convenu d'appeler *diathèse urique*, que l'on pourrait appeler avec plus de raison *diathèse acide*, jusqu'à ce qu'un auteur plus heureux trouve même le moyen d'éliminer ce mot *diathèse* qui a soulevé tant de discussions.

Ne serait-il pas plus simple, considérant que l'élément acide est le *poison* qui sature l'économie et détruit l'organisme d'appeler cet état morbide *intoxication urique* ou *acide?* Le sens du mot *intoxication* au moins ne saurait donner prise à plusieurs interprétations.

L'exposé rapide des causes et des symptômes principaux de *l'intoxication urique* que nous venons de faire, amène logiquement à conclure que les bases du traitement doivent être l'hygiène et l'usage des eaux alcalines de Vichy.

22

Sydenham a dit que la cure radicale et parfaite de la goutte est une chose cachée dans les mystères de la nature et il a parfaitement raison, puisque, nous l'avons dit, la goutte confirmée ne saurait exister sans une altération physiologique et quelquefois pathologique de la fonction glomérulaire du rein, et sans altérations consécutives des articulations, quelquefois même du cœur ou de quelque autre appareil, or toute lésion organique est incurable, et les tophus ne se dissolvent pas.

Mais l'amélioration est assurée et la guérison possible si le malade n'a pas été assez imprudent pour laisser éclater les lésions organiques.

La guérison est certaine lorsque l'intoxication est à ses débuts et que le sujet, averti toujours à temps par les troubles de la digestion et des fonctions rénales, sera assez sage pour demander à une bonne hygiène et à l'usage des eaux alcalines de Vichy la réparation des désordres de son organisme.

« A la tête des alcalins, dit le Dʳ Barudel (1), se trouvent les eaux minérales de Vichy qui, par leurs sources nombreuses à minéralisation graduée, par la facilité de varier les modes d'administration du traitement interne et externe, se prêtent parfaitement aux exigences que peuvent créer les diverses conditions individuelles.

« Nous admettons sans réserve la spécialité d'action attribuée aux eaux de Vichy, au point de vue

(1) J. Barudel. *Recherches cliniques sur la goutte*, 1873, p. 14 et seq.

des effets curatifs, et nous en recommandons l'emploi aux goutteux, sans redouter les accidents graves dont on les menace trop souvent sans motifs, car ceux qui ont quelque gravité sont souvent imputables à la manière déraisonnable dont beaucoup de malades prétendent diriger eux-mêmes leur cure. »

L'inefficacité du traitement alcalin est le plus souvent imputable au défaut de soumission des malades ou à son emploi trop tardif.

Comment les alcalins agissent-ils dans le traitement de l'intoxication urique?

Beaucoup de praticiens ont pensé que les eaux alcalines dissolvent directement les calculs, la pierre, les tophus, c'est une erreur que rien n'est venu confirmer jusqu'ici et que rien ne confirmera jamais.

Rien au monde n'est capable de dissoudre les concrétions formées dans l'économie, quel que soit leur siége, quelle que soit leur nature.

Que le traitement rende à l'organisme l'intégrité de ses fonctions, que les nerfs reprennent leur conductibilité un instant compromise, que le sang redevenu normal circule avec facilité, que tout, en un mot, soit rentré dans l'ordre, il est incontestable que, petit à petit, avec une extrême lenteur, quelques-unes de ces concrétions puissent être résorbées, mais jamais, quoi qu'il arrive, les alcalins ni aucun autre agent thérapeutique n'auront concouru directement à ce résultat.

Ce que l'on appelle la force vitale, c'est-à-dire l'action électro-lytique des nerfs réveillée par le bon fonctionnement de la machine animale, sera seule responsable de ce bienfait.

Le traitement alcalin a pour effet incontestable de prévenir la formation de nouveaux calculs, de nouveaux tophus, mais il lui est impossible de dissoudre les concrétions déjà formées, il faut que l'on sache bien cela.

Pour dissoudre les calculs, il faudrait donner à l'urine des propriétés presque toujours contraires à celles qu'elle possède dans l'état de santé, et encore est-il juste de dire que le succès ne couronnerait pas les tentatives faites dans ce sens, puisque l'on sait que les injections directes faites dans la vessie avec des eaux alcalines n'ont jamais réussi à dissoudre le plus petit calcul (1).

Des calculs rejetés hors de la vessie et immergés dans l'eau de chaux, dans l'eau de Contrexéville, dans l'eau de Vichy, dans l'eau pure même, se sont segmentés, désagrégés, dissous, et cependant il n'en a pas été de même dans la vessie; d'où il faut conclure que les fonctions vitales ne se passent pas exactement comme les expériences de laboratoire, dans lesquelles on fait intervenir uniquement la matière brute sans le contact du sang et des nerfs.

Nous avons appris à ne voir dans la goutte et la gravelle que deux accidents différents d'une même cause : *l'intoxication urique*, c'est donc à la cause que le traitement doit s'adresser uniquement, et

(1) Voyez Reliquet : *Irrigations continues de l'urèthre et de la vessie*, 1866, in-12.

nous allons exposer le *modus agendi* des alcalins dans les deux cas.

Nous avons dit d'où vient l'acide urique, où il va et quel est son rôle dans l'économie ; nous en avons conclu que seul, à moins d'être formé en quantité énorme, il ne saurait être un danger, tant que le rein fonctionne bien ; nous avons établi que les troubles des fonctions digestives étaient le point de départ de la gravelle, parce que, non-seulement alors l'acide urique, mais surtout les acides de l'alimentation, entraînés en nature dans le sang par suite des troubles fonctionnels de l'appareil digestif, étaient capables de léser les organes par leur présence, et de faire avec la soude du sang, abandonnée par l'albumine dans les tubes urinifères, des précipités plus ou moins volumineux, gravelle, calculs, pierre.

Nous répéterons ici ce que nous avons déjà dit plusieurs fois, parce que le mécanisme est le même, la cause est une, et qu'il faut toujours remonter à cette cause.

Supprimez le suc gastrique et la maladie est imminente. L'acide chlorhydrique, l'acide lactique, sans parler des autres qui devraient quitter le sang dans la branche stomachique du tronc cœliaque, qui devraient être déversés dans l'estomac, qui devraient aider à la digestion des matières albuminoïdes, être élaborés de nouveau eux-mêmes par le travail de la digestion, de manière à donner lieu à des produits nouveaux faciles à éliminer, ces acides restent dans le sang, circulent avec lui, le

rendent épais, fibrineux ; l'albumine se combine
bien encore avec le peu de soude, de chaux, de potasse, que l'ingestion d'aliments salés et de l'eau
introduisent dans l'économie, mais, lorsque dans les
tubes urinifères cette albumine, reprise par la fonction nerveuse du rein, se rendra, au pôle négatif
pour rentrer dans le sang, elle abandonnera la soude,
la chaux, la potasse, qu'elle avait amené avec elle
sous forme d'albuminates, parce que des acides
puissants seront là qui s'empareront de ces alcalis
pour ainsi dire à l'état naissant, c'est-à-dire doués
au plus haut degré de leur affinité, et ces acides et
ces alcalis feront des composés solides, insolubles,
capables d'obstruer désormais les tubes urinifères,
puis les calices, les bassinets, les uretères, et d'en-
combrer la vessie elle-même.

Rendez au contraire au suc gastrique sa libre
formation, quelle qu'ait été la digestion précédente,
que le sujet que nous supposons en observation ait
ingéré des légumes ou de la viande, qu'il ait bu du
vin, de l'eau, du lait, il se sera toujours trouvé dans
son alimentation, sinon des acides libres, au moins
des sels, chlorure de sodium, sulfate de chaux, de
soude, oxalates, azotates, phosphates, que l'électrolyse aura élaborés dans le tube intestinal, et dont
elle aura séparé l'acide de la base, l'acide devant
plus tard être éliminé, la base, surtout la soude, devant
servir à la reconstitution des tissus par l'entremise du
sang, à l'alcalisation des sécrétions normales, salive,
suc intestinal, suc pancréatique, bile, etc.

La digestion terminée, la faim se fait sentir, et c'est à ce moment que le fluide nourricier devra rejeter dans l'estomac l'excès d'acides qu'il possède, pour servir à la digestion suivante et être élaborés de nouveau pour être définitivement rejetés, probablement lorsqu'une série d'élaborations lui auront donné la formule qui le présente au chimiste sous forme d'acide lactique, acide pouvant baigner sans danger l'intérieur des tubes urinifères.

Ici, nous ne pouvons imaginer aucun accident, l'urine contiendra seulement les deux acides qu'elle doit contenir normalement ; l'un, produit d'élimination des tissus, l'acide urique ; l'autre, dernière analyse des produits acides excrémentitiels de la digestion, l'acide lactique.

Nous n'ignorons plus maintenant comment les alcalins peuvent aider à faire marcher les choses dans cet ordre naturel ; nous savons fort bien que l'eau de Vichy introduite dans l'estomac aura pour premier effet mécanique de neutraliser les acides anormaux développés à la surface de la muqueuse stomacale, au sein d'un mucus qui fermentait et qui avait pour premier inconvénient de s'opposer à la sécrétion gastrique, puisque le courant nerveux qui fait progresser l'acide vers l'alcali ne pouvait dans l'état actuel faire progresser l'acide du sang vers l'acide du mucus stomacal.

L'effet consécutif, le seul auquel on doive s'attacher, est complexe : le suc gastrique peut désormais suivre sa voie normale ; le courant nerveux l'entraî-

nera du pôle positif au pôle négatif. L'acide ira vers
l'alcali, la muqueuse stomacale sera constamment
inondée de suc gastrique acide pendant toute la durée de la digestion, le sang reprendra donc sa composition normale, sa réaction alcaline ; les matières
albuminoïdes rencontreront dans l'appareil digestif
des acides capables d'agir chimiquement sur eux,
et la digestion s'accomplissant dans les meilleures
conditions possibles, ces acides seront élaborés à
nouveau et seront éliminés sous la forme voulue, en
même temps que les alcalins contenus dans l'eau
de Vichy, appelés au pôle négatif de chacune des
glandes, de chaque villosité intestinale, rentreront
dans le sang où ils feront des sécrétions normales
et reconstitueront les tissus.

Et alors, si au niveau du rein il ne se trouve plus
ni acide phosphorique, ni acide oxalique, ni aucun
de ceux qui entrent dans la composition des calculs,
on pourra dire que ces acides ont été entravés dans
leur formation par l'accomplissement naturel de
l'acte de la digestion, qu'ils ont été transformés dans
l'appareil digestif et ses annexes par une série d'opé-
rations électro-chimiques qui les ont amenés à leur
puissance *minima* de nocivité, mais on ne pourra
jamais dire, si l'on veut être logique et physiologiste,
que ces acides auront été *neutralisés* par les alcalins.

Par conséquent, il serait encore plus faux de dire
que les alcalins peuvent dissoudre les calculs déjà
formés, puisque les alcalins ne les atteignent pas
directement ; cela est si vrai que dans l'électrolyse

d'un sel, dans un tube en U, on voit toujours le liquide devenir acide dans l'une des branches, et alcalin dans l'autre, preuve que lorsque l'électricité entre en jeu, l'affinité devient peu de chose, et que dans l'économie où l'influx nerveux, le courant électrique est tout, il ne faut pas s'appuyer sur l'affinité chimique pour expliquer un bon nombre de phénomènes : l'erreur serait au bout de l'explication.

On voit cependant des calculs se désagréger, se fendre, et s'éliminer par petits fragments à la suite d'un traitement alcalin.

Comment cela se fait-il, puisque les eaux de Vichy ne dissolvent pas les calculs d'une manière immédiate ?

Nous avons vu comment, dans la deuxième phase de la sécrétion urinaire, l'albumine était séparée du sérum sanguin et rentrait dans la circulation, abandonnant aux acides libres dans les tubes urinifères les alcalins, soude, chaux, potasse avec lesquels elle était entrée en combinaison sous forme d'albuminates, or, il peut se faire qu'une certaine portion de l'albumine soit prise en même temps que les bases par les acides et concoure ainsi à l'agrégation des calculs.

Plus tard, si par l'usage des alcalins on constate la segmentation de quelques concrétions, c'est l'albumine engagée dans leurs interstices et leur tenant lieu de ciment qui cède et permet à la masse calculeuse de se fragmenter.

Il y a longtemps en effet que Blackerie et tant

d'autres, cités par Ch. Petit, ont dit que les alcalins
n'agissent pas seulement sur les molécules de la
pierre, mais encore sur une *matière animale* qui les
unit; de sorte que, lors même qu'il sont incapables
d'attaquer les premières, ils ramollissent, désunissent
la seconde, et désagrègent ainsi la pierre qu'ils ne
peuvent dissoudre. Ce phénomène est en effet incontestable (1), et la plupart de ceux qui ont rendu de
la matière calculeuse sous l'influence des alcalins
parlent de lames irrégulières, convexes d'un côté,
concaves de l'autre, et visiblement détachées d'un
corps ovoïde ou sphérique.

« On a observé assez constamment, dit Hartley,
que les remèdes de Me Stephens (remèdes alcalins)
ont plus d'action chez les personnes agées et sur
celles qui ont de plus grandes douleurs. »

S'il en est véritablement ainsi, dit Mercier, on ne
peut expliquer ce fait que par la destruction de la
matière animale, puisque c'est surtout chez les
vieillards, dans les vessies enflammées, qu'elle abonde
et que les phosphates qui se produisent dans les
mêmes circonstances sont réfractaires aux alcalis
et ne forment pas de lames comme celles en
question.

Ce dernier effet n'a pas lieu de nous étonner,
puisque nous avons insisté sur ce point : que l'acide
phosphorique ne coagule pas l'albumine du sang ; il
est donc logique que la présence de cet acide dans

(1) Mercier. *Loc. cit.*, p. 186.

les tubes urinifères au moment de la résorption de
l'albumine n'ait aucune influence sur celle-ci, la
laisse passer de nouveau dans le sang, puisqu'elle
n'est pas coagulée, mais s'empare de l'alcali et le
précipite sous forme de phosphates non agrégés
par la *matière animale*, c'est-à-dire par l'albumine, et
par conséquent non susceptibles de segmentation.

D'après Noyer (1), les alcalins agissent principalement en excitant la sécrétion urinaire et en stimulant les contractions de la vessie.

Sans doute, ce n'est pas toujours par la diminution
de volume qu'on explique la sortie du corps étranger,
il en sort souvent par le seul emploi de diurétiques
ou même des boissons simplement abondantes ; il en
sort aussi par l'opération connue sous le nom de
lavage du rein à laquelle des malades se soumettent
en buvant en quantité considérable, énorme, les eaux
de Contrexéville, mais il est clair que c'est une
action purement mécanique qui ne peut pas entrer
en ligne de compte lorsqu'il s'agit de discuter la
véritable action thérapeutique des alcalins.

L'ingestion d'une grande quantité d'eau forçant
le rein à éliminer une grande quantité d'urine peut
bien faire sortir quelque gravelle peu engagée,
mal assise dans les tubes urinifères, dans les calices,
les bassinets ou les uretères, mais est-ce bien sans
danger ? Est-il prudent de soumettre à cet excès de
travail un appareil urinaire déjà irrité par la présence des calculs gros ou petits ?

(1) Noyer. *Lettre sur les eaux de Vichy*, 1838.

N'est-il pas plus sage d'avoir recours franchement au traitement sérieux par les alcalins, par les eaux de Vichy, qui ne *lavent pas le rein*, comme l'on dit vulgairement, mais qui désagrègent les calculs le plus souvent, et qui, bienfaits inestimables! mettent l'économie hors des atteintes du mal, la gardent des récidives et font rentrer dans l'ordre la digestion dont les troubles sont la cause première de la gravelle, remettent dans leur voie normale les acides qui empoisonnaient le sang, rendent aux urines leur composition normale, et surtout donnent à la fonction rénale tout ce qui lui faut pour élaborer admirablement le liquide excrémentitiel?

Et à côté de ces résultats merveilleux, d'autant plus merveilleux qu'ils sont physiologiquement indispensables au bon entretien de la machine humaine, à côté de ces services rendus invariablement lentement, sûrement, à côté de ces coups portés à l'affection et à ses symptômes dans l'ordre même qui les a vus naître, à côté de cette médication magistrale qui commence dans l'estomac, berceau de la gravelle, pour aboutir au rein en même temps qu'elle, qui la suit partout où elle prend une forme nouvelle, dans les intestins, dans le foie, dans le pancréas, dans la salive, dans le sang, partout où il y a un atôme d'acide, à côté de tout cela que signifie le *lavage du rein*, cette opération mécanique qui fait grand bruit quand elle fait rejeter un calcul, mais qui fatigue l'appareil rénal, et laisse dans tous les cas vivre la cause, qui demain vous prouvera par de nouvelles attaques de coliques néphrétiques qu'elle est encore bien vivante et qu'elle se rit de vos litres d'eau ?

M. Durand-Fardel lui-même s'est égaré lorsqu'il prétend, dans l'article *dyspepsie* de son *Traité thérapeutique des eaux minérales*, « qu'il ne manque qu'une chose à Vichy ; ce sont les sources faibles, aussi, lorsqu'à propos de toutes les sources minérales qui viennent à se découvrir ou à s'obtenir artificiellement à Vichy, on s'efforce de prouver qu'elles sont plus minéralisées que leurs aînées, on a bien tort : ce ne sont pas les sources fortes qui manquent à Vichy, ce sont les sources faibles. »

M. Durand-Fardel, malgré son autorité incontestable, a bien tort de regretter les sources faibles.

Voyez Contrexéville où l'on traite la gravelle.

« Le terme moyen et convenable (1) est entre 12 et 18 verres ; cependant le prince d'H... buvait aisément tous les matins ses 25 verres, et un brave paysan des environs m'a dit en avoir bu 30 avant déjeuner et 6 dans l'après midi, en tout 12 litres d'eau par jour ! »

Voilà n'est-ce pas, le *nec plus ultra* du traitement par les sources faibles, 6 litres au moins, et jusqu'à 12 litres par jour si l'on est assez *brave.*

Eh bien ! s'il est des gens qui croient à l'efficacité du *lavage du rein*, ils peuvent s'en tirer à très-bon compte en absorbant, comme le brave paysan, 12

(1) Coïon. *Considérations sur les eaux minérales de Contrexéville,* 1851.

litres d'eau par jour; mais, ceux qui pensent avec nous que les alcalins sont vraiment actifs, que les alcalins seuls guérissent, rétablissent les fonctions troublées, feront bien de laisser de côté les sources faibles et de ne pas perdre un temps précieux, souvent irréparable.

Comment peut-il venir à l'esprit d'un praticien sérieux, connaissant l'activité d'un médicament quelconque, le laudanum, par exemple, de préférer en délayer 10 gouttes dans 12 litres d'eau pour calmer un malade?

N'est-il pas plus raisonnable, plus pratique, n'est-il pas venu à l'intelligence de tout le monde que ces dix gouttes délayées dans une potion de 125 grammes feraient bien mieux l'affaire. Or, puisque les alcalins sont dans le cas qui nous occupe considérés comme des agents thérapeutiques, n'est-il pas plus logique de les administrer à dose suffisante, tout en ne surchargeant pas l'appareil digestif d'une quantité effrayante de liquide? et si l'on peut retirer un avantage sérieux de l'ingestion d'un demi-verre d'eau de Vichy, est-il nécessaire de demander le même résultat à un litre de liquide?

« Il est certain, écrit le Dr Roubaud (1) que la médication alcaline rend les plus signalés services dans la gravelle. Les eaux minérales dont l'alcalinité est la réaction caractéristique doivent donc oc-

---

(1) F. Roubaud. *Pougues, ses eaux minérales*, page 123 et seq.

cuper le premier rang parmi les agents de cette
médication. »

Comme on le voit, il n'est pas ici question de la
quantité, mais bien de la qualité de l'eau, et si l'on
a bien compris l'action des alcalins, on comprendra
facilement qu'il ne saurait en être autrement pour
tout praticien sérieux qui désire avant tout la guérison des malades.

Mais si l'action curative des alcalins est bien
établie, il faut bien se garder d'en prendre non-seulement outre mesure, mais sans-règle, sans suite,
sans guide ; les plus graves accidents peuvent être
le résultat immédiat du mépris des conseils d'un
médecin.

« N'oublions pas, dit le Dr Lafosse (1), que l'emploi
des eaux minérales constitue une médication, et que,
si toutes agissent, leur action est souvent beaucoup
moins en raison des principes qui les minéralisent
qu'en raison de la manière dont agit le médecin qui
les dirige. »

Ces paroles, qui peuvent paraître exagérées à première vue, ne sont pourtant dans la plupart des cas
que l'expression la plus rigoureuse de la vérité, surtout lorsqu'il existe quelque lésion organique dont
le malade lui-même ne peut se rendre compte et qui
exige alors la plus grande circonspection, la plus
grande somme de prudence dans l'application du
traitement.

(1) Lafosse. *De l'action thérapeutique des eaux minérales,*
1851.

Quoi qu'il en soit, il demeure bien établi que les alcalins sont les seuls agents thérapeutiques que l'on puisse opposer victorieusement à la gravelle, mais qui n'agissent jamais en dissolvant les graviers ni les calculs, quel que soit leur volume. Leroy, s'appuyant sur les expériences de Petit, a été jusqu'à dire qu'il faudrait dix ans pour dissoudre un calcul de 24 millimètres de diamètre, et encore il s'agissait de calculs plongés dans la source.

Mercier admet la propriété de dissoudre le mucus ou, comme il l'appelle, la *matière catarrhale* dont la viscosité est quelquefois un obstacle au glissement des graviers. « Depuis longtemps, dit-il, j'ai remarqué l'efficacité des bicarbonates alcalins pour faciliter l'expulsion des fragments après la lithothritie, et comme cet effet a lieu souvent le jour même ou le lendemain de l'opération, il n'est évidemment pas dû à une action dissolvante. »

Joignons à cela ce que nous avons dit dans le cours de cet ouvrage de l'action des alcalins sur le fonctionnement de l'électricité nerveuse, et il paraîtra certain que les alcalins agissent là encore en dernière analyse, en rendant aux nerfs de l'appareil urinaire une activité telle que les contractions des fibres musculaires lisses qu'il renferme, et qui reposaient dans une atonie plus ou moins complète, se réveillent et fassent progresser dans une certaine mesure les calculs vers le méat urinaire.

Il nous reste peu de choses à dire de la goutte, puisque cette maladie n'est qu'une manifestation

différente de l'intoxication urique due au fonctionnement irrégulier de l'appareil urinaire.

Les calculs ne se déposant plus dans les reins et
la vessie, ils se concrètent sous forme de tophus
dans les articulations, les cartilages et les ligaments,
mais la cause première est la même que pour la
gravelle, c'est-à-dire le fonctionnement déplorable
de l'appareil digestif.

Comme on peut bien le penser, les eaux de Vichy n'agissent pas chimiquement dans la goutte en
neutralisant les acides et en aidant à la combustion, suivant l'opinion de Ch. Petit.

Cette fois, Durand-Fardel a mieux formulé la
vérité en disant que les eaux de Vichy ont plutôt
une action dynamique, qu'elles réveillent les fonctions digestives, activent les sécrétions et qu'elles
raniment les forces assimilatrices de l'économie.

Cependant nous insistons sur ce point : c'est sur
la désassimilation, sur les acides que les eaux de
Vichy agissent directement, l'assimilation n'est que
la conséquence de la réglementation de sa fonction
antagoniste.

L'action dynamique des alcalins, nous en savons
le secret, leur rôle dans le rappel des fonctions digestives, leur influence sur les sécrétions, rien de
tout cela ne nous échappe maintenant ; nous affir-
merons seulement encore une fois, comme pour les
calculs, que les eaux de Vichy, pareilles en cela
non-seulement à tous les alcalins, mais à tous les

agents thérapeutiques connus, ne dissolvent pas les tophus ; ils agissent en rendant aux acides contenus anormalement dans le sang la route libre qui doit les conduire sur la muqueuse stomacale ; ils rendent par cela même la digestion plus facile, les sécrétions alcalines.

Partout où se trouve une extrémité nerveuse appartenant au pôle négatif, les eaux de Vichy la font fonctionner, lui permettent d'absorber la soude nécessaire à la reconstitution des tissus ; plus tard, s'il n'y a pas lésion organique, mais seulement trouble physiologique, les eaux de Vichy, en fluidifiant le sang, permettent aux glomérules de Malpighi de filtrer un sérum normal, aux canalicules urinaires de fonctionner comme ils le doivent en reprenant cette albumine dont ils manquaient depuis longtemps, à la vessie de rejeter une urine normale contenant l'acide urique et l'acide lactique, et pas d'autre acide.

Notons que jusqu'à ce que le rein se trouve de nouveau en état d'accomplir sa tâche, nous avons dans la sécrétion des glandes sudoripares un adjuvant fort utile pour rejeter hors de l'économie les acides que les urines n'admettraient pas encore ; l'exercice, suivi de transpiration, vient puissamment en aide aux alcalins, et si, en même temps, le malade veut bien se soumettre à un régime sévère pendant la durée duquel l'appareil digestif fatigué reprendra une nouvelle vigueur, nous le répétons, à moins d'altération organique de quelque appareil important, l'amélioration est certaine et la guérison possible.

Sydenham, qui a si bien décrit la goutte, signale une autre condition indispensable du traitement : « La tranquillité de l'âme est extrêmement nécessaire, dit-il, et l'on ne doit rien oublier pour se la procurer, car les passions, en troublant les esprits, qui sont les instruments des digestions, contribuent beaucoup à augmenter la goutte. Aussi le malade doit surtout éviter l'excès d'étude et le trop d'application aux choses sérieuses, ce qui épuise les forces et dérange l'économie animale. »

Le conseil est sage, et aujourd'hui que la physiologie est plus avancée qu'au temps de Sydenham, nous pouvons compléter la pensée de l'illustre praticien anglais en disant, non pas que les esprits qui sont les instruments de la digestion contribuent à augmenter la goutte, mais que la colère, les chagrins, le travail intellectuel augmentent dans de notables proportions la production de l'acide urique, et que ces causes n'étant pas suivies d'une transpiration salutaire tendent le plus possible à accumuler l'élément acide dans un organisme qui en est déjà saturé.

Le traitement, qui s'adresse spécialement aux hommes de bureau dont les muscles ne travaillent pas, dont le cerveau travaille constamment, chez lesquels les préoccupations morales, les contrariétés, viennent s'ajouter encore aux chagrins et aux accès de colère communs à tous les hommes, qui

mangent beaucoup, ou qui mangent peu mais digèrent mal, parce que la promenade de deux heures
au grand air après le repas n'entre pas dans leurs
habitudes, et que l'attitude de l'homme qui écrit est
la plus désastreuse pour la digestion : corps plié en
deux, abdomen comprimé, circulation interrompue,
respiration insuffisante dans un milieu confiné ; le
traitement, disons-nous, qui remplit toutes les conditions capables de s'opposer à ces mauvaises dispositions, de combattre ces habitudes déplorables,
est simple et se résume en peu de mots :

Usage des alcalins ; exercice musculaire ; repos
de l'esprit.

Or rien n'est plus apte à remplir ces trois indications à la fois, rien n'est plus admirablement combiné pour rendre la santé compromise aux goutteux et aux graveleux que le traitement thermal.

En effet, les alcalins sont à la source, et les eaux
de Vichy en particulier les donnent dans les meilleures conditions possibles de composition, de thermalité et de sûreté d'action ; l'exercice musculaire
est dans les promenades nécessaires, devenues indispensables pour la digestion plus facile des eaux
absorbées (1), et le repos de l'esprit vient de lui-
même, lorsque pendant un mois l'homme en traitement se trouve éloigné de ses affaires, uniquement

(1) L'usage des alcalins, dit Bouchardat, doit être accompagné d'un exercice suffisant, qui augmente l'énergie des
fonctions animales ; l'activité musculaire aide à la désassimilation.

occupé à recouvrer la santé, s'intéressant seulement avec un bonheur qui lui était inconnu jusquelà au réveil de ses forces, de son énergie, à la disparition de ses souffrances.

Le *catarrhe des voies urinaires* et le *catarrhe vésical* en particulier sont donc considérés avec raison comme étant une des causes productrices des calculs, et dans ces affections catarrhales l'action bienfaisante des eaux de Vichy a été constatée depuis longtemps.

Mais il faut bien se garder dans ces cas-là d'avoir recours aux sources froides, non-seulement eu égard à l'état de l'estomac et de l'appareil urinaire du malade, mais encore à son état général profondément atteint.

Il est absolument vrai que pour bien des estomacs fatigués la thermalité de l'eau de Vichy est une condition importante, et de plus une de ces conditions qui ne se retrouve plus à distance, qu'il faut venir chercher à la source, et que même ne saurait remplacer la même température obtenue artificiellement par les appareils de chauffage ordinaires.

Cette proposition peut paraître paradoxale, à première vue, mais personne n'ignore quelle différence notable existe déjà entre le goût, l'odeur, la saveur, en un mot toutes les propriétés physiques de deux corps chauffés en même temps à 100° chacun, l'un au bain-marie et l'autre à feu nu, et tout le monde peut comprendre, en partant de cette connaissance

première, quel écart doit exister entre deux corps
dont l'un est chauffé au bain-marie jusqu'à 40° par
exemple, et l'autre élevé à la même température
dans le sein de la terre sous l'influence d'une pression souvent considérable et d'une action chimique
constante, produisant une chaleur dont la nature
même ne peut manquer d'être liée de la manière la
plus intime à ces causes productrices.

En traitant le même sujet, Ch. Petit (1) dit que
les eaux de Vichy exercent d'abord sur la vitalité
de nos organes des effets qui tiennent à la température plus ou moins élevée à laquelle on les emploie, peut-être même à la nature particulière de
cette température et à l'impression plus ou moins
vive que produisent sur les membranes muqueuses
et sur la peau les principes qui les minéralisent.

..... Cette action est proportionnée à la quantité
que les malades en boivent, à l'étendue des surfaces
sur lesquelles elles sont appliquées, à la durée du
bain et à l'activité plus ou moins grande d'absorption de chaque individu.

Pour nous, nous n'admettons pas avec Prunelle
que l'eau de Vichy est une boisson émolliente, nous
ne dirons pas non plus comme bien des auteurs
qu'elle est stimulante ou excitante. Nous dirons
seulement que la température des sources chaudes
se rapprochant plus ou moins de la température
normale de l'économie, l'eau de ces sources se

(1) Ch. Petit. *Mode d'action des eaux de Vichy*, 1850, p. 7.

trouve dans les meilleures conditions possibles pour
aider les phénomènes d'assimilation, et que, de
plus, pour un grand nombre d'estomacs que l'on
appelle délabrés, et que nous dirons comme raccor-
nis par l'action des acides, une température un peu
supérieure à 37° ou 38° n'est pas inutile pour aider
à la dilatation des orifices glandulaires depuis longtemps oblitérés par le spasme de leurs fibres musculaires.

Ajoutons que l'organisme étant appelé, dans le
cas d'ingestion d'une quantité plus ou moins considérable d'eau froide, à fournir une quantité notable de chaleur pour amener cette eau à la température du corps, cet abandon de calories constitue
une fatigue et une grande désassimilation ; aussi
voit-on l'usage des eaux minérales provenant des
sources froides amener une diurèse abondante, qui
n'est pas toujours sans danger.

Le choix des sources est un des points les plus
importants de la médication thermale, il ne faut pas
l'oublier !

Combien de gens sont tout disposés à considérer
les eaux minérales comme de l'eau claire, mais
combien aussi ont à se repentir de cette pensée !

Aucun médicament, quel qu'il soit, aussi bénin
qu'il paraisse, ne peut être administré au hasard,
employé sans méthode, abandonné sans conseil. On
a dit qu'en chirurgie il n'existait pas de petites opé-
rations, il est aussi vrai d'annoncer qu'en thérapeutique il n'y a pas de petits médicaments.

L'eau simple elle-même, à laquelle on attache si peu d'importance, peut rendre de signalés services lorsqu'elle est employée avec soin, et peut causer des accidents très-graves lorsqu'elle est ingurgitée en abondance et à contre-temps. Que sera-ce donc de l'administration intempestive des eaux alcalines?

Il nous sera facile de nous en rendre compte, maintenant que nous savons quelle est leur importance, et quel sera donc le malade jaloux de sa santé à venir, soucieux de son existence qui osera désormais ne prendre conseil que de son caprice quand il s'agira de se livrer à une cure thermale, lorsqu'il sera bien convaincu que les alcalins sont les régulateurs des phénomènes de nutrition en particulier, qu'ils président à toutes les fonctions en général : respiration, circulation, etc., qu'ils sont le point de départ de la vie ; que le plus ou le moins d'alcali existant dans l'économie constitue un état morbide ; quand il aura compris que c'est dans la dose juste introduite dans son organisme que résidera sa guérison ? Beaucoup trop de malades jusqu'à ce jour ont payé de leur vie leur ignorance de toutes ces choses, beaucoup trop sont venus à Vichy pour y réparer leurs forces épuisées, et n'ont fait qu'aggraver leur mal pour avoir cru qu'ils pouvaient se passer des conseils du médecin, pour n'avoir voulu prendre d'autres guides que leur caprice dans le choix des sources, d'autres régulateurs que leur soif, et pour n'avoir écouté que cette parole : « Qu'importe un verre d'eau de plus ou de moins ? »

Il ne sera pas toujours facile, même au praticien le plus versé dans la connaissance de l'action des alcalins, de trouver juste tout d'abord et d'indiquer sans erreur le nom de la source la plus convenable, et la quantité de verres à prendre dans la journée (1); il lui faudra souvent des tâtonnements nombreux, il devra prendre en considération la susceptibilité du malade, son tempérament, ses habitudes, le degré plus ou moins avancé de sa maladie, choisir les heures, augmenter la dose aujourd'hui, la diminuer demain, la maintenir quelques jours, ausculter, percuter, analyser sans cesse et suivre ainsi pas à pas la maladie qui recule, qui revient sur ses pas, qui change de formes, et s'arrêter juste (chose essentielle) au moment où l'équilibre se rétablit.

(1) Cette quantité est toujours proportionnée à la susceptibilité nerveuse propre à chaque malade, si difficile à préjuger. Ch. Petit. *Mode d'action des eaux de Vichy*, 1850, page 7.

CHAPITRE IV

Du diabète. — Nouvelle théorie du diabète, basée sur le rôle
des nerfs dans les sécrétions et sur la physiologie de
l'assimilation et de la désassimilation. — Réponses à quelques objections. — Du traitement alcalin par les eaux de
Vichy et du mode d'action de ces eaux dans le diabète, tiré
de leur action physiologique sur les phénomènes de nutrition. — Quelques mots sur les adjuvants les plus utiles du
traitement alcalin du diabète. — Note sur les erreurs
d'analyses dans le traitement du diabète. — De l'emploi
des eaux chaudes de Vichy.

Nous ne pouvons nous étendre longuement dans
cet ouvrage sur l'étiologie et la pathogénie du diabète. L'étude de cette affection est véritablement
trop longue pour trouver place dans quelques pages;
nous nous réservons de traiter la question sous toutes
ses formes et dans tous ses détails dans un travail
spécial, complet et par conséquent assez étendu.

Nous nous bornerons pour le moment à formuler
le plus rapidement et le plus nettement possible
notre opinion à l'égard de la glycosurie, opinion
que, plus tard, nous appuierons sur la pratique,
l'observation et les expériences de laboratoire.

Qu'est-ce que le diabète?

*Le diabète est une exagération de fonction des nerfs
désassimilateurs caractérisée par l'apparition du sucre
dans les urines.*

La désassimilation normale porte sur deux ordres de produits :

1° Les *tissus* dont le dernier terme est l'*acide urique*.

2° Les *aliments*, dont le dernier terme est l'*acide lactique*.

— Nous avons vu les acides de la digestion n'être éliminés définitivement qu'après une série de transformations qui les amènent à leur degré de nocivité *minima* pour les organes excréteurs.

De même pour les produits excrémentitiels des tissus, ils ne peuvent être éliminés qu'après une série d'élaborations successives qui en font l'urée et l'acide urique.

Et de même aussi que parmi les aliments nous en voyons beaucoup exiger pour être excrétés le passage successif à l'état de dextrine, puis de glycose, puis d'acide lactique, il est probable que certains tissus passent par la transformation en glycose avant de devenir acide urique.

Or, s'il arrive que les aliments et les tissus une fois passés à l'état de glycose soient en présence d'un état organique qui s'oppose à leur dernière élaboration, cette glycose sera éliminée en nature.

Est-ce le trouble fonctionnel d'un organe qui peut être la cause de l'affection diabétique ?

S'il en était ainsi, on trouverait toujours le même organe en défaut, tandis qu'il est loin d'en être ainsi. Tantôt, c'est le foie, tantôt le rein, le pancréas, la moelle, le cerveau, l'estomac chez lesquels on rencontre quelques lésions.

Or, puisqu'aucun de ces appareils n'est constamment lésé, puisqu'ils ne le sont pas non plus tous à la fois, il faut bien admettre que le germe de la maladie réside dans un élément commun à toute l'économie.

Il y a deux éléments communs à tous les organes : le sang et les nerfs.

Est-ce le sang qui est responsable du diabète ? Sans doute on rencontre, dans le cas qui nous occupe, le sang et la salive très-acides ; mais dans d'autres affections le sang et la salive sont acides, et comme il existe aussi bien dans le diabète que dans toute maladie des différences énormes du plus au moins, il est clair que si le sang acide était la cause du diabète, il arriverait toujours un moment, soit au début, soit au milieu, soit au paroxysme, où le diabète ferait nécessairement place à la dyspepsie, à la gravelle, à la goutte.

Il arrive certainement des cas où l'une de ces maladies marche de front avec le diabète et se développe avec lui, mais c'est une preuve de plus pour considérer ces deux affections comme voisines, mais non identiques, sans quoi l'une se développerait toujours aux dépens de l'autre.

Restent les nerfs.

Ici, l'observation journalière, aussi bien que les expériences de laboratoire nous prouvent qu'il faut chercher dans l'innervation la cause du diabète.

Le refroidissement, la trop grande chaleur, la piqûre directe du plancher du 4e ventricule, les

chutes sur la tête, les maladies de la moelle, les
chagrins, la colère, les grands travaux intellectuels,
la frayeur, en un mot tous les états ou tous les
actes qui agissent directement sur les nerfs ou qui
sont sous leur dépendance viennent témoigner haute-
tement de l'influence nerveuse dans la production de
la glycosurie.

C'est un pas en avant. Mais on sait d'autre part
qu'il existe deux ordres de nerfs : Ceux qui président à la désassimilation, représentés uniquement
par le grand sympathique, et ceux qui président à
l'assimilation, représentés par d'autres nerfs qui ne
sont pas toujours les mêmes.

La question vient se poser alors en ces termes :
Le diabète est-il une affection des nerfs assimilateurs ou des nerfs désassimilateurs ?

Au premier abord on croit pouvoir répondre hardiment que c'est la désassimilation qui est exagérée
en même temps que pervertie, et voici pourquoi :

On sait qu'un des symptômes les plus frappants
de la glycosurie consiste dans la suppression de la
sueur ; or, il est incontestable que cette altération
de fonction coïncide souvent avec quelque altération fonctionnelle du foie, de l'estomac, du rein, etc.,
organes animés à la fois par le pneumogastrique et
le grand sympathique, et comme le pneumogastrique n'envoie pas de filets dans les glandes sudoripares, il est clair que le grand sympathique qui,
au contraire, se rencontre partout, peut bien à la

fois entraîner une altération fonctionnelle dans la peau et le rein par exemple.

— Mais, si le diabète est une affection du grand sympathique, nerf désassimilateur, s'il est dû à une exagération de la désassimilation, comment se fait-il que la sueur ne coule pas en abondance et qu'elle soit au contraire supprimée.

Pour deux raisons : La première est que le rein excrète une quantité énorme d'urine et devient ainsi supplémentaire de l'excrétion cutanée, et la deuxième est que la désassimilation trop rapide ne permettant pas aux tissus et aux aliments arrivés à l'état de glycose de se transformer en acides définitivement excrémentitiels, les glandes sudoripares ne sont pas en état d'éliminer une substance, la glycose, qui devrait encore subir dans d'autres appareils une ou plusieurs élaborations nécessaires.

Le rein peut, au contraire, éliminer une quantité extrêmement considérable de substances diverses, pourvu qu'elles soient solubles dans le sérum sanguin ; la sueur en élimine très-peu, et peut-être pas du tout.

Or, la désassimilation étant sous l'influence du nerf grand sympathique, c'est lui qui est la cause première du diabète.

Le pneumogastrique est un nerf centripète, c'est-à-dire dont l'influx, l'électricité part de la périphérie pour aller aux centres nerveux : le grand sympathique, au contraire, est un nerf centrifuge qui puise l'électricité condensée dans les centres et la répand dans les tissus. Nous avons exposé cette opinion assez longuement dans le cours de cet ouvrage.

Le nerf pneumogastrique est le nerf négatif, assimilateur, qui s'empare des alcalis ; le grand sympathique est le nerf positif, désassimilateur qui prend les acides.

Eh bien, si le pneumogastrique tenait le diabète sous sa dépendance, seule l'irritation d'un bout périphérique de ce nerf ferait apparaître le sucre dans les urines, tandis que c'est l'irritation du bout central du grand sympathique qui produit cet accident.

Si le pneumogastrique était le nerf malade dans la glycosurie, les liquides de l'économie, sang, salive, etc., seraient trop alcalins et le sujet serait scorbutique, tandis qu'avec le grand sympathique irrité, le sang, la salive et les autres produits de sécrétions seront acides, et c'est en effet ce qui arrive.

Si ce n'était pas le nerf désassimilateur dont l'action serait exagérée, y aurait-il cette production énorme d'urines, cette soif intense qui avertit le malade du besoin imminent de réparer les pertes de son organisme? Si le sang n'était pas acide, et si en même temps la nécessité de s'opposer à cette désassimilation rapide n'était pas impérieuse, y aurait il cette faim souvent effrayante qui torture les diabétiques ? Non, sans doute.

Nous pouvons alors bien conclure et dire ceci :

Tous nos tissus, tous nos aliments, avant d'être éliminés définitivement, passent avec une lenteur relative par différentes phases, par diverses élaborations qui les épurent, les filtrent, de manière à ne laisser sortir que strictement ce qui est inutile, et qui font rentrer à nouveau les produits dans lesquels l'organisme peut encore puiser quelques matériaux assimilables.

Si la désassimilation se fait avec trop de rapidité par suite de la suractivité des nerfs désassimilateurs, ces transformations successives n'ayant pas le temps de se faire, les produits sont excrétés dès leur première élaboration, entraînant avec eux la plus grande partie des matériaux utilisables. En un mot tout passe à peu près comme dans un tube inerte qui ne retient rien, n'élabore rien, n'absorbe rien.

La glycose est un des premiers, sinon le premier produit élaboré qui devrait être à son tour pour ainsi dire distillé de nouveau une ou plusieurs fois et dans le sein duquel l'économie trouverait encore des matériaux assimilables.

Avons-nous répondu aux principales objections ?

Non, il en reste une dont nous devons faire la part au plus vite, d'autant plus qu'elle paraît au premier abord s'opposer formellement à notre théorie.

Il y a deux sortes de diabétiques : les diabétiques gras et les diabétiques maigres.

Si le diabète est, ainsi que nous l'avançons, sous

la dépendance d'une désassimilation trop rapide, comment se fait-il que le diabétique ne soit pas toujours maigre, enclin à la fièvre hectique et destiné à périr dans le marasme? Car enfin, il est clair qu'un sujet qui désassimile outre mesure doit s'épuiser en peu de temps, et dans tous les cas, quelle que soit la quantité de nourriture solide ou liquide qu'il absorbe, puisque ces produits qui doivent subir une série de transformations après chacune desquelles il vient une substance assimilable, ne subissent plus ces transformations.

Comment se fait-il alors qu'il y ait des diabétiques gras?

— Il n'existe qu'un nerf qui préside à la désassimilation : le grand sympathique. Ce nerf joue le rôle de pôle positif partout, mais tantôt il se rencontre dans le système nerveux des glandes, tantôt dans le système nerveux des vaisseaux, artères, veines et capillaires.

Nous savons qu'il faut diviser la désassimilation en deux grandes sections : la désassimilation des tissus; la désassimilation des produits excrémentitiels des aliments.

Ce n'est pas tout : des tissus et des aliments se désassimilent en passant directement dans le sang, d'autres sont désassimilés dans des appareils complexes : les glandes.

Les premiers subissent la moindre somme d'élaborations, tandis que les seconds en subissent le plus grand nombre.

24

Le diabétique gras est celui dont les glandes seules, par suite d'une rapidité trop grande de la désassimilation, deviennent incapables de faire subir aux substances toute la série d'élaborations nécessaires ; le diabétique maigre est celui chez lequel la désassimilation est encore plus rapide, tellement que le passage direct dans le sang ne suffit même plus à maintenir l'intégrité de la moindre somme de transformations possibles.

Aussi, tandis que le diabétique gras pourra encore assimiler d'une part et reprendre d'autre part dans ses tissus désassimilés, dans quelques aliments sujets à la moindre somme de transformations et rentrant directement dans la composition du sang, une certaine quantité de matériaux alibiles, le diabétique maigre n'aura même plus cette suprême ressource, et le sang de ce dernier parcourra ses vaisseaux sans rien déposer à nouveau dans le parenchyme de ses organes.

C'est pourquoi nous voyons diminuer la quantité de glycose au sein des urines des diabétiques nourris de graisses qui sont absorbées directement par les villosités intestinales, et portées sans autre intermédiaire dans le sang de la veine porte ; c'est pourquoi nous voyons encore diminuer le sucre chez ces malades après l'ingestion du gluten dont la digestion se fait dans des conditions identiques ; et si nous voyons au contraire le sucre augmenter dans leurs urines après l'absorption du sucre de canne, de l'amidon, de la dextrine, etc., c'est que toutes

ces substances, avant de rentrer définitivement
dans la composition du sang et des tissus, ont besoin
d'être élaborées par la salive, le suc pancréatique,
le suc intestinal, de passer dans les glandes ; en
somme, de subir une série de transformations auxquelles s'oppose la rapidité de la désassimilation.

La première transformation de ces aliments est la
glycose, et immédiatement la glycose est éliminée
sans qu'il lui soit possible d'être élaborée, de laisser
dans les tissus ce qui peut les faire vivre, et d'être
éliminée en dernière analyse sous forme d'acide
lactique.

Si nous considérons la désassimilation des tissus,
nous voyons les mêmes choses se produire : tandis
que quelques-uns d'entre eux pourront passer directement dans le sang, servir dans une certaine
mesure à la reconstitution de quelques cellules et
se trouver rejetés par les urines à l'état d'urée et
d'acide urique, d'autres qui, conservant encore
quelques matériaux assimilables, réclameraient plusieurs de ces transformations, ne subissent pas la
première et restent à l'état de glycose, parce que la
désassimilation est trop rapide pour laisser aux
glandes sudoripares le temps de les élaborer et de
les excréter sous forme d'acide butyrique, capryli-
que, sudorique, etc.

Il est si vrai que le diabète est une maladie résultant d'une exagération de la désassimilation, que
l'on voit souvent apparaître, comme complications
intercurrentes ou ultimes, les furoncles, les anthrax,

les gangrènes, les tubercules, c'est-à-dire tous les accidents résultant de la mortification et de l'élimination anormale des tissus.

On a voulu faire jouer au foie dans le diabète un rôle qui ne lui convient en aucune façon. A moins d'affection primitive de cet organe, on ne peut noter chez les diabétiques rien de particulier dans la glande hépatique, si ce n'est une exagération de ses fonctions désassimilatrices.

Les recherches des physiologistes, de Heynsius, de Stokvis, de Fuhrer et Ludwig, de Meissner, de Cyon, prouvent que c'est dans le foie que se forme l'urée, et les observations des pathologistes montrent que sous l'influence des lésions du foie l'urée varie suivant des lois déterminables (1).

Dans l'*ictère grave*, l'urée diminue et même disparaît des urines.

Dans l'*ictère par intoxication phosphorée*, observé chez l'homme ou provoqué chez les animaux, l'urée diminue considérablement.

Dans certaines formes d'*ictère pseudo-grave*, les variations de l'urée présentent au début les mêmes caractères que dans l'ictère grave (diminution, disparition de l'urée, anurie).

Dans l'*hépatite suppurée*, l'urée diminue quand l'abcès a détruit une grande quantité du foie, bien que cette lésion soit accompagnée de fièvre.

Dans la *lithiase biliaire*, ayant pour conséquence l'oblitération du canal cholédoque et l'atrophie des

(1) Brouardel. *L'urée et le foie*, p. 115.

lobules hépatiques, l'urée diminue de quantité; cette diminution paraît encore plus notable pendant la crise de *colique hépatique*; il en est de même dans la *fièvre intermittente hépatique*.

Dans la *cirrhose* atrophique ou hypertrophique, la quantité d'urée éliminée est représentée par un chiffre extrêmement faible, même lorsque le malade continue à se nourrir.

Dans les maladies du cœur, le développement du *foie cardiaque* entraîne une diminution considérable de la sécrétion de l'urée.

Dans les affections chroniques du foie, *cancer*, *kyste hydatique*, la diminution dans la quantité d'urée excrétée est très-notable.

Dans la *dégénérescence graisseuse du foie*, qui survient chez les phthisiques et les malades atteints de suppurations osseuses, la quantité d'urée excrétée tombe à des chiffres très-peu élevés.

Dans la *colique de plomb*, le foie se rétracte et l'urée diminue.

En résumé, dans *toutes* les affections du foie, la quantité d'urée diminue d'une quantité quelquefois peu importante, mais souvent considérable.

Dans le *diabète*, au contraire, l'urée augmente.

On sait aujourd'hui que, bien que les diabétiques aient une température habituellement abaissée (36°, 36°,5 au lieu de 37° dans l'aisselle), ce sont les malades qui éliminent la plus grande quantité d'urée : 45, 50, 90, 100 grammes par 24 heures (Bouchardat, Mosler, Thierfelder et Uhle).

On peut déjà conclure de ces observations que le diabète n'a aucun rapport avec les affections hépatiques, puisque le foie des diabétiques exagère considérablement ses fonctions désassimilatrices, tandis qu'au contraire le foie des sujets atteints de quelque affection hépatique que ce soit diminue notablement ses fonctions de désassimilation.

Pourquoi ne dirait-on pas aussi que le diabète est une affection du rein, puisque la quantité d'urines devient énorme?

Pourquoi ne rangerait-on pas le diabète parmi les affections de l'estomac, puisque l'appétit est exagéré dans des proportions souvent extraordinaires?

La vérité est que la désassimilation est exagérée, rapide, partout, dans le foie, dans le rein, dans l'appareil digestif, par le fait seul de l'action des nerfs désassimilateurs.

Et ce n'est pas seulement l'acte de la digestion qui est en cause dans le diabète, ce n'est pas seulement la désassimilation des aliments avant qu'ils aient subi toutes leurs transformations qui produit le sucre et l'urée, nous l'avons dit déjà. Bouchardat en a fait aussi la remarque:

« Certains glycosuriques, dit-il, arrivés à la dernière période de la consomption, produisent de la glycose et de l'urée aux dépens de leur propre substance. J'ai analysé les urines d'un malade mangeant à peine, qui avait rendu dans les vingt-quatre heures 2 litres 1 décilitre d'urine contenant 45 grammes d'urée et 51 grammes de glycose; mais jamais

je n'ai observé de cas comparable à celui de Sidney
Ringer, rapporté par Parkes et que Jaccoud nous
a fait connaître (*Cliniques médicales de la Charité*,
1867, p. 792). Un malade à la diète perdait en
vingt-quatre heures 48 grammes d'urée et 105 gr. 5
de glycose. »

Mais si l'augmentation de la glycose est sous
l'influence de l'électricité nerveuse, si elle reconnaît
pour cause l'excès d'activité du pôle positif, l'augmentation de l'urée qui marche en même temps
est-elle influencée par les fonctions nerveuses?

M. Bouchardat, se demandant dans quel organe
se produisent les dédoublements qui donnent naissance à l'urée, dit que : « si l'on s'en tenait aux
faits d'*augmentation si considérable* dans la proportion d'*urée excrétée* dans les cas d'*ictère de cause
morale*, on serait en droit de dire que c'est dans le
foie que s'opère cette formation. »

Voici donc une affection de cause morale retentis-
sant sur le foie dans lequel n'existe aucune lésion
organique, et cette affection est capable de produire
une augmentation considérable dans la proportion
d'urée excrétée, et si l'on se rappelle que le diabète
se développe aussi très-souvent sous l'influence
d'une cause morale, on ne s'étonnera pas de voir
ces deux substances glycose et urée marcher de
pair dans la glycosurie.

D'où il résulte que les causes d'origine nerveuse,
sans lésions, sans altérations organiques, peuvent
être considérées comme les seules capables de pro-

duire l'augmentation de l'urée et du sucre, deux résultats constants du diabète.

Plusieurs méthodes ont été tour à tour adoptées et rejetées pour le traitement du diabète.

Quelle que soit cette méthode, ce qui précède nous démontre clairement qu'elle doit viser uniquement les fonctions de désassimilation.

Comment peut-on rétablir les fonctions désassimilatrices troublées ?

De deux manières, directement ou indirectement : directement, en hyposthénisant les nerfs désassimilateurs ; indirectement, en hypersthénisant les nerfs de l'assimilation.

On ne peut espérer d'hyposthéniser le nerf grand sympathique, soit en agissant spécialement sur ses extrémités périphériques (elles sont trop nombreuses et trop généralement répandues dans l'organisme), soit en agissant directement sur le bout central, situé trop profondément et au milieu de tissus et d'organes divers.

On ne doit attendre quelque relâchement dans l'exagération des fonctions de ce nerf, qu'en introduisant dans l'organisme des substances rentrant pour ainsi dire directement dans le torrent circulatoire sans passer par une série de transformations qui mettraient en jeu les filets terminaux du grand sympathique, qu'en s'abstenant de substances à réaction acide dont le nerf positif s'emparerait directement, ce qui augmenterait d'autant l'énergie de son électricité nerveuse.

De cette façon, le nerf désassimilateur ne trouvant que le moins possible d'aliments à son activité reste dans une inaction relative, et la quantité de glycose diminue dans des proportions relatives à ce repos.

Pour augmenter, au contraire, l'énergie des fonctions assimilatrices, il importe, tout en n'admettant que des substances d'assimilation facile, primitive, pour ainsi dire, de donner au pôle négatif, c'est-à-dire aux nerfs assimilateurs, des produits à réaction alcaline, sous l'influence desquels la quantité d'électricité nerveuse des nerfs cérébro-spinaux s'accroîtra dans des proportions convenables.

Or, nous savons avec quelle rapidité, quelle sûreté, le traitement thermal par les eaux alcalines de Vichy agit sur les fonctions de nutrition; nous avons assez prouvé, par la théorie et une longue pratique, combien l'assimilation devient énergique, la nutrition régulière, combien, en un mot, toutes les fonctions vitales, troublées depuis plus ou moins longtemps, rentrent vivement dans l'ordre par l'usage des alcalins en général, et en particulier des eaux si admirablement composées des sources de Vichy.

Sans parler du régime alimentaire, car ce n'est pas ici la place, nous verrons que le traitement alcalin seul entraîne souvent la guérison du diabète, toujours une amélioration notable, et que ces résultats depuis si longtemps cherchés sont encore rendus plus sensibles par l'emploi de quelques adjuvants qui paraissent agir directement sur le nerf assimilateur.

C'est ainsi que l'emploi de la glycérine a été adopté dans le traitement du diabète, et les expériences récentes de M. Catillon prouvent que l'usage de cette substance détermine une diminution notable de la quantité d'urée excrétée chaque jour, une élévation de la température et une augmentation du poids des sujets auxquels on l'administré.

Ceci nous prouve, en passant, que la saveur sucrée d'une substance ne doit pas toujours être une raison pour la faire éliminer de l'alimentation des glycosuriques, puisque nous sommes ici en présence d'un corps qui, malgré sa saveur franchement saccharine, donne des résultats thérapeutiques remarquables ; il est donc bien vrai de dire que la glycose ne se présente dans les urines des diabétiques qu'à la suite d'une transformation incomplète de certaines substances dont la glycose est un des termes, et rien ne prouve que la glycose absorbée en nature se retrouve dans les urines. (Nous ne parlons pas des injections intra-veineuses qui ne prouvent rien), car l'acte de la digestion, même chez les sujets où elle se rencontre la plus troublée, suffit grandement à transformer la glycose ingérée en acide lactique ou en d'autres produits alibiles.

Il est un autre agent thérapeutique sur lequel on a récemment appelé l'attention du monde savant et qui a donné de bons résultats comme adjuvant du traitement thermal, entre les mains de quelques praticiens.

Un de nos confrères les plus distingués de la province, le Dr Peyraud, de Libourne, a communiqué à la Société de médecine de Bordeaux et à l'Association française pour l'avancement des sciences les résultats d'expériences remarquables faites sur les diabétiques à l'aide du camphre du Japon et de l'essence d'absinthe, corps isomères.

D'un grand nombre d'observations, il résulte que le sucre a toujours diminué et quelquefois disparu chez les malades glycosuriques soumis à ce traitement.

Le Dr Lafargue, de Bordeaux, l'a expérimenté avec succès, et nous sommes tout disposé nous-même à utiliser l'une ou l'autre de ces substances comme adjuvant du traitement thermal de Vichy.

Quoi qu'il en soit, le traitement par les alcalins, même sans addition d'aucun autre agent thérapeutique, donne des résultats merveilleux, dont l'explication se trouve dans l'étude de l'action physiologique des alcalins dont nous avons fait le sujet principal de cet ouvrage.

Ici, non-seulement les alcalins agissent sur tout l'organisme par le mécanisme dont nous avons exposé le fonctionnement, tant chez l'homme en santé que chez les sujets atteints de dyspepsie, de goutte, de gravelle, etc., mais encore dans le diabète plus que dans toute autre affection, les alcalins arrivent utilement pour rendre aux liquides de sécrétion, salive, suc pancréatique, bile, suc intestinal, la réaction indispensable pour mener à bonne fin l'élaboration de la plupart des substances alimentaires. Comment une salive acide, extrêmement acide, ainsi que cela se rencontre dans le diabète, peut-elle transformer les aliments ? Et ne voit-on pas, au contraire, avec quelle facilité nouvelle cette fonction, pour ne parler que de celle-là, reprendra son cours normal dès que la réaction alcaline apparaîtra de nouveau dans la sécrétion salivaire ?

Tous les nerfs du pôle négatif, c'est-à-dire tous les nerfs assimilateurs aux extrémités périphériques desquels se trouveront sans cesse des molécules alcalines, prendront nécessairement une activité nouvelle qui contrebalancera toujours et dépassera même quelquefois l'énergie du nerf antagoniste, désassimilateur ou pôle positif.

Les théories pour expliquer l'action bienfaisante des alcalins dans le traitement du diabète ne manquent pas.

Pour ne parler que des plus sérieux, M. Mialhe dit que l'amidon introduit par les aliments se transforme en glycose sous l'influence de la salive et du suc pancréatique, puis pénètre dans le sang. Chez l'homme sain, la glycose, arrivée dans le liquide sanguin, se décompose en présence des alcalins contenus normalement dans les humeurs ; mais, chez le diabétique, elle trouve un sang dépourvu d'alcalinité, elle reste intacte, devient un corps inutilisable qui est expulsé par les urines.

L'action des nerfs est absolument oubliée, et alors
on ne comprend pas, dans cette théorie uniquement
chimique, comment, si les choses étaient ainsi, elles
ne se passeraient pas de la même manière dans un
vase inerte, comment l'amidon ne se transformerait
pas en glycose dans de l'eau alcaline, et comment
encore, en présence d'une eau alcalisée, la glycose
ne se changerait pas en acide lactique ou en d'autres
produits dans un vase de laboratoire.

M. Bouchardat, employant l'eau de chaux dans
le traitement du diabète et en ayant retiré de bons
effets, dit que cela s'explique très-bien par *l'action
retardatrice* de la chaux; la dissolution des féculents
s'opère plus lentement, l'estomac se vide moins rapidement et l'appétit maladif décroît.

Cette explication n'en est pas une, et s'il est vrai
de dire, en effet, que sous l'influence des alcalins
la désassimilation est retardée, la digestion est faite
avec plus de méthode, les diverses transformations
des aliments opérées lentement et sûrement, il ne
suffit pas d'en inférer que les alcalins ont une *action
retardatrice* qui fait que *l'appétit maladif décroît*.

Quand on a répondu de la sorte, on n'a rien dit de
nouveau, d'utile ni de compréhensible, on a formulé
un résultat, mais le pourquoi et le comment, c'est-
à-dire les seules choses qui importent, restent encore dans l'oubli.

Pour Trousseau, les alcalins peuvent jouer
un double rôle dans la médication antidiabétique,
empêcher la formation du sucre et favoriser l'as-

similation et la destruction de la glycose déjà formée.

La première partie de cette théorie contient une erreur grave ; les alcalins n'empêchent pas la formation du sucre, ils permettent au contraire aux substances dont la transformation en sucre est une nécessité chimique pendant le cours de la digestion de passer par cet état, et en favorisant l'assimilation, en retardant par là même la désassimilation, ils permettent à cette glycose de subir une ou plusieurs élaborations successives dont le résultat est l'entrée définitive dans l'organisme de certaines substances alibiles.

Il s'est trouvé cependant des auteurs qui n'ont pas craint de nier l'utilité des alcalins dans le traitement des alcalins.

Il suffit, pour se rendre compte de cette tendance, de jeter un coup d'œil sur l'article *alcalin* du Dictionnaire de Jaccoud, dont l'auteur est M. Hirtz. Voici ce qu'on y trouve :

« Lorsque les ingénieuses théories de Bouchardat et de Mialhe sur la production du diabète émurent le monde médical, lorsqu'on crut trouver dans une alcalinité insuffisante, soit des sucs digestifs, soit du sang lui-même, le secret de la glycosurie, on ouvrit à deux battants à la médication sodique la thérapeutique du diabète, et l'on voit par quelles trompeuses promesses les thermes alcalins firent un appel pompeux à tous les diabétiques. Les immortels travaux de Cl. Bernard et de Schiff démontrè-

rent péremptoirement l'inanité de cette théorie et de
ses espérances. On sait aujourd'hui que l'intervention des alcalins n'a pas la moindre influence sur la
production du sucre que le foie sécrète de toutes
pièces. Ni les thermes alcalins ni l'usage continu du
carbonate de soude ne modifient la glycosurie.

Le Dr Juzanx déclare que jamais un diabétique
n'a été guéri par l'usage des alcalins.

Griesinger, de Tubingue, conclut à l'absence totale d'influence thérapeutique du bicarbonate de
soude dans la glycosurie.

Ce qui précède prouve une fois de plus qu'il ne
suffit pas d'être un savant de cabinet, un théoricien
distingué pour dire des choses vraies, et tout praticien de bonne foi s'incrira avec nous en faux contre
les assertions des auteurs sus-nommés.

Nous publierons plus tard le résultat de nos observations recueillies pendant une longue pratique
thermale de la glycosurie, et personne ne pourra
douter de l'efficacité du traitement alcalin dans le
diabète ; on verra qu'il ne suffit pas d'avoir *entendu
dire* mais qu'il faut absolument avoir *vu* pour avoir
le droit de parler en toute sécurité d'un fait qui intéresse si profondément la science, et pour bâtir sur
l'interprétation de ce fait une théorie sérieuse.

Donc, il est certain que le traitement thermal de
Vichy guérit ou améliore le diabète, et les succès
doivent être rapportés aux eaux alcalines avec d'autant plus de sûreté qu'à Vichy, dans tous les hôtels,
le régime alimentaire est loin de répondre aux in-

dications du médecin. Les écarts de régime sont
fréquents, l'usage des féculents, des mets sucrés,
des pâtisseries, est loin d'être banni des tables
d'hôte et, certes, tout l'honneur du soulagement
constaté par les diabétiques revient de droit aux
alcalins.

Nous ne saurions passer sous silence une cause
d'erreur qui se glisse constamment, sans exception,
dans l'étude des résultats obtenus à la suite du traitement des diabétiques par les eaux alcalines de
Vichy.

Les analyses sont faites avec le plus grand soin,
nous ne saurions dire le contraire, mais on oublie la
chose la plus importante, la notation de la quantité
d'urine excrétée par le malade à son arrivée et à son
départ.

Il est incontestable que sous l'influence des eaux
alcalines le poids d'urée excrétée décroît, la dose
de sucre diminue, la quantité d'urine rendue descend, et cependant les analyses ne rendent compte
de ces résultats que d'une façon très-imparfaite,
tellement imparfaite qu'elles peuvent laisser croire
à bien des malades à l'exaspération de leur diabète.
Voici comment : —

Qu'un malade arrive à Vichy et que son urine
contienne 50 grammes de sucre *par litre* et 50 grammes d'urée par exemple, nous supposons en même
temps que la quantité d'urine excrétée dans les
vingt-quatre heures soit de 5 litres, nous arrivons à
ce résultat : le sujet désassimile en 24 heures

250 grammes de sucre et 250 grammes d'urée. Au bout d'un temps plus ou moins long, le malade voulant savoir quel progrès il a fait dans la guérison de sa glycosurie, envoie au chimiste chargé des analyses une certaine quantité d'urine, et celui-ci conclut à la présence de 50 grammes de sucre et de 50 grammes d'urée *par litre*; le sujet désolé déclare que les alcalins n'ont amené aucun changement dans son état.

Le malade n'a oublié qu'une chose : c'est que rendant à l'arrivée 5 litres d'urine en vingt-quatre heures, il n'en rend plus que 2 litres au départ, et que si l'urine contient *par litre* la même quantité de sucre et d'urée, il n'en est pas moins vrai qu'à la fin de la journée il n'aura plus désassimilé que 100 grammes de sucre et 100 grammes d'urée au lieu de 250 grammes de chacune de ces substances, ce qui constitue déjà un résultat appréciable.

On remarquera qu'en tenant compte de ce facteur dans le problème du traitement de la glycosurie par les eaux de Vichy, on arrivera infailliblement à la constatation d'un mieux notable, d'une guérison en très-bonne voie, alors que l'on croyait, par défaut d'attention, à l'état stationnaire de la maladie.

Il est donc urgent que le malade et le médecin tiennent un compte exact de la *quantité* d'urine excrétée dans les vingt-quatre heures pendant toutes les phases de la maladie, de manière à reprendre ensuite les chiffres donnés par le chimiste qui a fait l'analyse, et d'arriver par une simple multiplication

25

à un total, non plus factice et la plupart du temps désespérant, mais, au contraire, à un résultat vrai, mathématique, et toujours rassurant.

Il est bien entendu que ce n'est pas aux sources froides, mais bien aux sources chaudes de Vichy, *Grande grille* et *Hôpital*, que doivent s'adresser les diabétiques. Ces eaux chaudes sont, en effet, d'une digestion facile, grâce à leur température peu supérieure à la température normale des organes internes du corps humain; grâce à cette thermalité précieuse, les fonctions de nutrition, l'assimilation surtout, s'accomplissent dans les meilleures conditions possibles, sans trouble, sans réaction dangereuse, doucement, n'étant pas plus surexcitées par la présence de cette eau que par la présence du sang, et pouvant puiser sans aucune fatigue, dans ce liquide bienfaisant, les éléments indispensables au bon entretien de la santé.

Pour ranimer les fonctions de la peau qui sont réduites à minima chez les diabétiques, les grandes réactions sont nécessaires sur la surface cutanée.

L'exercice musculaire, les bains et les douches froides ne doivent pas être négligés, et constituent une partie très importante du traitement. — C'est au médecin qu'appartient de fixer et de maintenir, dans de justes limites, l'usage de tous ces moyens.

L'emploi des eaux chaudes dans la thérapeutique interne du diabète fait une nécessité du traitement sur place à Vichy; mais il est bon de savoir qu'une fois la guérison obtenue ou seulement même l'amé-

lioration devenue évidente, l'usage longtemps con-
tinué des eaux alcalines froides est indispensable
pour maintenir la maladie dans les limites où on l'a
fait reculer ; il serait imprudent alors de cesser de
boire l'eau de Vichy parce que l'on serait éloigné de
la station thermale, et il est infiniment préférable
d'absorber des eaux alcalines froides que de n'en
plus user du tout.

CHAPITRE V

De l'anémie. — Théorie nouvelle de l'anémie, basée sur le rôle des globules rouges du sang. — Réfutation de l'anémie ou cachexie alcaline. — Comment les alcalins en général et l'eau de Vichy en particulier agissent-ils dans la guérison de l'anémie. — Quelques mots sur les engorgements de la rate, des ovaires et sur certaines affections de la matrice.

Le traitement de l'anémie par les eaux alcalines de Vichy est sans contredit le plus actif que l'on connaisse, et la raison des succès dus au traitement thermal ne peut se trouver qu'après avoir dit quelques mots de l'affection elle-même, affection des plus communes, l'une des plus étudiées, mais en même temps l'une des bien moins connues.

Qu'est-ce que l'anémie?

« L'anémie n'est pas autre chose qu'une diminution des globules rouges du sang, » dit le Dr Roubaud (1).

Si l'on considérait cette définition comme la plus simple, la plus claire que l'on puisse donner de l'anémie, ce serait une erreur. L'anémie n'est pas une maladie; elle n'est qu'un symptôme de quelques maladies, et si, en dernière analyse, on constate

(1) F. Roubaud. *Pougues, ses eaux minérales*, p. 153.

une diminution numérique des globules rouges, il
ne faut pas se hâter de conclure et de considérer
comme une cause ce qui n'est, au résumé, qu'un
effet de quelque bouleversement profond dans le
fonctionnement d'un ou de plusieurs organes.

La numération des globules arrivée à la dernière
perfection, grâce au microscope aidé de l'appareil
Malassez ou d'autres compte-globules, est sans doute
un moyen admirable d'arriver, avec une sûreté
mathématique, au diagnostic de l'état du sang, mais
il faut bien prendre garde en même temps que la
diminution du nombre des globules rouges se rencontre dans bien des cas, et que l'*anémie* n'est pas
une entité morbide.

On a voulu créer une distinction entre la *chlorose*
et l'*anémie*. Il est assez difficile d'admettre deux
affections distinctes.

Sous le nom de *chlorose*, on a indiqué ces états
fâcheux si fréquents qui entrent comme éléments
morbides principaux dans l'état anémique, tels que
la pâleur de la peau, le teint blême des malades qui
se rapproche d'une nuance jaunâtre, etc., mais on
ne saurait appuyer sur des bases solides la description d'une affection spéciale distincte de l'anémie
sous le nom de chlorose.

L'*anémie* elle-même n'est qu'un symptôme important qui se rencontre dans un grand nombre de
maladies, surtout lorsque celles-ci se développent
sous l'influence directe d'un trouble des fonctions
de nutrition qui entraîne nécessairement des désor-

dres plus ou moins graves dans la circulation et
l'innervation.

Nous avons déjà émis notre opinion sur la fonction
des globules rouges, nous avons montré qu'ils servent à produire et à transporter l'électricité nécessaire à la vie dans toutes les parties de l'organisme,
au niveau des extrémités délicates des nerfs assimilateurs et désassimilateurs, nous n'avons pas
admis la destruction absolue des globules rouges
dans l'état anémique; et le traitement de l'anémie
par les alcalins nous permettra de prouver ce que
nous avons avancé alors.

Dans toutes les maladies dont l'anémie est une
des conséquences, troubles des fonctions de nutrition en général, de la digestion en particulier, de la
circulation générale ou des circulations locales, de
même que de l'innervation locale ou générale, l'état
du sang est nécessairement changé.

Pour peu que l'estomac seul fonctionne mal, nous
savons que le suc gastrique n'étant plus sécrété
normalement, l'élément acide contenu dans le sang
reste dans le tronc cœliaque, qu'il passe de nouveau
dans la circulation générale, d'où résulte l'épaississement du sang, la coagulation de l'albumine, la
formation de la fibrine.

Or, pour nous, c'est la difficulté de la circulation
locale qui, faisant passer dans un temps donné une
moindre quantité de sang dans les organes, fournit
au microscope une moindre quantité de globules
rouges.

Le chiffre général est peu changé, peut-être ne l'est-il pas du tout ; ce que nous constatons au moyen de l'appareil Malassez, et de tous les compte-globules, c'est simplement la quantité de globules qui a passé *dans un temps donné* au niveau des capillaires déchirés par la piqûre, et leur nombre indique l'état de coagulation du sang, de ralentissement de la circulation : rien de plus.

Il n'existe pas d'agent thérapeutique qui fabrique des globules rouges, mais il en existe plusieurs qui rendent aux fonctions de nutrition, à la circulation, à l'innervation, leur fonctionnement normal, qui rendent au sang son état physique et chimique parfait, qui lui permettent de circuler librement dans les capillaires et d'en entraîner une plus grande quantité dans un temps donné.

Le fer et les alcalins sont les agents les plus puissants de cette médication.

Si nous faisions un traité de l'action physiologique des préparations martiales, nous aurions bien des choses à dire sur ce fer dont on a fait le remède *fortifiant* et *reconstituant* par excellence, mais nous ne traitons ici que des alcalins et nous ne parlerons que de leur action dans l'anémie.

Les eaux de Vichy sont ferrugineuses, et la *source Mesdames*, en particulier, contient une quantité notable de carbonate de fer ; il est certain que la présence du fer peut entrer en ligne de compte dans le traitement de l'anémie par l'eau de Vichy, mais nous allons voir que ce métal n'est pas indispensable à la chose.

Il est presque inutile de dire aujourd'hui que la fameuse *anémie alcaline*, dont Trousseau nous a laissé un tableau si désolant, n'a jamais existé que dans l'imagination du maître. L'augmentation du chiffre des globules rouges consécutive à l'usage du bicarbonate de soude en nature est une preuve plus que suffisante pour réduire à néant l'hypothèse de Trousseau.

Nous savons déjà à quelles affections l'emploi des eaux de Vichy s'attaque avec succès.

Eh bien, nous voyons se produire l'anémie dans toutes les atteintes des fonctions digestives. Dans ce cadre nosologique, sont renfermées les conséquences de la soustraction aux règles de la physiologie ou de l'hygiène; l'insuffisance ou l'excès dans l'alimentation ou l'exercice musculaire. C'est rappeler la dyspepsie avec ses nombreuses variétés de siége et de formes.

Nous constatons l'anémie après l'excitation exagérée ou l'épuisement du système nerveux, sous l'influence physique et morale, les préoccupations tristes, les chagrins suivis de découragement, toutes causes également productives du diabète; et nous n'ignorons plus comment et pourquoi la dyspepsie, avec toutes ses conséquences, goutte, gravelle; comment et pourquoi le diabète trouvent dans l'usage des eaux alcalines de Vichy, leur guérison ou tout au moins un très-grand soulagement.

Il est clair que l'anémie constatée concurremment avec ces différentes maladies disparaît sous l'influence des alcalins, puisque l'anémie n'est qu'un symptôme, et que l'affection disparaissant le symptôme ne saurait s'éterniser dans l'organisme.

La réfutation expérimentale de l'anémie alcaline a été faite par le Dr Z. Pupier. (1)

Des chiens soumis au régime des eaux alcalines en boisson et dans leur soupe ont constamment augmenté de poids, et de plus : chez l'un, le nombre des globules rouges était, au début de l'expérience. 3.165.800, et après un mois de traitement alcalin on comptait 5.914.800 de globules rouges; chez une chienne soumise au régime alcalin pendant six semaines, les globules ont monté de 3.017.500 à 4.651.200. Les poulets ont présenté les mêmes phénomènes : de 2.317.661 après un mois d'eau alcaline, les globules rouges ont monté à 4.624.000.

Des lapins auxquels M. Pupier a fait avaler de l'eau alcaline avec une pipette ont offert une augmentation semblable des globules rouges : de 2.419.610 il les a vu arriver à 3.665.200.

Chez l'homme, nous trouvons des exemples remarquables : divers expérimentateurs fixent à 4.500.000 la moyenne des globules rouges chez l'homme en bonne santé.

Un M. Z... absorbe depuis vingt-huit ans de 16

(1) Z. Pupier. *Action des eaux de Vichy sur la composition du sang*, 1875.

à 20 grammes de bicarbonate de soude par jour, et le sang observé au microscope par le compte-globules Malassez donne comme numération 5.406.000 globules rouges, chiffre de beaucoup au-dessus de la moyenne.

Nous pourrions multiplier les exemples, s'il était nécessaire, mais il est évident qu'un agent thérapeutique ne saurait être par son essence même tout à la fois producteur et destructeur de la même affection; il suffit de voir tous les ans la quantité de chloro-anémiques guéris rapidement par l'usage des eaux alcalines de Vichy, pour conclure à la non-existence de l'anémie alcaline.

Il tombe sous le sens qu'un sujet soumis au traitement alcalin et reprenant par cela même toutes ses facultés d'assimilation, sentant revenir un appétit vigoureux, une énergie nouvelle, pouvant désormais digérer facilement et rapidement les aliments de toute sorte, et qui serait assez aveugle pour ne pas comprendre ce qu'il doit faire, serait responsable des accidents qui pourraient lui arriver et que les alcalins ne sauraient en être accusés.

Si un anémique prenant des eaux de Vichy ne satisfait pas l'appétit que ces eaux lui donnent, s'il continue à se nourrir comme précédemment, c'est-à-dire peu; s'il ne dépense pas à l'exercice musculaire l'énergie que lui communique le traitement thermal, il n'est pas étonnant que cet anémique devienne cachectique, on le deviendrait à moins.

Le traitement thermal doit être accompagné d'un

exercice musculaire suffisant; l'alimentation doit
être elle-même suffisante et réparatrice, sous peine
d'aggravation de faiblesse de tout l'organisme, mais
si cette faiblesse se fait sentir, le bicarbonate de
soude, qui n'est qu'une substance absolument ma-
térielle, ne doit pas être considéré comme coupable
des insuccès que le malade eût dû éviter, s'il se fût
servi de son intelligence, ou tout au moins s'il eût
demandé quelques conseils à un médecin éclairé.

Nous ne donnons aucun développement au traitement des engorgements de la rate et des ovaires,
non plus qu'à celui de quelques affections de la matrice qui se guérissent par l'usage des eaux de
Vichy.

Pour ces quelques affections, on ne comprendrait
guère les effets du traitement thermal, s'il ne constituait par lui-même une médication générale.
Comme telle, l'action des eaux de Vichy est réellement salutaire.

C'est évidemment en remédiant aux troubles des
fonctions digestives et à la faiblesse générale du
malade que les bienfaits du traitement se manifestent.

Les digestions longues et difficiles que l'on rencontre si fréquemment chez les femmes atteintes de
maladies de matrice, reprennent, sous l'influence de
l'eau thermale, leur marche normale et l'appétit se
développe.

La constipation, autre symptôme qui existe dans
ce genre de maladies, cède ordinairement aux dou-

ches ascendantes et celles-ci amènent, dans la plupart des cas, une amélioration très-sensible.

Les engorgements de la rate trouvent un soulagement remarquable à la suite de l'usage des eaux de Vichy, c'est évidemment en favorisant, au niveau de la branche stomachique du tronc cœliaque, la désacidification du sang; il est clair, en effet, que le sang étant moins chargé de principes excrémentitiels, traversera avec plus de facilité et moins de danger les capillaires spléniques, tout en déposant dans le parenchyme de la rate la plus petite quantité possible de détritus.

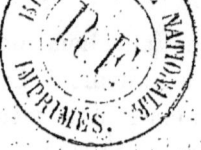

FIN.

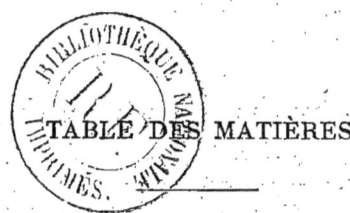

TABLE DES MATIÈRES

DEUXIÈME PARTIE

Paris. — Typ. A. PARENT, imp. de la Faculté, rue M. le Prince, 29-31.

www.ingramcontent.com/pod-product-compliance
Lightning Source LLC
Chambersburg PA
CBHW050749030726
47505CB00002B/463

A. PARENT, imprimeur de la Faculté de Médecine